U0244741

ZHONGGUO DAODI YAOCAI
SUREN SUCHA XIAOHONGSHU

# 中国道地药材
# 速认速查小红书

主编 谢 宇 高楠楠 周重建

天津出版传媒集团

天津科学技术出版社

## 图书在版编目（ＣＩＰ）数据

中国道地药材速认速查小红书 / 谢宇，高楠楠，周
重建主编. — 天津：天津科学技术出版社，2022.10
ISBN 978-7-5742-0349-5

Ⅰ. ①中… Ⅱ. ①谢… ②高… ③周… Ⅲ. ①中药材
—图谱 Ⅳ. ①R282-64

中国版本图书馆CIP数据核字(2022)第123209号

中国道地药材速认速查小红书
ZHONGGUO DAODI YAOCAI SUREN SUCHA XIAOHONGSHU
责任编辑：胡艳杰

出　　版：天津出版传媒集团
　　　　　天津科学技术出版社

地　　址：天津市西康路 35 号
邮　　编：300051
电　　话：（022）23332695
网　　址：www.tjkjcbs.com.cn
发　　行：新华书店经销
印　　刷：北京旺都印务有限公司

开本 889×1194　1/64　印张 10　字数 420 000
2022 年 10 月第 1 版第 1 次印刷
定价：118.00 元

# 编委会名单

# 前言

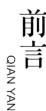

QIAN YAN

　　中医药是中华民族的瑰宝，是我国医药卫生体系的特色和优势，是国家医药卫生事业的重要组成部分。中华人民共和国成立以来，党和国家高度重视中医药工作，坚持中西医并重，中医药事业取得了显著成就。随着"健康中国"战略的实施，中药材需求侧已经发生了巨大变化。一方面，中药材是中医防病治病的物质基础，是中成药、中药饮片等中药材工业的重要原料；另一方面，中药材已从传统的医疗需求逐步走进寻常百姓家，成为日常健康养生必备的生活消费品。随着中药材的需求量和需求层次的提升，对中药材的质量和安全性提出了更高要求。

　　道地药材又称地道药材，是一个约定俗成的中药标准化的概念，是指一定的中药品种在特定生态条件（如环境、气候）、独特的栽培和炮制技术等因素的综合作用下，所形成的产地适宜、品种优良、产量较高、炮制考究、疗效突出、带有地域性特点的药材。

早在东汉时期，《神农本草经》一书就对道地药材有过记载："土地所出，真伪新陈……"此话强调了区分药材的产地、讲究道地的重要性。

明代伟大的医药学家李时珍所著的博物学巨著《本草纲目》对此也有详细的记载："凡用药必须择土地所宜者，则药力具，用之有据……凡诸草、木、昆虫，产之有地；根、叶、花、实，采之有时。失其地，则性味少异；失其时，则气味不全。"

《本草经集注》在总结前人药学成就的基础上，进一步论述了"道地"的重要性："诸药所生，皆有境界。多出近道，气力性理，不及本邦。所以疗病不及往人，亦当缘此故也。蜀药北药，虽有未来，亦复非精者。上党人参，殆不复售。华阴细辛，弃之如芥。"而且，该书还采用"第一""最佳""最胜""为佳""为良""为胜"等词来描述常用中药的道地性。

由此可见，道地药材之功效的确是地道实在、确切可靠，不愧为"道地""地道"之称。

《中华人民共和国中医药法》第三章第二十三条规定：

"国家建立道地中药材评价体系，支持道地中药材品种选育，扶持道地中药材生产基地建设，加强道地中药材生产基地生态环境保护，鼓励采取地理标志产品保护等措施保护道地中药材。前款所称道地中药材，是指经过中医临床长期应用优选出来的，产在特定地域，与其他地区所产同种中药材相比，品质和疗效更好，且质量稳定，具有较高知名度的中药材。"

道地药材源自特定产区、具有独特药效，需要在特定地域内生产。目前我国道地药材产区可划分为东北、华北、华东、华中、华南、西南、西北七大区域。我国中药材的供给主要依赖药材种植，中药材供给发展的水平和人民群众对优质中药材原料日益增长的需求相比，存在发展不平衡和不充分问题，主要表现为产业规模增长和产业管理机制间的不平衡，产业科技化水平与服务中医药产业能力间的不平衡。

为了更好地普及道地药材的相关知识及解决道地药材发展所面临的相关问题，我们在长期的野外道地药材资源调查与研究的基础上，合力撰写了《中国道地药材速认速查小红书》一书。本书具有全面系统、实用科学，亲历实践、实地考究，承前启后、结合现代的特点。本书所收载的我国境内300余种道地药材均是经过实地、实物调查研究的一次系统成集集成。为了完善和充实基原、植物形态、生长环境和分布、采收加工等条目，编者先后深入全国各地展开大规模的普查、收集整理和调研工作，充实了许多第一手原始资料，并结合大量现代科学对中药研究的最新成果，系统介绍了道地药材的基原、生境分布、采收加工、性味归经、功效主治、临床应用、用法用量、使用注意等新知识，为现代保护开发和合理利用道地药材资源提供了详细实用的重要科学依据。正是这些全面系统的实地调查和现代研究，客观真实地反映和评价了我国道地药材资源的现状、特点及价值。本书还配有 600 余幅高清原植物、中药材和中药饮片彩色照片，包含药物的生境图、主要特征部位局部放大图、入药部位局部放大图等，许多资料和图片均属首次呈现，这在全国中医药类图书中是绝无仅有的（特别说明：书中所收录的药物有多种基原的情况，配图以第一种基原植物为主）。

相信本书的正式出版必将为有效保护和利用道地药材资源，宣传推广普及野生药物知识，提高人们保护道地药材的意识贡献力量，具有重要的经济、社会、科学研究和文化价值。

本书编委会

于北京·阅园

# 目录

MU LU

# 阿魏

**基　原**　本品为伞形科植物新疆阿魏 *Ferula sinkiangensis* K. M. Shen 或阜康阿魏 *Ferula fukanensis* K. M. Shen 的树脂。

**生境分布**　生长于多沙地带。分布于我国新疆。

**采收加工**　春末夏初盛花期至初果期，分次由茎上部往下斜割，收集渗出的乳状树脂，阴干。

**性味归经**　苦、辛，温。归脾、胃经。

**功效主治**　消积，化癥，散痞，杀虫。用于肉食积滞，瘀血癥瘕，腹中痞块，虫积腹痛。

**用法用量**　1～1.5g，多入丸、散。外用：制成膏药。

**临床应用**　**1.原发性肾病综合征**　用阿魏酸钠0.3g静脉滴注（简称静注），每日1次，10～14日为1个疗程，共2～3个疗程。结果：患者65例，完全缓解率为66.15%，基本缓解率为21.54%，总有效率为92.31%。**2.急性脑梗死**　常规口服尼莫地平、阿司匹林，常规静注低分子右旋糖酐、胞二磷胆碱的基础上加用阿魏酸钠0.2g静注，每日1次，连用15日。结果：患者30例，痊愈21例，显著进步7例，进步2例。

**使用注意**　孕妇忌用，脾胃虚弱者忌用。

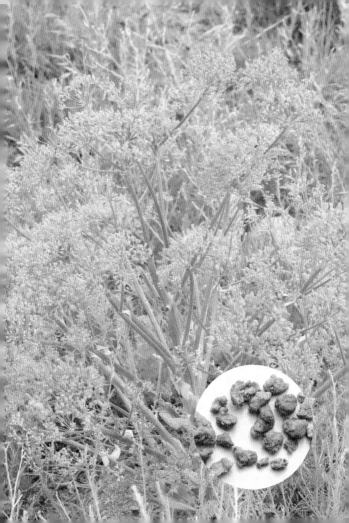

# 艾叶

**基　　原**　本品为菊科植物艾 *Artemisia argyi* Levl. et Vant. 的干燥叶。

**生境分布**　生长于荒地、林缘、路旁等处，也有栽培品。全国大部分地区均产，以湖北蕲州产者为佳。

**采收加工**　夏季花未开时采摘，除去杂质，晒干。

**性味归经**　辛、苦，温；有小毒。归肝、脾、肾经。

**功效主治**　温经止血，散寒止痛；外用祛湿止痒。用于吐血、衄血、便血、崩漏、月经过多、胎漏下血，少腹冷痛，经寒不调，痛经，宫冷不孕，心腹冷痛，久泻久痢；外治皮肤瘙痒。醋艾炭温经止血，用于虚寒性出血。

**用法用量**　3～9g。外用：适量，供灸治或熏洗用。

**临床应用**　**1.慢性肝炎**　用艾叶制成注射液，每1ml相当于生药0.5g。每日4ml，肌肉注射（简称肌注），总疗程1～2个月。治疗期间同时给予保肝药物，总有效率为92％。**2.结核喘息症**　用10％艾叶液每日3次，每次30ml，饭前30分钟服用。同时内服异烟肼，需要服艾叶液30～45日。气短及咳嗽减轻，喘鸣消失，痰量显著减少，肺部干、湿啰音减少或消失。肺部无严重纤维增生或肺气肿存在者效果较佳。

**使用注意**　阴虚血热者慎用。有小毒，不可过量服用。

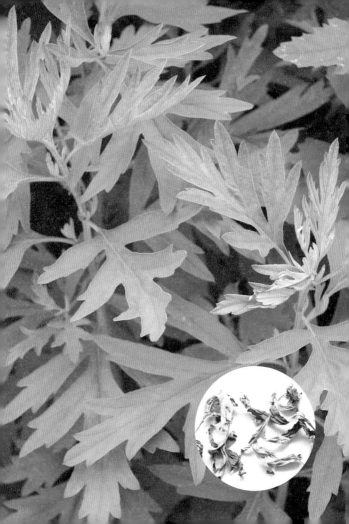

# 安息香

**基　　原**　本品为安息香科植物白花树 *Styrax tonkinensis* (Pierre) Craib ex Hart. 的干燥树脂。

**生境分布**　分布于越南、老挝及泰国等地，我国云南、广西也产。

**采收加工**　树干经自然损伤或夏、秋二季割裂树干，收集流出的树脂，阴干。

**性味归经**　辛、苦、平。归心、脾经。

**功效主治**　开窍醒神，行气活血，止痛。用于中风痰厥，气郁暴厥，中恶昏迷，心腹疼痛，产后血晕，小儿惊风。

**用法用量**　0.6～1.5g，多入丸、散。

**临床应用**　**1.慢性喉炎**　在内服中药的同时，取生理盐水50ml，加热至沸腾冒出蒸气，加入15滴复方安息香酊，用毛巾围于口、鼻、药液之间，张口徐徐吸入蒸气，约15分钟，早、晚各1次，10日为1个疗程。结果：患者86例，临床效果颇佳。**2.脐疝**　安息香400g。研细末，加入乙醇（30％）适量静置过夜，过滤去渣，再加入乙醇（30％）至1000ml，治疗时外涂患处。结果：患者治愈率达90％。

**使用注意**　阴虚火旺者慎服。

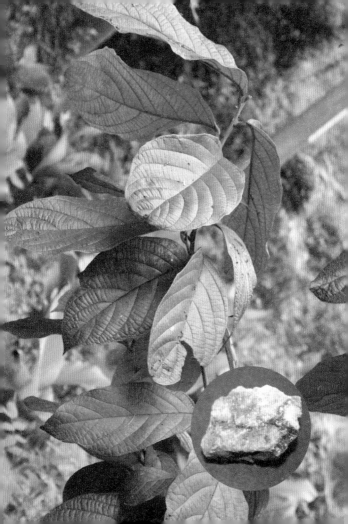

# 八角茴香

BA JIAO HUI XIANG

**基　　原**　本品为木兰科植物八角茴香 *Illicium verum* Hook.f. 的干燥成熟果实。

**生境分布**　生长于气候温暖、潮湿、土壤疏松的山地，野生或栽培，栽培品种甚多。分布于福建、台湾、广西、广东、贵州、云南等地。

**采收加工**　秋、冬二季果实由绿变黄时采摘，置沸水中略烫后干燥或直接干燥。

**性味归经**　辛，温。归肝、肾、脾、胃经。

**功效主治**　温阳散寒，理气止痛。用于寒疝腹痛，脘腹冷痛，胃寒呕吐，肾虚腰痛。

**用法用量**　3～6g。

**临床应用**　1.小肠气坠　八角茴香、小茴香各15g，乳香少许。水（煎）取汁服。2.疝气偏坠　大茴香末、小茴香末各50g，猪尿胞1个。连尿入二末于内，系定罐内，以酒煮烂，连胞捣丸如梧子大，每次50丸，白汤下。3.腰重刺胀　八角茴香（炒）6g，为末，饭前酒服。

**使用注意**　阴虚火旺者慎服。

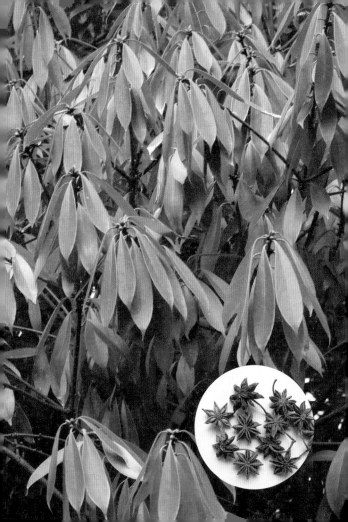

**基　　原**　本品为大戟科植物巴豆 *Croton tiglium* L. 的干燥成熟果实。

**生境分布**　多为栽培植物；野生于山谷、溪边、旷野，有时也见于密林中。主要分布于四川、广西、云南、贵州等地。

**采收加工**　秋季果实成熟时采收，堆置2～3日，摊开，干燥。

**性味归经**　辛，热；有大毒。归胃、大肠经。

**功效主治**　外用蚀疮。用于恶疮疥癣，疣痣。

**用法用量**　外用：适量，研末涂患处，或捣烂以纱布包擦患处。

**临床应用**　**坐骨神经痛**　选巴豆完好无损者、蜂蜡。先将蜂蜡用小火熔化，再把巴豆放入蜂蜡中，不断搅拌，令巴豆皮色变焦黄，捞出即可，皮破损者舍去，置容器内备用。成人口服，每日3次，每次10～15粒，整粒吞服，10日为1个疗程。

**使用注意**　孕妇禁用；不宜与牵牛子同用。生品不做内服。

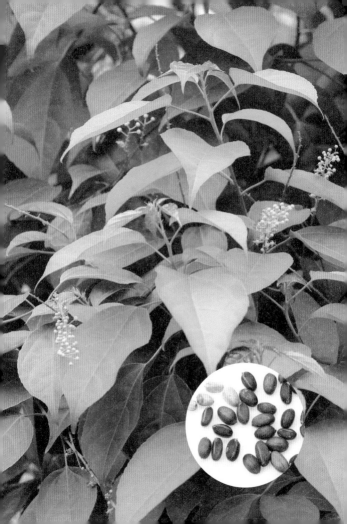

# 巴戟天

**基 原** 本品为茜草科植物巴戟天 *Morinda officinalis* How 的干燥根。

**生境分布** 生长于山谷、溪边或林下。主产广东高要、德庆，广西苍梧等地。

**采收加工** 全年均可采挖，洗净，除去须根，晒至六七成干，轻轻捶扁，晒干。

**性味归经** 甘、辛，微温。归肾、肝经。

**功效主治** 补肾阳，强筋骨，祛风湿。用于阳痿遗精，宫冷不孕，月经不调，少腹冷痛，风湿痹痛，筋骨痿软。

**用法用量** 3～10g。

**临床应用** 围绝经期综合征 天蓉汤药物组成：巴戟天、肉苁蓉、鳖甲各10g，女贞子、何首乌、丹参、葛根各15g，紫河车、琥珀各3g，青蒿6g。加减法：出汗多者加浮小麦30g，五味子12g；心悸失眠者加酸枣仁、首乌藤各20g；心烦易怒者加合欢皮15g，栀子6g。每日1剂，分2次水煎服，每月服用15剂为1个疗程，连用3～4个疗程。结果：痊愈22例，显效19例，好转9例，无效3例。治疗后半年随访，复发12例。

**使用注意** 阴虚火旺者不宜单用。

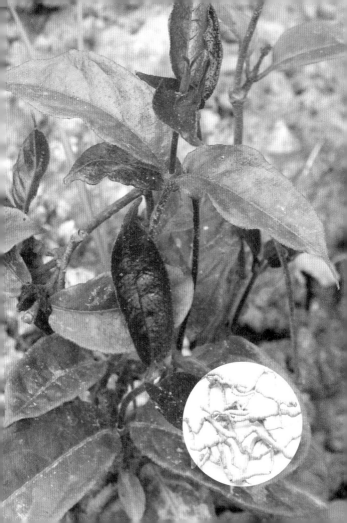

# 白附子

**基　原**　本品为天南星科植物独角莲 *Typhonium giganteum* Engl. 的干燥块茎。

**生境分布**　生长于山野阴湿处。分布于河南、甘肃、湖北等地。河南产品称禹白附，品质最优。

**采收加工**　秋季采挖，除去须根及外皮，晒干。

**性味归经**　辛，温；有毒。归胃、肝经。

**功效主治**　祛风痰，定惊搐，解毒散结，止痛。用于中风痰壅，口眼㖞斜，语言蹇涩，惊风癫痫，破伤风，痰厥头痛，偏正头痛，瘰疬痰核，痈疽肿毒，毒蛇咬伤。

**用法用量**　3～6g，一般炮制后用。外用：生品适量，捣烂，熬膏或研末以酒调敷患处。

**临床应用**　1.中风痰壅（治脑血管意外后口眼㖞斜，半身不遂）　常配僵蚕和全蝎各10g，方如牵正散。2.痰厥头痛（头痛而有风痰、寒痰或湿痰表现者，治偏头痛和感冒所致的头痛）　常配白芷、天麻、胆南星、何首乌、当归、生姜等各15g。水煎服。3.汗斑　白附子末适量，雄黄少许。用姜汁和调，擦患部，每日数次，擦后晒太阳，促进色素恢复。

**使用注意**　孕妇慎用；生品内服宜慎。

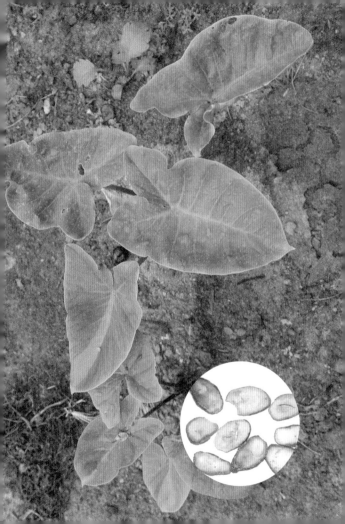

# 白果

**基　　原**　本品为银杏科植物银杏 *Ginkgo biloba* L. 的干燥成熟种子。

**生境分布**　生长于海拔500～1000m的酸性土壤，排水良好地带的天然林中。全国各地均有栽培，分布于广西、四川、河南、山东等地。以广西产者品质最优。

**采收加工**　秋季种子成熟时采收，除去肉质外种皮，洗净，稍蒸或略煮后，烘干。

**性味归经**　甘、苦、涩，平；有毒。归肺、肾经。

**功效主治**　敛肺定喘，止带缩尿。用于痰多喘咳，带下白浊，尿频遗尿。

**用法用量**　5～10g。

**临床应用**　**肺结核**　服药后部分患者的发热、盗汗、咳嗽、气喘、咯血、食欲不振等，可见不同程度的好转。对改善症状有一些作用。用法：在中秋节前夕，将半青带黄的银杏(选取外表丝毫无损的大颗粒）摘下，不用水洗，亦不去柄，随即浸入生菜油内，浸满100日后即可使用。每日早、中、晚各服1粒(小儿酌减），饭前服，视病情连服1～3个月。

**使用注意**　生食有毒。

016　|　017　　中国道地药材速认速查小红书

白果

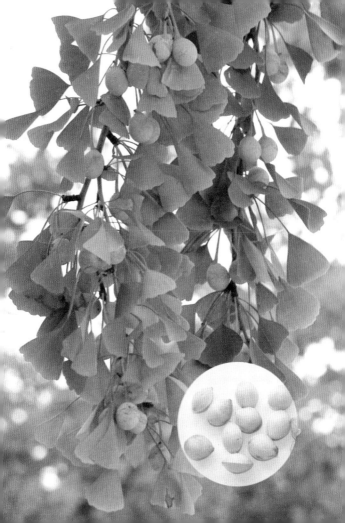

# 白及

**基　原**　本品为兰科植物白及 *Bletilla striata* (Thunb.) Reichb. f. 的干燥块茎。

**生境分布**　生长于林下阴湿处或山坡草丛中。分布于四川、贵州、湖南、湖北、浙江等地。

**采收加工**　夏、秋二季采挖，除去须根，洗净，置沸水中煮至无白心，晒至半干，除去外皮，晒干。

**性味归经**　苦、甘、涩，微寒。归肺、肝、胃经。

**功效主治**　收敛止血，消肿生肌。用于咯血，吐血，外伤出血，疮疡肿毒，皮肤皲裂。

**用法用量**　6～15g，研末吞服。外用：适量。

**临床应用　体表肿瘤**　一患者右眼外眦上方鳞状皮肤癌，用白及粉敷，每日1次，1周后在肿瘤表面形成灰白色凝结样外壳，疮面较前干燥，瘀血腐肉明显减少。2周后复诊见灰白色外壳较前增厚，恶臭味几无，瘤体周围皮肤水肿消退，瘤体缩小，1个月后，瘤体干燥，无发展征象。

**使用注意**　不宜与川乌、制川乌、草乌、制草乌、附子同用。

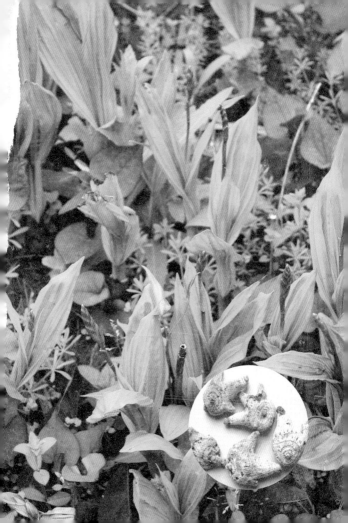

# 白蔹

**基　原**　本品为葡萄科植物白蔹 *Ampelopsis japonica* (Thunb.) Makino的干燥块根。

**生境分布**　生长于荒山的灌木丛中。分布于东北、华北、华东及陕西、河南、湖北、四川等地。

**采收加工**　春、秋二季采挖，除去泥沙及细根，切成纵瓣或斜片，晒干。

**性味归经**　苦，微寒。归心、胃经。

**功效主治**　清热解毒，消痈散结，敛疮生肌。用于痈疽发背，疔疮、瘰疬、烧烫伤。

**用法用量**　5～10g。外用：适量，煎汤洗或研成极细粉，敷患处。

**临床应用**　**1.外科炎症**　白蔹（块根去皮研末）150g。根据炎症面积加减量，以沸水搅拌成团，加75%～95%乙醇调成稠糊状，外敷患处，每日1次，以愈为度。对于疔、痈、蜂窝织炎、淋巴结炎、各种炎性肿块等急性感染的初期，有显著疗效。结果：患者31例，除个别病情危急、全身反应严重加用抗感染素外，一般不用其他药物。用药后疼痛减轻，炎症很快吸收或局限。**2.扭挫伤**　白蔹2个，食盐适量。捣烂如泥外敷。结果：患者80例，66例有效。有的经治4日就肿消痛减而愈。

**使用注意**　不宜与川乌、制川乌、草乌、制草乌、附子同用。

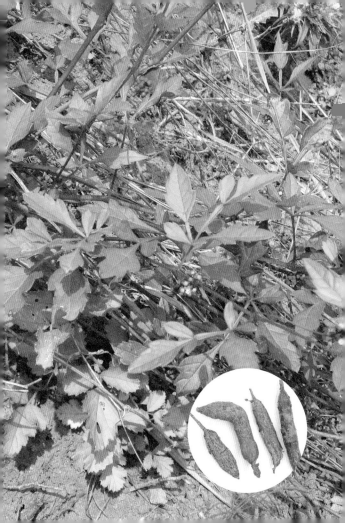

# 白前

**基　　原**　本品为萝藦科植物柳叶白前 *Cynanchum stauntonii* (Decne.) Schltr.ex Lévl.或芫花叶白前 *Cynanchum glaucescens* (Decne.) Hand.-Mazz. 的干燥根茎及根。

**生境分布**　生长于山谷中阴湿处、江边沙碛之上或溪滩。分布于浙江、安徽、江苏等地。湖北、福建、江西、湖南、贵州等地也产。

**采收加工**　秋季采挖，洗净，晒干。

**性味归经**　辛、苦，微温。归肺经。

**功效主治**　降气，消痰，止咳。用于肺气壅实，咳嗽痰多，胸满喘急。

**用法用量**　3～10g。

**临床应用**　1.小儿喉源性咳嗽　有临床报道称，经用白前配伍桔梗、僵蚕、地龙等各15g，所有药之煎剂，治疗小儿喉源性咳嗽。结果：患者35例，有效率达94.29%，明显优于西药异丙嗪对照组。2.小儿咳嗽　有临床报道称，以白前为君，配伍桔梗、紫菀、百部等各10g，治疗小儿咳嗽。结果：患者98例，显效90例，有效8例，疗效满意。

**使用注意**　咳喘属气虚不归元者，不宜应用。

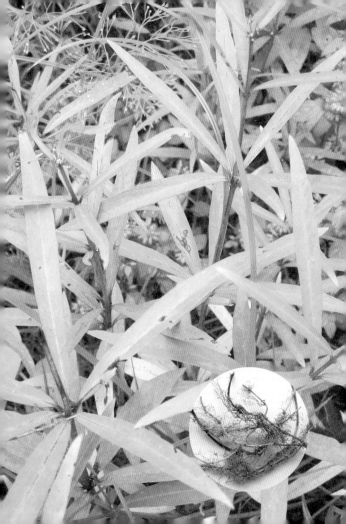

# 白芍

**基　　原**　本品为毛茛科植物芍药 *Paeonia lactiflora* Pall. 的干燥根。

**生境分布**　生长于山坡、山谷的灌木丛或草丛中。分布于浙江、安徽、四川、山东等地，河南、湖南、陕西等地也有栽培。

**采收加工**　夏、秋二季采挖，洗净，除去头尾及细根，置沸水中煮后除去外皮，或去皮后再煮，晒干。

**性味归经**　苦、酸、微寒。归肝、脾经。

**功效主治**　养血调经，敛阴止汗，柔肝止痛，平抑肝阳。用于血虚萎黄，月经不调，自汗，盗汗，胁痛，腹痛，四肢挛痛，头痛眩晕。

**用法用量**　6～15g。

**临床应用**　癫痫　单用白芍治疗儿童癫痫。结果：患者13例，治愈10例。其中部分性发作3例，经治疗后临床症状均消失，脑电图大致正常，1年后未见复发。白芍与苯巴比妥合用可提高苯巴比妥血药浓度，降低GPD。其抗癫痫作用可能是TGP多种作用的综合。

**使用注意**　不宜与藜芦同用。

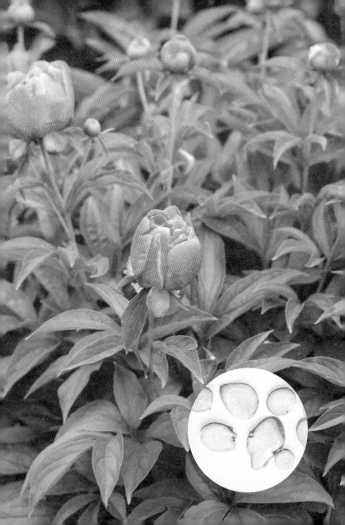

# 白术

**基　　原**　本品为菊科植物白术 *Atractylodes macrocephala* Koidz. 的干燥根茎。

**生境分布**　原生于山区丘陵地带，野生种在原产地几已绝迹。现广为栽培，主要分布于浙江、湖北、湖南等地。以浙江于潜产者最佳，称为"于术"。

**采收加工**　冬季下部叶枯黄，上部叶变脆时采挖，2～3年生的根茎。除去泥沙，烘干或晒干，再除去须根。

**性味归经**　苦、甘、温。归脾、胃经。

**功效主治**　健脾益气，燥湿利水，止汗，安胎。用于脾虚食少，腹胀泄泻，痰饮眩悸，水肿，自汗，胎动不安。

**用法用量**　6～12g。

**临床应用**　**1.便秘**　28例患者（含急性便秘、慢性便秘者）用单味生白术60g为1剂，急性便秘只投1剂，慢性便秘每日或隔日投1剂，连用3剂，每剂煎煮2次，取汁1次服，有效20例，有效率达71.4%，其中急性便秘有效率80%，慢性便秘有效率为66.6%。
**2.腹泻**　有排除慢性肠炎、慢性细菌性痢疾等的腹泻患者32例，采用白术芍药散合四神汤为基本方治疗，每晚1剂，10日为1个疗程，总有效率为93.75%。

**使用注意**　本品燥湿伤阴，阴虚内热，津液亏耗者忌用。

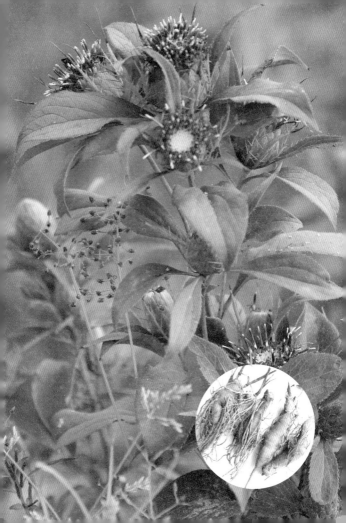

# 白头翁

**基　　原**　本品为毛茛科植物白头翁 *Pulsatilla chinensis* (Bge.) Regel的干燥根。

**生境分布**　生长于平原或低山山坡草地、林缘或干旱多岩石的坡地。分布于我国北方各省。

**采收加工**　春、秋二季采挖，除去泥沙，干燥。

**性味归经**　苦，寒。归胃、大肠经。

**功效主治**　清热解毒，凉血止痢。用于热毒血痢，阴痒带下。

**用法用量**　9～15g。

**临床应用**　**原虫性痢疾**　成人每日用白头翁根茎15～30g，水煎分3次服，7日为1个疗程。病情较重者另用30～50g，煎成100ml保留灌肠，每日1次。结果：患者23例，给药后大便次数及红白黏液明显减少，人便镜检阿米巴原虫转阴平均时间为1.4日，直肠镜检，溃疡愈合迅速，全部病例平均7日治愈。用白头翁组织浸出液，每日肌注1次，初剂2ml，以后每次增加0.5ml，递增至3.5ml止。症状消失后继续注射5～10次，之后减为每周1～2次，全程为3个月。重症及慢性病例兼用白头翁组织浸出液5～8ml，加生理盐水60ml作直肠灌注，每日1次。结果：患者23例，治愈19例，好转4例。

**使用注意**　虚寒泻痢者忌服。

白头翁

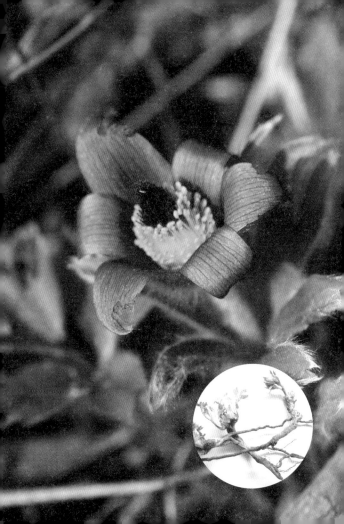

# 白薇

**基　原**　本品为萝藦科植物白薇 *Cynanchum atratum* Bge. 或蔓生白薇 *Cynanchum versicolor* Bge. 的干燥根和根茎。

**生境分布**　生长于树林边缘或山坡。主要分布于山东、安徽、辽宁、四川、江苏、浙江、福建、甘肃、河北、陕西等地。

**采收加工**　春、秋二季采挖，洗净，干燥。

**性味归经**　苦、咸，寒。归胃、肝、肾经。

**功效主治**　清热凉血，利尿通淋，解毒疗疮。用于温邪伤营发热，阴虚发热，骨蒸劳热，产后血虚发热，热淋，血淋，痈疽肿毒。

**用法用量**　5～10g。

**临床应用**　**1. 血管抑制性晕厥**　白薇30g，党参（或人参9g）、当归各15g，炙甘草6g，随症加减。治疗血管抑制性眩晕11例，水煎服，每日1剂，15剂为1个疗程，治愈9例。**2. 脑梗死后遗症**　白薇15g，泽兰10g，穿山甲6g。水煎服，每日1剂。治疗半身不遂3例，效果满意。**3. 红斑性肢痛症**　白薇、知母各12g，黄连20g，金银花90g，玄参60g，白芍、甘草各30g，蝉蜕10g。水煎服，每日1剂。结果：患者27例。服药2～3剂，疼痛缓解者6例；服4～9剂，疼痛缓解者19例，无效2例。

**使用注意**　脾胃虚寒、食少便溏者不宜服用。

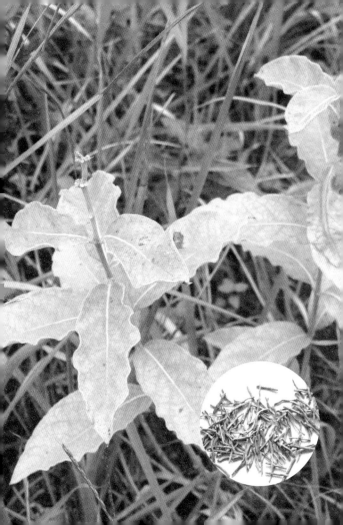

# 白鲜皮

**基　原**　本品为芸香科植物白鲜 Dictamnus dasycarpus Turcz. 的干燥根皮。

**生境分布**　生长于土坡、灌木丛中、森林下及山坡阳坡。分布于辽宁、河北、四川、江苏等地。

**采收加工**　春、秋二季采挖根部，除去泥沙及粗皮，剥取根皮，干燥。

**性味归经**　苦，寒。归脾、胃、膀胱经。

**功效主治**　清热燥湿，祛风解毒。用于湿热疮毒，黄水淋漓，湿疹，风疹，疥癣疮癞，风湿热痹，关节肿痛，黄疸尿赤。

**用法用量**　5～10g。外用：适量，煎汤洗或研粉敷。

**临床应用**　**1.滴虫性肠炎**　白鲜皮、苦参、秦皮、蛇床子、生百部、炒白术、茯苓各12g，党参、黄芪各15g，砂仁3g，木香6g，苦楝皮10g，儿童酌减。水煎，早、晚空腹服，5日为1个疗程。治疗46例，全部治愈。**2.阴道炎**　白鲜皮、蛇床子、百部、苦参、鹤虱、蒲公英、紫花地丁、黄柏各30g，花椒15g，枯矾10g。将上述药浓煎成500ml药液作为阴道冲洗液，每日1次，6次为1个疗程。重度滴虫阴道炎者，可配合使用阴道塞入甲硝唑药片，效果更佳。

**使用注意**　虚寒者慎用。

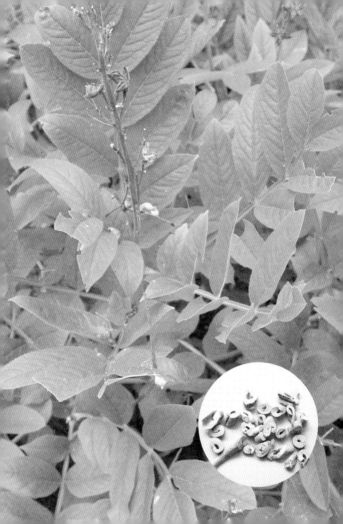

# 白芷

**基　　原**　本品为伞形科植物白芷 *Angelica dahurica* (Fisch.ex Hoffm.) Benth. et Hook.f. 或杭白芷 *Angelica dahurica* (Fisch.ex Hoffm.) Benth.et Hook.f. var.*formosana* (Boiss.) Shan et Yuan 的干燥根。

**生境分布**　生长于山地林缘。分布于四川、浙江、河南、河北、安徽等地。

**采收加工**　夏、秋季叶黄时采挖，除去须根和泥沙，晒干或低温干燥。

**性味归经**　辛，温。归胃、大肠、肺经。

**功效主治**　解表散寒，祛风止痛，宣通鼻窍，燥湿止带，消肿排脓。用于感冒头痛，眉棱骨痛，鼻塞流涕，鼻鼽，鼻渊，牙痛，带下，疮疡肿痛。

**用法用量**　3～10g。

**临床应用**　**1.消化性溃疡**　临床各种证型都可加入白芷10～15g，症状缓解后用单味白芷10g。加水500ml煎20分钟，代茶饮，每次20ml，每日2～3次，连服15～30日，可预防复发。此病多属脾胃虚寒，且病程较长，久病多瘀，而白芷辛温，故取其生肌长肉，祛腐生新、温中化瘀之功。**2.急、慢性肠炎**　白芷20g，煎汤200ml，去渣。加入打碎的补脾益肠丸30g，再煎5分钟。待温保留灌肠，每日1次，15日为1个疗程。

**使用注意**　阴虚血热者慎服。

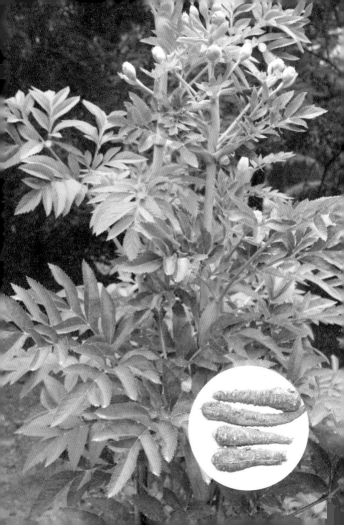

# 百部

**基　原**　本品为百部科植物蔓生百部 *Stemona japonica* (Bl.) Miq.、直立百部 *Stemona sessilifolia* (Miq.) Miq. 或对叶百部 *Stemona tuberosa* Lour. 的干燥块根。

**生境分布**　生长于阳坡灌木林下或竹林下。分布于安徽、江苏、湖北、浙江、山东等地。

**采收加工**　春、秋二季采挖，除去须根，洗净，置沸水中略烫或蒸至无白心，取出，晒干。

**性味归经**　甘、苦，微温。归肺经。

**功效主治**　润肺下气止咳，杀虫灭虱。用于新久咳嗽，肺痨咳嗽，顿咳；外用于头虱，体虱，蛲虫病，阴痒。蜜百部润肺止咳。用于阴虚劳嗽。

**用法用量**　3～9g。外用：适量，水煎或酒浸。

**临床应用**　**1.皮肤瘙痒症**　用60%乙醇500ml加甘油50ml，混合均匀后加入生百部50g浸泡48小时，每日外擦3～4次。结果：患者200例，效果满意。**2.蛲虫病**　以百部30g，放入药罐或瓷缸内，加凉水200ml，浸泡30分钟以上，煮沸后改用小火煎30分钟以上，待药液到100ml时去渣，冷却后加入米醋25ml。用时加热到37℃或将药液倒在手背上感觉适宜即可灌肠。6岁以下用25ml，6～10岁用50ml。结果：患者10例，疗效显著。

**使用注意**　易伤胃滑肠，脾虚便溏者慎服。本品具有小毒，服用过量可引起呼吸中枢麻痹。

036　|　037　　中国道地药材速认速查小红书　　　　**百部**

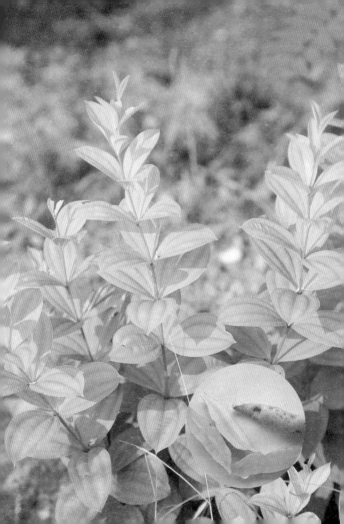

# 百合

**基　　原**　本品为百合科植物百合 *Lilium brownii* F. E. Brown var. *viridulum* Baker 、卷丹 *Lilium lancifolium* Thunb.或细叶百合 *Lilium pumilum* DC. 的干燥肉质鳞叶。

**生境分布**　生长于山野林内及草丛中。全国大部分地区均产，分布于湖南、浙江、江苏、陕西、四川等地。

**采收加工**　秋季采挖，洗净，剥取鳞片，置沸水中略烫，干燥。

**性味归经**　甘，寒。归心、肺经。

**功效主治**　养阴润肺，清心安神。用于阴虚燥咳，劳嗽咳血，虚烦惊悸，失眠多梦，精神恍惚。

**用法用量**　6～12g。

**临床应用**　1.**慢性萎缩性胃炎**　以百合加汤为基础方，胸肋胀满者，加柴胡15g，青皮、陈皮各10g；泛吐酸水者加海螵蛸20g，煅瓦楞子30g，气短乏力者加党参、白术各15g；腹胀者加厚朴、枳壳各10g；消化不良者加焦三仙、鸡内金各10g；舌红苔黄腻者加茵陈、蒲公英各15g。结果：患者60例，获满意效果。2.**疮**　百合（野生或家养均可，但以野生者佳，采集后除去泥土，剪去茎秆和根须，再用凉开水洗干净，剥去外皮）取净药100g左右，用消毒器具捣烂如泥，内加冰片少许和匀。摊于无菌纱布上，盖疮口处，一般1周左右疮口即可愈合。

**使用注意**　甘寒滑利之品，风寒咳嗽，中寒便溏者忌服。

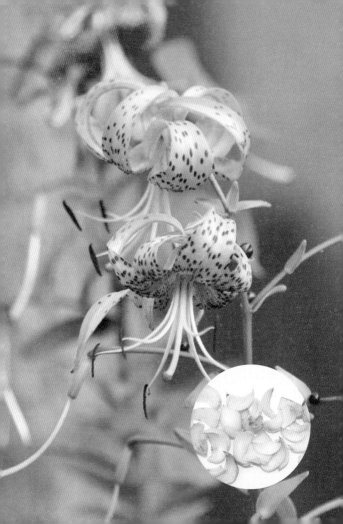

# 柏子仁

BAI ZI REN

**基　　原**　本品为柏科植物侧柏 *Platycladus orientalis* (L.) Franco 的干燥成熟种仁。

**生境分布**　生长于山地阳地、半阳坡，以及轻盐碱地和沙地。全国大部分地区有产。主要分布于山东、河南、河北、江苏等地。

**采收加工**　秋、冬二季采收成熟种子，晒干，除去种皮，收集种仁。

**性味归经**　甘，平。归心、肾、大肠经。

**功效主治**　养心安神，润肠通便，止汗。用于阴血不足，虚烦失眠，心悸怔忡，肠燥便秘，阴虚盗汗。

**用法用量**　3～10g。

**临床应用**　**1.真菌性阴道炎**　以土茯苓为主药，配伍黄连、黄柏、大黄、黄芩、仙鹤草、苦参、青黛、冰片各等量。水煎，每晚冲洗阴道或坐浴，治疗顽固性霉菌性阴道炎有效。**2.鼻渊**　土茯苓30g。水煎，每日2次，复渣煎水，外洗鼻腔。一般用药4剂，诸症减轻，续服4剂，诸症消失。

**使用注意**　本品易走油变化，不宜曝晒。便溏及痰多者不宜用。

040　|　041　中国道地药材速认速查小红书　　　　　　　**柏子仁**

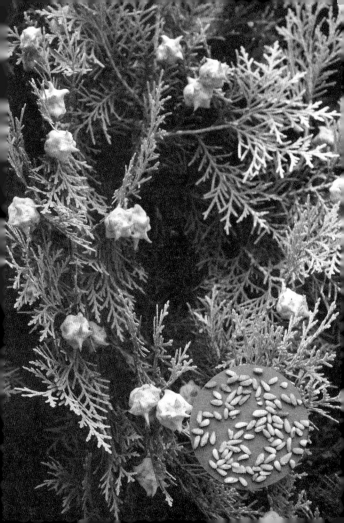

# 斑蝥

**基　原**　本品为芫菁科昆虫南方大斑蝥 *Mylabris phalerata* Pallas 或黄黑小斑蝥 *Mylabris cichorii* Linnaeus 的干燥体。

**生境分布**　主要分布于河南、广西、安徽、四川、江苏、湖南等地。

**采收加工**　夏、秋二季捕捉，闷死或烫死，晒干。

**性味归经**　辛，热；有大毒。归肝、胃、肾经。

**功效主治**　破血逐瘀，散结消癥，攻毒蚀疮。用于癥瘕，经闭，顽癣，瘰疬，赘疣，痈疽不溃，恶疮死肌。

**用法用量**　0.03～0.06g，炮制后多入丸、散。外用：适量，研末或酒醋，或制油膏涂敷患处，不宜大面积用。

**临床应用**　**1.癌症（肝癌、食管癌、贲门癌、胃癌、肺癌、乳腺癌等）**　临床上一般将斑蝥素作胶囊剂用，亦可以原生药（或斑蝥素）入复方应用。如治食道癌、贲门癌，用本品配麝香、三七、海螵蛸、儿茶、血竭、沉香，如复方斑蝥（粉剂）；治疗肝癌，可与半枝莲、败酱、川楝子、丹参配用；治疗原发性肝癌，亦可用斑蝥酸钠注射液。**2.疗癣**　斑蝥1个，甘遂5g。共研成细面，用醋调涂患处，治疗疗癣有良效。

**使用注意**　本品有大毒，内服宜慎。孕妇禁服。

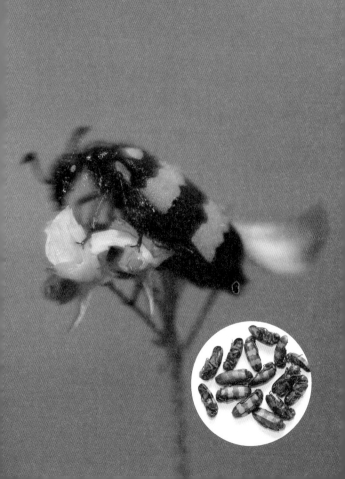

# 板蓝根

**BAN LAN GEN**

**基　原**　本品为十字花科植物菘蓝 *Isatis indigotica* Fort. 的干燥根。

**生境分布**　生长于山地林缘较潮湿的地方。野生或栽培。分布于河北、江苏、安徽等地。

**采收加工**　秋季采挖，除去泥沙，晒干。

**性味归经**　苦，寒。归心、胃经。

**功效主治**　清热解毒，凉血利咽。用于温疫时毒，发热咽痛，温毒发斑，痄腮，烂喉丹痧，大头瘟疫，丹毒，痈肿。

**用法用量**　9～15g。

**临床应用**　**1.单疱病毒性角膜炎**　板蓝根注射液2ml加入6ml生理盐水配成1：3滴眼液，每次点2滴，每日点眼6～8次。对地图状或深部溃疡者除滴板蓝根注射液外，于下穹窿部结膜处注射板蓝根注射液0.5ml，一般隔日注射1次，病情严重者可每日注射1次（0.6～0.8ml）。合并用药，常规给予散瞳，内服维生素，有深层溃疡或患葡萄膜炎者口服消炎痛片。结果：树枝状角膜炎治愈率为100%，平均治愈日为18.58日；地图状角膜溃疡治愈率95.25%；平均治愈日29.26日；深部溃疡治愈率为92.68%，平均33.15日。治疗中无一眼病情恶化。**2.单片疱疹**　治疗组用1g生药/2ml注射液反复轻擦患处，每日3～4次，严重者可用药液湿敷患处。结果：治疗35例，2～3日痊愈者22例，4～5日痊愈者11例，6～7日痊愈者2例，平均3.36日。

**使用注意**　脾胃虚寒者忌服。

**板蓝根**

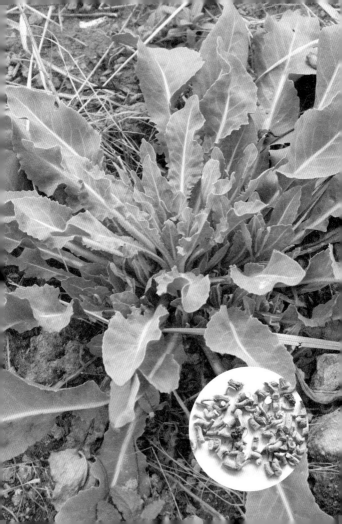

# 半夏

**基　　原**　本品为天南星科植物半夏 *Pinellia ternata* (Thunb.) Breit. 的干燥块茎。

**生境分布**　生长于山坡、溪边阴湿的草丛中或林下。我国大部分地区均有。分布于四川、湖北、江苏、安徽等地。以四川、浙江产者量大质优。

**采收加工**　夏、秋二季采挖，洗净，除去外皮及须根，晒干。

**性味归经**　辛、温；有毒。归脾、胃、肺经。

**功效主治**　燥湿化痰，降逆止呕，消痞散结。用于湿痰寒痰，咳喘痰多，痰饮眩晕，心悸不宁，痰厥头痛，呕吐反胃，胸脘痞闷，梅核气；外治痈肿痰核。

**用法用量**　一般炮制后使用，3～9g。外用：适量，磨汁涂或研末以酒调敷患处。

**临床应用**　1.多囊肝多囊肾　生半夏50g。单味先煎，治疗多囊肝多囊肾腹大如鼓、腹痛纳呆之症，1剂而痛止，后继续用该药2月余，计服生半夏3kg，患者症状减轻，病情稳定，2年之内未再复发。2.癫痫　单味制半夏粉装入胶囊，每粒胶囊含半夏粉1g。每次1～2粒，每日2～3次。结果：获得满意疗效。3.小儿腹泻　生半夏研末，白酒调湿贴敷于双侧天枢穴处。结果：获得满意疗效。

**使用注意**　不宜与川乌、制川乌、草乌、制草乌、附子同用；生品内服宜慎。

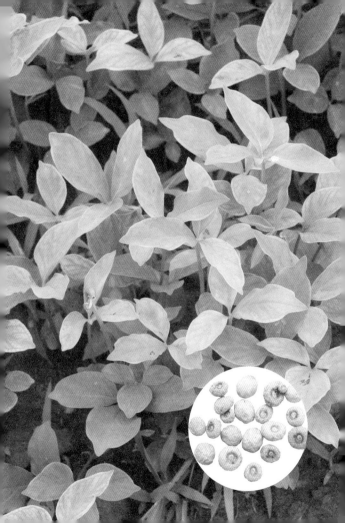

# 北沙参

BEI SHA SHEN

**基　　原**　本品为伞形科植物珊瑚菜 *Glehnia littoralis* Fr. Schmidt ex Miq. 的干燥根。

**采收加工**　夏、秋二季采挖，除去须根，洗净，稍晾，置沸水中烫后，除去外皮，干燥；或洗净直接干燥。

**药材性状**　本品呈细长圆柱形，偶有分枝，长15~45cm，直径0.4~1.2cm，表面淡黄白色，略粗糙，偶有残存外皮，不去外皮的表面黄棕色。全体有细纵皱纹及纵沟，并有棕黄色点状细根痕。顶端常留有黄棕色根茎残基，上端稍细、中部略粗，下部渐细。质脆，易折断，断面皮部浅黄白色，木部黄色。气特异，味微甘。

**性味归经**　甘、微苦，微寒。归肺、胃经。

**功效主治**　养阴清肺，益胃生津。用于肺热燥咳，干咳少痰，劳嗽痰血，胃阴不足，热病津伤，咽干口渴。

**用法用量**　5~12g。

**临床应用**　**慢性口腔溃疡**　北沙参、茯苓、甘草各15g，白术、白芍、当归、川芎各10g，生地黄10~30g，女贞子、墨旱莲各10~15g，随证加减。治疗慢性口腔溃疡32例，每日1剂，水煎，分3次口服，6日为1个疗程，治疗1~3个疗程。结果：显效27例，好转4例，无效1例；总有效率约为96.88%。

**使用注意**　不宜与藜芦同用。

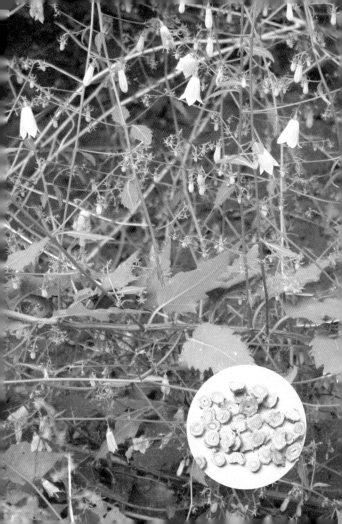

# 荜茇

**基　　原**　本品为胡椒科植物荜茇 *Piper longum* L. 的干燥近成熟或成熟果穗。

**生境分布**　生长于海拔约600米的疏林中。分布于海南、云南、广东等地。

**采收加工**　果穗由绿变黑时采收，除去杂质，晒干。

**性味归经**　辛，热。归胃、大肠经。

**功效主治**　温中散寒，下气止痛。用于脘腹冷痛，呕吐，泄泻，寒凝气滞，胸痹心痛，头痛，牙痛。

**用法用量**　1～3g。外用：适量，研末塞龋齿孔中。

**临床应用**　1.三叉神经痛　荜茇配伍川芎治疗三叉神经痛有增效协同作用，用这两味药制成的制剂治疗182例，有效率达96.7%，比单用川芎者疗效好得多（P<0.01）。2.牙痛　荜茇10g，细辛6g。每日1剂，水煎漱口，每次漱口10～20g，每日漱3～5次，不宜内服。用此方治疗牙痛23例，皆收到止痛效果。3.乳腺炎　荜茇、樟脑、白芷各适量。研末混合，放于阳和膏中，外贴患处。治疗乳腺炎有较好疗效。4.头痛、鼻渊、流清涕　荜茇适量。研细末吹鼻。治疗头痛、鼻渊、流清涕具有较好作用。

**使用注意**　阴虚火旺者忌内服。

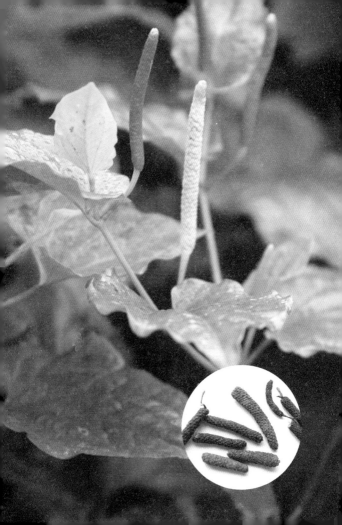

# 荜澄茄

BI CHENG QIE

**基　　原**　本品为樟科植物山鸡椒 *Litsea cubeba* (Lour.) Pers. 的干燥成熟果实。

**生境分布**　生长于向阳丘陵和山地的灌木丛或疏林中。分布于广东、广西、四川、湖南、湖北等地。

**采收加工**　秋季果实成熟时采收，除去杂质，晒干。

**性味归经**　辛，温。归脾、胃、肾、膀胱经。

**功效主治**　温中散寒，行气止痛。用于胃寒呕逆，脘腹冷痛，寒疝腹痛，寒湿郁滞，小便浑浊。

**用法用量**　1～3g。

**临床应用**　**冠状动脉心脏病（简称冠心病）**　口服20%荜澄茄水蒸馏液50ml，每日2～4次，或口服山苍子油胶丸，每次3～5粒（50mg/粒），或口服0.2%山苍子油液，每次30～50ml，每日3～4次；肌注4ml，每日2次，静注20～40ml或与等量5%葡萄糖注射液混合静滴，1个疗程均为10日。结果：238例冠心病患者，对治疗心绞痛的有效率为88.4%～96.2%，显效率50.9%～51.4%，对各类心电图总有效率为45.2%～72.2%。对早期冠心病心电图的改善疗效好。

**使用注意**　辛温助火，阴虚有热及热证者忌用。

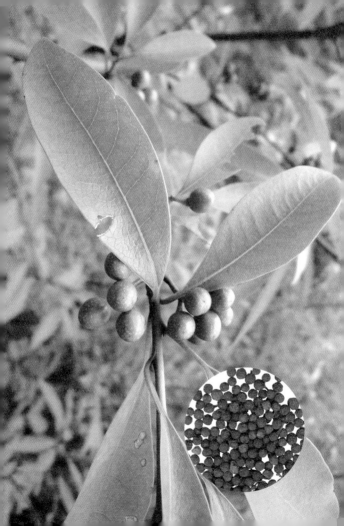

# 鳖甲

**基　　原**　本品为鳖科动物鳖 *Trionyx sinensis* Wiegmann 的背甲。

**生境分布**　生长于江河、湖泊、池塘、水库中。主要分布于湖北、湖南、安徽、浙江、河南、江西等地。此外，四川、福建、陕西、甘肃、河北、贵州等地也产。

**采收加工**　全年均可捕捉，以秋、冬二季为多，捕捉后杀死，置沸水中烫至背甲上的硬皮能剥落时取出，剥取背甲，除去残肉，晒干。

**性味归经**　咸，微寒。归肝、肾经。

**功效主治**　滋阴潜阳，退热除蒸，软坚散结。用于阴虚发热，骨蒸劳热，阴虚阳亢，头晕目眩，虚风内动，手足瘛疭，癥瘕，经闭，久疟疟母。

**用法用量**　9～24g，先煎。

**临床应用**　**1.乙型病毒性肝炎**　用鳖鲨胶囊加乙肝疫苗治疗乙型病毒性肝炎，能缓解乙肝的临床症状，尤其对肝功能的改善及HBeAg的转阴具有明显的效果。**2.肝硬化腹水**　用鳖甲炖大蒜的民间验方，治疗肝硬化腹水，用去内脏鳖甲同去皮独头大蒜清炖（勿放盐）至烂熟，即可食用，每日1次，15次为1个疗程，呕吐不能进食者加入生姜10g，气滞腹胀甚者加入白萝卜200g，大量腹水者配氢氯噻嗪、氨苯喋啶。

**使用注意**　孕妇禁用。

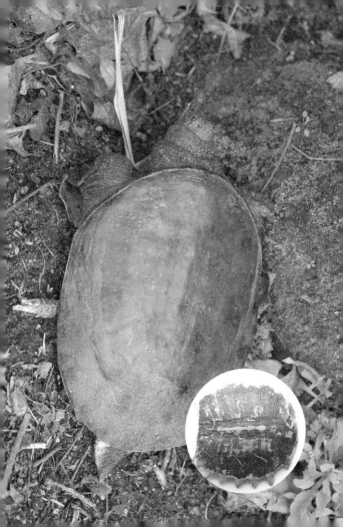

# 槟榔

**基　　原**　本品为棕榈科植物槟榔 *Areca catechu* L. 的干燥成熟种子。

**生境分布**　生长于阳光较充足的林间或林边。分布于海南、福建、云南、广西、台湾等地。

**采收加工**　春末至秋初采收成熟果实，用水煮后，干燥，剥去果皮，取出种子，干燥。

**性味归经**　苦、辛，温。归胃、大肠经。

**功效主治**　杀虫，消积，行气，利水，截疟。用于绦虫病、蛔虫病、姜片虫病，虫积腹痛，积滞泻痢，里急后重，水肿脚气，疟疾。

**用法用量**　3~10g；驱杀绦虫、姜片虫时30~60g。

**临床应用**　**1.绦虫病（治疗猪肉绦虫病）**　槟榔75~100g。水煎服，有较好疗效。治疗牛肉绦虫病，则配用南瓜子，效果更为显著。槟榔煎剂由十二指肠注入，成人每次200g，治疗猪肉绦虫病、短小绦虫及牛肉绦虫病均有较好的疗效，且副作用少。**2.其他寄生虫病（治疗姜片虫）**　槟榔50g。煎成50%浓液，早晨空腹顿服或分2次服，连服3日。本品还可用于治疗钩虫病、蛔虫病、蛲虫病、鞭虫病、血吸虫病等。治疗肠道鞭毛虫病，用槟榔（打碎）50g，水煎2次得药液300ml，加蔗糖20g，分2次早、晚饭前各服150ml（儿童或体弱者酌减），连服10剂。

**使用注意**　脾虚便溏或气虚下陷者当忌用。

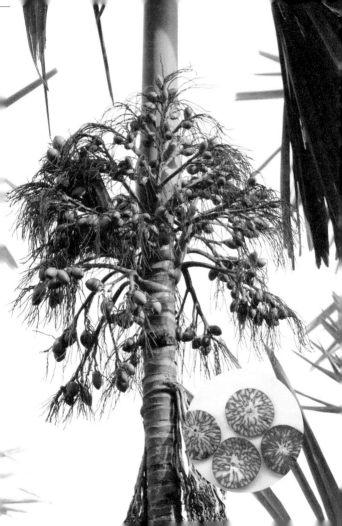

# 薄荷

**基　　原**　本品为唇形科植物薄荷 *Mentha haplocalyx* Briq. 的干燥地上部分。

**生境分布**　生长于河旁、山野湿地。全国各地均产，江苏、浙江、江西为主产区，以江苏产者为佳。

**采收加工**　夏、秋二季茎叶茂盛或花开至三轮时，选晴天，分次采割，晒干或阴干。

**性味归经**　辛，凉。归肺、肝经。

**功效主治**　疏散风热，清利头目，利咽，透疹，疏肝行气。用于风热感冒，风温初起，头痛，目赤，喉痹，口疮，风疹，麻疹，胸胁胀闷。

**用法用量**　3～6g，后下。

**临床应用**　1.感冒（用于头痛、目赤、咽痛等证）　常与菊花、牛蒡子、甘草等量配用，如薄荷汤。对于咽喉肿痛，亦可单用薄荷煎服。预防感冒，可用薄荷、米醋加水蒸熏屋子。2.温病初起、风热表证（用于流行性感冒、急性支气管炎、流行性脑脊髓膜炎、流行性乙型脑炎、急性扁桃体炎、腮腺炎、丹毒、肺痈等，症见发热无汗，或有汗而不多，微恶寒，头痛，口渴，咳嗽咽痛，舌赤、苔薄、脉浮数，属风热表证者）　常与金银花、连翘、桔梗、牛蒡子、淡竹叶、荆芥穗、甘草、淡豆豉、芦根等量配用，如银翘散。

**使用注意**　本品芳香辛散，发汗耗气，故体虚多汗者不宜使用。

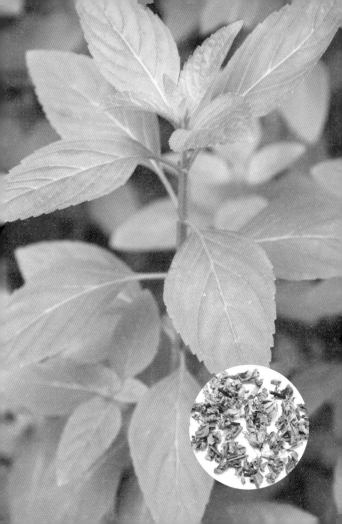

# 补骨脂

**基　　原**　本品为豆科植物补骨脂 *Psoralea corylifolia* L. 的干燥成熟果实。

**生境分布**　生长于山坡、溪边、田边。主要分布于河南、四川两地，陕西、山西、江西、安徽、广东、贵州等地也有分布。

**采收加工**　秋季果实成熟时采收果序，晒干，搓出果实，除去杂质。

**性味归经**　辛、苦，温。归肾、脾经。

**功效主治**　温肾助阳，纳气平喘，温脾止泻；外用消风祛斑。用于肾阳不足，阳痿遗精，遗尿尿频，腰膝冷痛，肾虚作喘，五更泄泻；外用治白癜风，斑秃。

**用法用量**　6～10g。外用：20%～30%酊剂涂患处。

**临床应用**　**性功能减退（治疗肾阳虚、阳痿遗精及尿频）**　可与菟丝子、淫羊藿、枸杞子各适量配伍。治疗阳痿，也可用补骨脂、菟丝子各90g，核桃仁60g，附子30g。共为细末，炼蜜为丸，每次9g，每日2次，盐水或白酒送下，常服有良效。

**使用注意**　本品温燥，伤阴助火，故阴虚火旺、大便秘结者不宜用。外用治白癜风，在局部用药后，应照射日光5～10分钟，弱光可照20分钟，紫外线可照2～5分钟，之后洗去药液，以防起泡。可连续使用数月。如发生红斑、水泡，应暂停用药，待恢复后可继续使用。

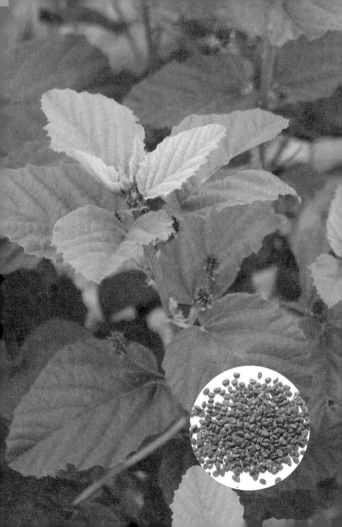

# 蚕沙

**基　　原**　本品为蚕蛾科昆虫家蚕蛾 *Bonlbyxmori Linnaeus* 幼虫的粪便。

**生境分布**　生长于桑树种植地区，多为饲养。分布于浙江、江苏、四川等地。

**采收加工**　6~8月收集，以二眠到三眠时的粪便为主，收集后晒干，簸净泥土，除去轻粒及桑叶碎屑等杂质。生用。

**性味归经**　甘、辛，温，归肝、脾、胃经。

**功效主治**　祛风降湿，和中化浊。

**用法用量**　5~15g，煎服，宜布包入煎。外用：适量。

**临床应用**　1.风湿性关节炎、类风湿关节炎（对风湿痹痛、腰膝关节麻木酸痛等证）　可与松节、白茄根、防风、当归各10g。浸酒服。对湿热郁阻、一身重痛、筋脉拘急，可与秦艽、薏苡仁、丝瓜络、地龙等各12g配伍煎服。2.皮肤湿疹瘙痒　可单用本品煎汤洗浴。3.霍乱吐泻、转筋腹痛（对湿浊内阻所致者）　可用本品与黄芩、木瓜、吴茱萸、大豆黄卷、黄连、半夏、通草、栀子各10g。水煎服，如蚕矢汤。4.胃腹痛　用蚕沙配海螵蛸、延胡索、川楝子、木香（或香附）、黄连（或炒栀子）、白芍、甘草各15g。水煎服，配合耳针（探出痛点，针刺止痛），一般1~2剂痊愈。5.功能性子宫出血（对崩漏下血者）　蚕沙适量。炒炭研细，每次6g，黄酒送下。

**使用注意**　瘫缓筋骨不遂，由于血虚所致而无风湿之邪者，不宜用。

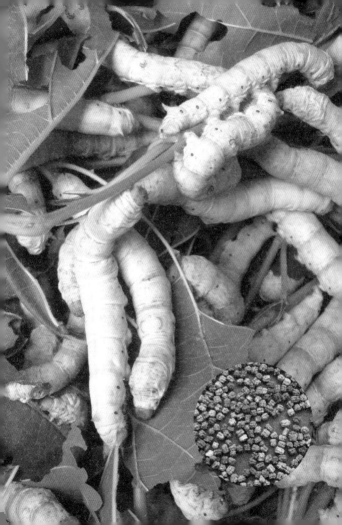

# 苍耳子

**基　　原**　本品为菊科植物苍耳 *Xanthium sibiricum* Patr. 的干燥成熟带总苞的果实。

**生境分布**　生长于荒地、山坡等干燥向阳处。分布于全国各地。

**采收加工**　秋季果实成熟时采收，干燥，除去梗、叶等杂质。

**性味归经**　辛、苦，温；有毒。归肺经。

**功效主治**　散风寒，通鼻窍，祛风湿。用于风寒头痛，鼻塞流涕，鼻鼽，鼻渊，风疹瘙痒，湿痹拘挛。

**用法用量**　3～10g。

**临床应用**　**1.慢性鼻炎**　苍耳子30～40个。轻捣皮，放入小铝杯中，加入麻油（或豆油，或香油）30g，用小火煎开，去苍耳子，待油冷后，装入干燥清洁的玻璃瓶内，用时以消毒小棉签蘸油涂于鼻内，每日2～3次，2周为1个疗程，或用1cm×4cm纱布条浸苍耳子油后，放在双下鼻甲中，每日或隔日换药1次。亦可将苍耳子、白芷、辛夷各60g，加芝麻油500ml浸泡24小时，加热，待上药炸成黄色捞出，再下冰片粉、薄荷霜、液状石蜡，搅匀，过滤，滴鼻，每次1～2滴，每日1～2次。**2.鼻窦炎（对于时流浊涕者）**　苍耳子（微炒）30g，辛夷（去毛）9g，白芷、细辛、黄芩各3g，薄荷、川贝母（或浙贝母）、淡豆豉各6g。水煎服，每日1剂，连用5～10剂。亦可用于副鼻窦炎的治疗。

**使用注意**　血虚头痛不宜服用。过量服用易致中毒。

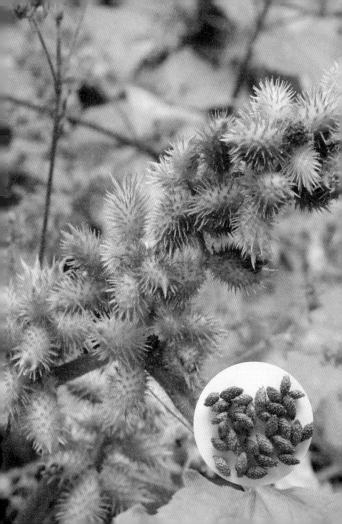

# 苍术

**基　　原**　本品为菊科植物茅苍术 *Atractylodes lancea* (Thunb.) DC. 或北苍术 *Atractylodes chinensis* (DC.) Koidz. 的干燥根茎。

**生境分布**　生长于山坡、林下及草地。茅苍术分布于江苏、湖北、河南等地，以分布于江苏茅山一带者质量最好。北苍术分布于河北、山西、陕西等地。

**采收加工**　春、秋二季采挖，除去泥沙，晒干，撞去须根。

**性味归经**　辛、苦，温。归脾、胃、肝经。

**功效主治**　燥湿健脾，祛风散寒，明目。用于湿阻中焦，脘腹胀满，泄泻，水肿，脚气痿躄，风湿痹痛，风寒感冒，夜盲，眼目昏涩。

**用法用量**　3～9g。

**临床应用**　**1.小儿腹泻**　苍术、胡黄连粉各9～10g。以糯米酒糟捣泥，与药粉共捏作圆饼状，外敷于患儿脐部神阙穴，外用塑料薄膜覆盖，绷带固定，每次4～6小时，每日敷贴1～2次，有较好疗效。**2.佝偻病**　用苍术挥发油微囊（每粒含北苍术挥发油0.033ml）治疗2～3岁儿童佝偻病，每次2粒，每日3次，初期病例连用1周，急性期病例连用2周，停药后1个月复查。用苍术糖浆（每10ml含苍术9g，鸡蛋皮粉1g）治疗小儿佝偻病，每次5ml，每日2次，连续15日，均有较好疗效。

**使用注意**　阴虚内热、津液亏虚、表虚多汗者禁服。

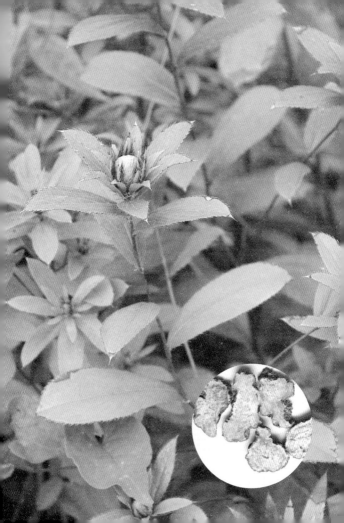

# 草豆蔻

**基　　原**　本品为姜科植物草豆蔻 *Alpinia katsumadai* Hayata 的干燥近成熟种子。

**生境分布**　生长于林缘、灌木丛或山坡草丛中。分布于广东、广西等地。

**采收加工**　夏、秋二季采收，晒至九成干，或用水略烫，晒至半干，除去果皮，取出种子团，晒干。

**性味归经**　辛，温。归脾、胃经。

**功效主治**　燥湿行气，温中止呕。用于寒湿内阻，脘腹胀满冷痛，嗳气呕逆，不思饮食。

**用法用量**　3～6g。

**临床应用**　**1.剥脱性唇炎**　以草豆蔻、白术、茯苓、山药、天花粉、芡实、白扁豆、黄柏等药物组成健脾除湿汤。水煎口服，每日1次，10日为1个疗程。结果：患者32例，总有效率为84.4%。
**2.肾小球肾炎（对于脾肾阳虚型肾小球肾炎）**　以草豆蔻、茯苓、焦白术、黄芪、狗脊、厚朴、大腹皮、淡附块、肉桂等组成自拟肾炎二号方，用于本病的治疗，显效。对于痰湿型慢性肾小球肾炎，以其为主药配伍健脾化痰、温散行气之品，亦有良好效果。

**使用注意**　阴虚血少者禁服。

**草豆蔻**

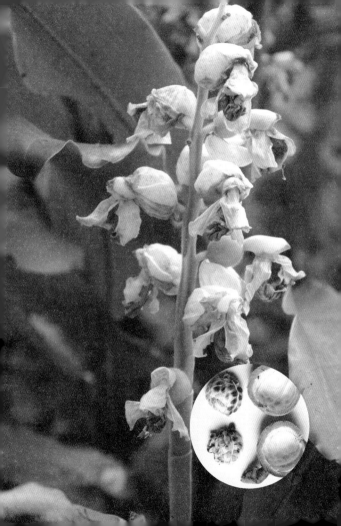

# 草果

**基　　原**　本品为姜科植物草果 *Amomum tsao-ko* Crevost et Lemaire 的干燥成熟果实。

**生境分布**　生长于山谷坡地、溪边或疏林下。分布于云南、广西、贵州等地。

**采收加工**　秋季果实成熟时采收，除去杂质，晒干或低温干燥。

**性味归经**　辛，温。归脾、胃经。

**功效主治**　燥湿温中，截疟除痰。用于寒湿内阻，脘腹胀痛，痞满呕吐，疟疾寒热，瘟疫发热。

**用法用量**　3～6g。

**临床应用**　**1.乙型病毒性肝炎**　草果40g，人中黄50g，地骨皮60g。水煎服，每日1剂。总有效率90%以上。**2.斑秃**　草果15g，诃子、山柰、肉桂、樟脑各5g。共为细末，用香油125g调成油浸剂，每次用手蘸擦患处1～2分钟，早、晚各1次。

**使用注意**　去壳用，体弱者慎用。

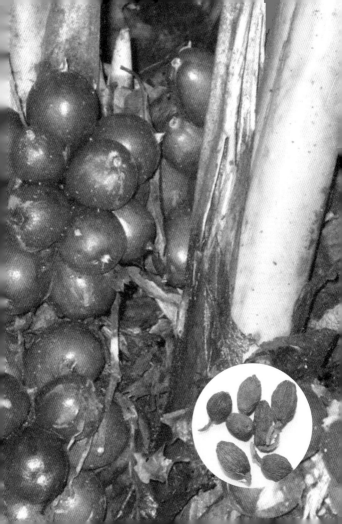

# 草乌

**基　原**　本品为毛茛科植物北乌头 *Aconitum kusnezoffii* Reichb. 的干燥块根。

**生境分布**　生长于山坡草地或疏林中海拔400～2000m处。分布于东北、内蒙古、河北、山西。

**采收加工**　秋季茎叶枯萎时采挖，除去须根和泥沙，干燥。

**性味归经**　辛、苦，热；有大毒。归心、肝、肾、脾经。

**功效主治**　祛风除湿，温经止痛。用于风寒湿痹，关节疼痛，心腹冷痛，寒疝作痛及麻醉止痛。

**用法用量**　一般炮制后用。

**临床应用**　**1.跌打损伤、扭挫伤**　伤一灵：生草乌、生川乌、五加皮、木瓜、牛膝各50g，三七、三棱、当归尾各70g，红花20g，樟脑120g。将上述药物浸于70%乙醇6000ml中备用。使用时将药液涂搽患处，每日2～3次。**2.骨质增生疼痛**　生草乌5g，川芎15g。将上述药碾成极细末，装入同足跟大小的布袋内，药袋厚0.3～0.5cm，将其垫在患足鞋跟部，其上洒以少量75%乙醇，保持湿润为度，药粉可5～7日更换1次，疼痛消失后巩固治疗1周防止复发。结果：患者150例，治愈135例，进步12例，无效3例，总有效率为98%，疼痛消失时间6～25日，一般10～20日疼痛消失。

**使用注意**　生品内服宜慎；孕妇禁用；不宜与半夏、瓜蒌、瓜蒌子、瓜蒌皮、天花粉、川贝母、浙贝母、平贝母、伊贝母、湖北贝母、白蔹、白及同用。

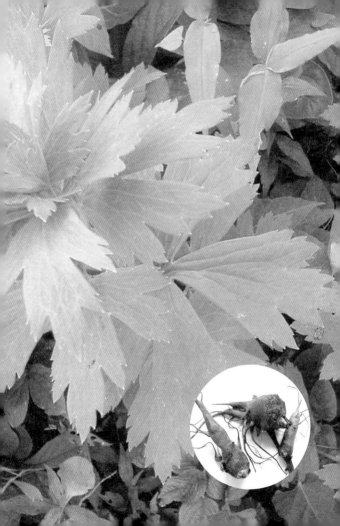

# 草乌叶

**基　原**　本品系蒙古族习用药材。为毛茛科植物北乌头 *Aconitum kusnezoffii* Reichb. 的干燥叶。

**生境分布**　见"草乌"项下。

**采收加工**　夏季叶茂盛花未开时采收，除去杂质，及时干燥。

**性味归经**　辛、涩，平；有小毒。

**功效主治**　清热，解毒，止痛。用于热病发热，泄泻腹痛，头痛，牙痛。

**用法用量**　1～1.2g，多入丸、散用。

**临床应用**　治疗外感热病发热、口渴、咽喉肿痛等　单用或与金银花、连翘、知母等各15g配伍；可用于热毒所致的泻痢、腹痛等，与黄连、黄芩各10g配伍；可用于治疗头痛、牙痛等。

**使用注意**　孕妇慎用。

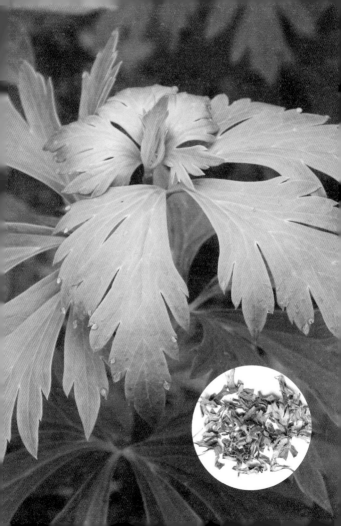

# 柴胡

**基　　原**　本品为伞形科植物柴胡 *Bupleurum chinense* DC. 或狭叶柴胡 *Bupleurum scorzonerifolium* Willd. 的干燥根。按性状不同，分别习称"北柴胡"及"南柴胡"。

**生境分布**　生长于较干燥的山坡、林中空隙地、草丛、路边、沟边。柴胡分布于辽宁、甘肃、河北、河南等地，狭叶柴胡分布于江苏、湖北、四川。

**采收加工**　春、秋季采挖，除去茎苗和泥土，晒干。

**性味归经**　辛、苦，微寒。归肝、胆、肺经。

**功效主治**　疏散退热，疏肝解郁，升举阳气。用于感冒发热，寒热往来，胸胁胀痛，月经不调，子宫脱垂，脱肛。

**用法用量**　3～10g。

**临床应用**　**用于多种发热性疾病**　如大叶性肺炎、感冒、扁桃体炎、急性支气管炎、急性咽炎均可用柴胡注射液2～6ml肌注，或柴胡糖浆20ml口服，每日3次。治疗经期发热，可用柴胡15g，半夏、党参、黄芩各10g，桃仁、牡丹皮、当归、川芎各6g，引用姜、大枣，水煎服，每日1剂，可获良效。病毒感染性发热可用柴胡、葛根、黄芩、白芍、桔梗、生石膏、羌活、板蓝根、金银花各8g配伍治疗。

**使用注意**　肝阳上亢、肝风内动、阴虚火旺、气机上逆者慎用。

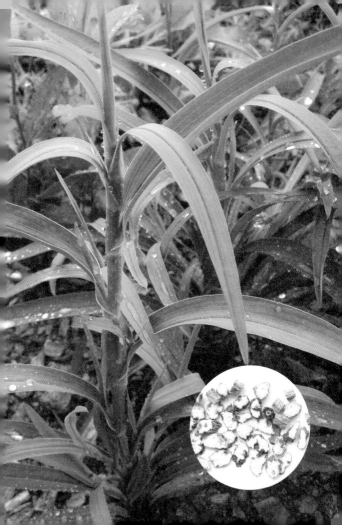

# 蝉蜕

**基　　原**　本品为蝉科昆虫黑蚱 *Cryptotympana pustulata* Fabricius 的若虫羽化时脱落的皮壳。

**生境分布**　栖于杨、柳、榆、槐、枫、杨等树上。分布于山东、河北、河南、湖北、江苏、四川、浙江等地。

**采收加工**　夏、秋二季收集，除去泥沙，晒干。

**用法用量**　3～6g。

**临床应用**　**1.破伤风**　蝉蜕15g。焙研末，以黄酒30～50ml，加温冲服，取汗，无汗可再服。或用五虎追风散（蝉蜕30g，制南星、天麻各6g，全蝎7～9个，炒僵蚕7～9个。水煎服，每日1剂，连用3日，服药时冲服朱砂1.5g，黄酒50ml为引），配合艾灸疗法。**2.小儿夜啼不眠**　蝉蜕6g，芦根15g。水煎服，或与钩藤、灯心草各9g配伍。**3.脱肛**　先用1%的白矾水洗净患部，涂以香油，再涂本品（蝉蜕5～10g烘干研细），缓缓将肛门还纳，每日1次。**4.麻疹**（对疹出不畅，属风热者）　蝉蜕、薄荷、葛根、牛蒡子各3g。水煎服，或再配用连翘5g。**5.流行性感冒**（对于感冒风热或温病初起，急性喉炎，咽痛音哑，发热者）　常与薄荷、连翘各10g。水煎服。

**使用注意**　孕妇慎服。

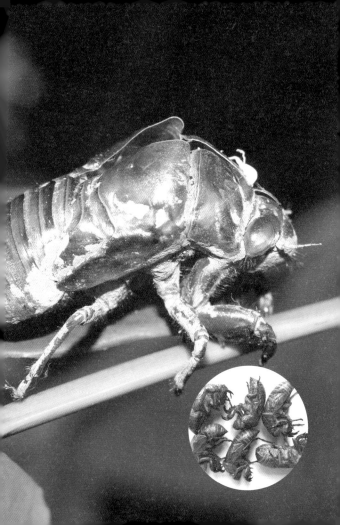

# 蟾酥

**基　原**　本品为蟾蜍科动物中华大蟾蜍 *Bufo bufo gargarizans* Cantor 或黑眶蟾蜍 *Bufo melanostictus* Schneider 的干燥分泌物。

**生境分布**　中华大蟾蜍生活在泥土中或栖居在石下、草间，夜出觅食。分布于东北、华北、华东、华中，以及陕西、甘肃、青海、四川、贵州等地。黑眶蟾蜍栖息于潮湿草丛，夜间或雨后常见。捕食多种有害昆虫和其他小动物。分布于浙江、江西、福建、台湾、湖南、广东、广西、四川、贵州、云南等地。多为野生品种。

**采收加工**　夏、秋二季捕捉蟾蜍，洗净，挤取耳后腺和皮肤腺的白色浆液，加工，干燥。

**性味归经**　辛，温；有毒。归心经。

**功效主治**　解毒，止痛，开窍醒神。用于痈疽疔疮，咽喉肿痛，中暑神昏，腹痛吐泻。

**用法用量**　0.015～0.03g，多入丸、散用。外用：适量。

**临床应用**　用于局部麻醉　将蟾酥溶于75%乙醇中制成1%～4%的酊剂，用消毒棉球蘸涂咽后壁、咽前后弓及扁桃体，共涂2次，涂药3～5分钟后行扁桃体切除术，每次用量相当于生药25～50mg。用蟾酥麻醉剂（由蟾酥5g、细辛、信石各4g、生草乌15g、樟脑1.5g，乙醇100ml，二甲基亚砜液10ml组成），以棉球蘸涂于拔牙部位，用于拔牙术的麻醉。

**使用注意**　孕妇慎用。

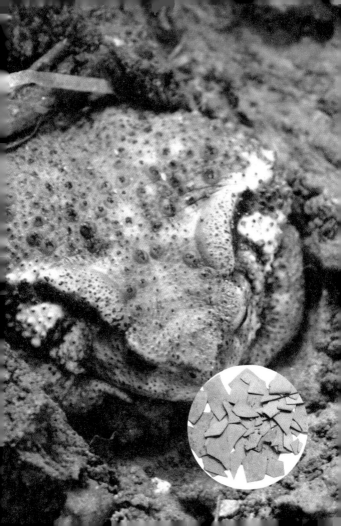

# 常山

**基　原**　本品为虎耳草科植物常山 *Dichroa febrifuga* Lour. 的干燥根。

**生境分布**　生长于林荫湿润山地，或栽培于林下。分布于四川、贵州、湖南、江西、湖北、云南、广东、广西等地。

**采收加工**　秋季采挖，除去须根，洗净，晒干。

**性味归经**　辛、苦，寒；有毒。归肺、心、肝经。

**功效主治**　涌吐痰涎，截疟。用于痰饮停聚，胸膈痞塞，疟疾。

**用法用量**　5～9g。

**临床应用**　**1.疟疾（对间日疟、三日疟有良好的抗疟作用，并有退热作用）**　常山6～9g。水煎候冷，于未发前服，连服4～5日。通常与半夏、柴胡各8g合用；又常与槟榔、草果、青皮、厚朴、陈皮、甘草各15g配伍，如截疟七宝饮；或与槟榔、乌梅、厚朴、草豆蔻、肉豆蔻、甘草各10g配伍，如常山饮，可于发作前一天晚上、发作前半日及前2小时各服1次；亦可制成注射液于发作前2小时肌注。**2.兰氏贾第鞭毛虫病**　常山3～9g。每日1剂，分2～3次服，连服7日。

**使用注意**　因能催吐，用量不宜过大，体虚者及孕妇不宜用。故治疟时，均应酒制，用量不宜大。

082　|　083　　中国道地药材速认速查小红书　　　　　**常山**

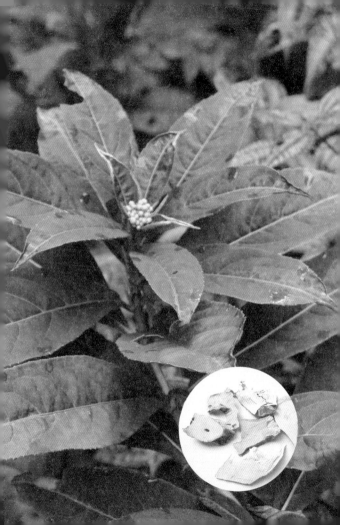

# 车前子

**基　　原**　本品为车前科植物车前 *Plantago asiatica* L. 或平车前 *Plantago depressa* Willd. 的干燥成熟种子。

**生境分布**　生长于山野、路旁、沟旁及河边。分布于全国各地。

**采收加工**　夏、秋二季种子成熟时采收果穗，晒干，搓出种子，除去杂质。

**性味归经**　甘，寒。归肝、肾、肺、小肠经。

**功效主治**　清热利尿通淋，渗湿止泻，明目，祛痰。用于热淋涩痛，淋浊带下，水肿胀满，暑湿泄泻，目赤肿痛，痰热咳嗽。

**用法用量**　9～15g，包煎。

**临床应用**　**1.原发性高血压**　车前子9～18g。水煎2次，每日当茶饮。经3～4个月治疗，50例中有48例有效。**2.上消化道出血**　车前子3g，大黄120g。煎为200ml，4～6次服，每4～6小时服1次，首次量加倍。结果：患者50例，3日治愈者32例，4日治愈者10例，6日治愈者7例，无效者1例，总有效率为98%。**3.急、慢性细菌性痢疾**　炒车前子2份，焦山楂1份。共研粉末，每次10g，每日3次，用温开水送服，服药期间忌油腻及生冷食物。结果：患者100例，治愈81例，显效13例，好转6例，有效率100%。**4.小儿单纯性消化不良**　把车前子炒焦研粉口服。4～12个月，每次0.5g，1～2岁，每次2.0g，每日3～4次。结果：患者63例，有效59例，无效4例。

**使用注意**　内伤劳倦、阳气下陷、肾虚精滑、内无湿热者慎服。

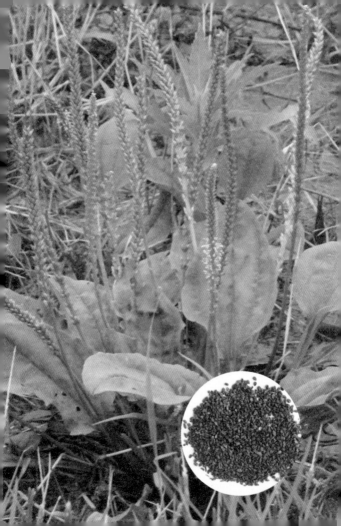

# 沉香

**基　　原**　本品为瑞香科植物白木香 *Aquilaria sinensis* (Lour.) Gilg 含有树脂的木材。

**生境分布**　生长于中海拔山地、丘陵地。分布于海南、广东、云南、台湾等地。

**采收加工**　全年均可采收，割取含树脂的木材，除去不含树脂的部分，阴干。

**性味归经**　辛、苦，微温。归脾、胃、肾经。

**功效主治**　行气止痛，温中止呕，纳气平喘。用于胸腹胀闷疼痛，胃寒呕吐呃逆，肾虚气逆喘急。

**用法用量**　1～5g，后下。

**临床应用**　1.呕吐、呃逆（对于脾胃虚寒者）　沉香、豆蔻、紫苏各适量。共研细末，柿蒂煎汤调下。2.婴儿乳滞（用于婴儿过伤乳滞，腹痛胀满，啼哭不止，或伤乳吐泻）　用沉香配伍党参、槟榔、乌药各适量，如《济生方》四磨饮。3.胸闷腹痛（用于胸腹气滞，胀闷作痛，烦闷不食，属于寒证者）　亦可用四磨饮，可试用于食管痉挛、胃痉挛等。用于寒邪较盛，手足厥冷，腹痛欲绝者，可配附子、丁香、麝香等各适量，增强温中止痛作用，可试用于心绞痛、肠系膜动脉栓塞等。

**使用注意**　阴虚火旺、气虚下陷者慎用。

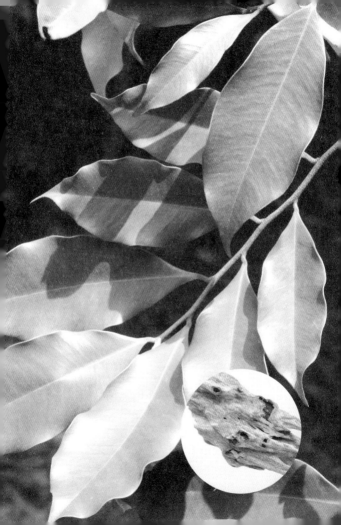

# 陈皮

**基　　原**　本品为芸香科植物橘 *Citrus reticulata* Blanco 及其栽培变种的干燥成熟果皮。药材分为"陈皮"和"广陈皮"。

**生境分布**　栽培于丘陵、低山地带、江河湖泊沿岸或平原。分布于广东、福建、四川、重庆、浙江、江西、湖南等地。其中以广东新会、四会、广州近郊产者质佳，以四川、重庆等地产量大。

**采收加工**　采摘成熟果实，剥取果皮，晒干或低温干燥。

**性味归经**　苦、辛，温。归肺、脾经。

**功效主治**　理气健脾，燥湿化痰。用于脘腹胀满，食少吐泻，咳嗽痰多。

**用法用量**　3～10g。

**临床应用**　**1.顽固性呃逆**　陈皮12g，赭石、磁石、生龙骨、牡蛎各30g，人参、木香各10g。水煎服。结果：患者300例，治愈196例，显效72例，好转28例，无效4例。**2.新生儿幽门痉挛**　以扩幽解痉汤（陈皮6g，蝉蜕9g，木香、砂仁、枳壳各15g，半夏、甘草各3g）。水煎服。结果：患者21例，服药48小时内止呕者19例，72小时内止呕者2例。**3.肠道易激综合征**　陈皮、防风、炙甘草各10g，党参、白术、茯苓、白芍各15g。水煎服。结果：患者87例，治愈62例，有效17例，无效8例。

**使用注意**　气虚体燥、阴虚燥咳、吐血及内有实热者慎服。

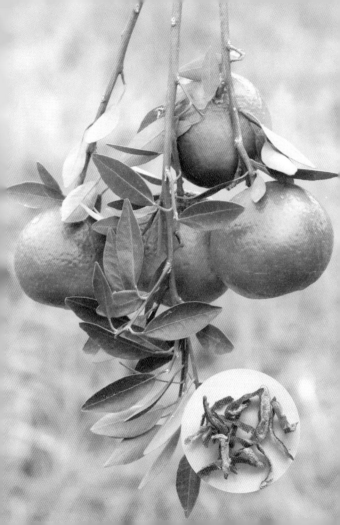

# 赤芍

**基　　原**　本品为毛茛科植物川赤芍 *Paeonia veitchii* Lynch或芍药 *Paeonia lactiflora* Pall. 的干燥根。

**生境分布**　生长于山坡林下草丛中及路旁。分布于内蒙古、四川及东北各地。

**采收加工**　春、秋二季采挖，除去根茎、须根及泥沙，晒干。

**性味归经**　苦，微寒。归肝经。

**功效主治**　清热凉血，散瘀止痛。用于热入营血，温毒发斑，吐血衄血，目赤肿痛，肝郁胁痛，经闭痛经，癥瘕腹痛，跌扑损伤，痈肿疮疡。

**用法用量**　6～12g。

**临床应用**　**1.冠状动脉粥样硬化性心脏病**　赤芍汤，每次40ml（含生药1g/ml），每日3次，5周为1个疗程，连服2个疗程可使心绞痛、心慌、胸闷等症状及心电图等有较明显改善，治疗125例，心绞痛缓解率为96％。1％赤芍注射液25ml加入生理盐水250ml内静滴，每日1次，10次为1个疗程，抗心绞痛有效率为76％，心电图改善率为32％。**2.肺源性心脏病**　用赤芍浸膏片6片（每片0.5g，含生药5g）。口服，每日3次，3个月为1个疗程。治疗肺源性心脏病代偿期患者，疗效满意。

**使用注意**　不宜与藜芦同用。

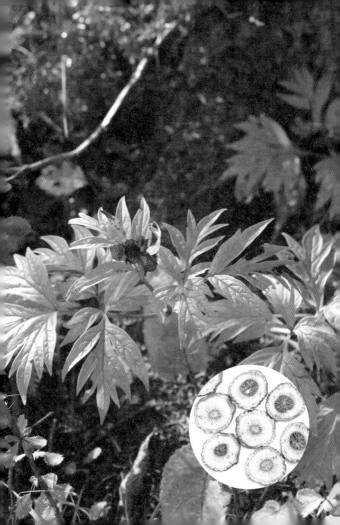

# 茺蔚子

**基　原**　本品为唇形科植物益母草 *Leonurus japonicus* Houtt. 的干燥成熟果实。

**生境分布**　生长于山野荒地、田埂、草地等。全国大部地区均产。

**采收加工**　秋季果实成熟时采割地上部分，晒干，打下果实，除去杂质。

**性味归经**　辛、苦，微寒。归心包、肝经。

**功效主治**　活血调经，清肝明目。用于月经不调，经闭痛经，目赤翳障，头晕胀痛。

**用法用量**　5～10g。

**临床应用**　**1.不孕症**　茺蔚子、丹参、枸杞子、墨旱莲、续断、女贞子、肉苁蓉、当归、何首乌、熟地黄、仙茅各10g，生龙骨、生牡蛎、菟丝子各15g，龟甲、刺猬皮（焙干）各30g为基础方。测基础体温，按月经周期不同阶段取子宫颈黏液，然后治疗按照周期不同阶段辨证用药。**2.面部肌肉痉挛**　茺蔚子20g，蜂房、地龙、僵蚕、当归各10g，白芍15g，白附子12g，煅石决明30g，生甘草6g。每日1剂，水煎2次分服。**3.偏头痛**　四物汤加茺蔚子20g，何首乌15g，吴茱萸10g。于疼痛发作时开始服药，3剂后疼痛可见减轻。

**使用注意**　瞳孔散大者慎用。

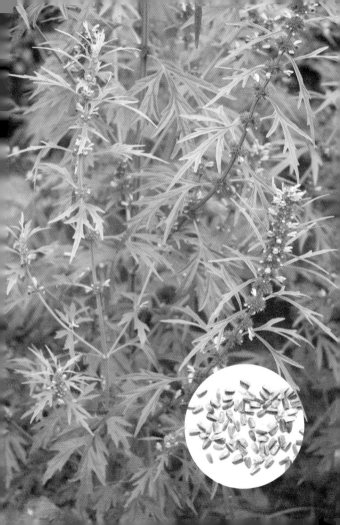

# 虫白蜡

**基　　原**　本品为介壳虫科昆虫白蜡虫 *Ericerus pela* (Chavannes) Guerin 的雄虫群栖于木犀科植物白蜡树 *Fraxinus chinensis* Roxb.、女贞 *Ligustrum lucidum* Ait. 或女贞属他种植物枝干上分泌的蜡，经精制而成。

**生境分布**　生长于白蜡树或女贞属植物上。分布湖南、四川、贵州、云南等地。以四川产量为最大。

**采收加工**　8～9月间为采蜡期，清晨用利刀将包有蜡质的树枝切下，放入沸水锅中煮之，虫体下沉，蜡质溶化而浮于水面，冷后凝结成块。取出后再加水加热熔化，过滤后凝固即成。取原药材，除去杂质，用时捣碎。

**性味归经**　甘，温。归肝、肺经。

**功效主治**　止血生肌，敛疮。用于创伤出血，疮口久溃不敛。

**用法用量**　3～6g。外用：适量。

**临床应用**　**疮疡**　本品敛疮生肌，外用内服均有效。治夏天一切暑疗，溃烂流水，可与滑石、轻粉、冰片、甘草各适量同用，如《疡科遗编》五宝散；治疮疡久溃不敛，可与合欢皮粉、儿茶各适量同用。

**使用注意**　常作为赋形剂，制丸、片的润滑剂。

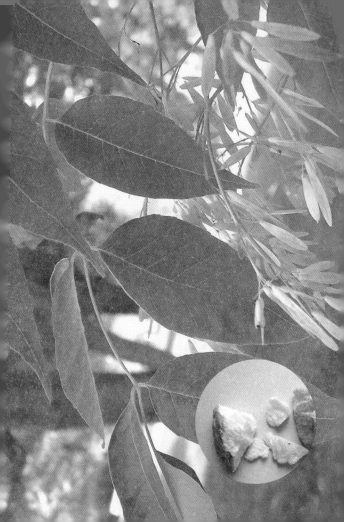

# 重楼

**基　原**　本品为百合科植物七叶一枝花 *Paris polyphylla* Smith var. chinensis (Franch.) Hara 或云南重楼 *Paris polyphylla* Smith var. yunnanensis (Franch.) Hand.-Mazz. 的干燥根茎。

**生境分布**　生长于林下阴湿处。我国分布甚广，南北均有，主产长江流域及南方各省（区）。

**采收加工**　秋季采挖，除去须根，洗净，晒干。

**性味归经**　苦，微寒；有小毒。归肝经。

**功效主治**　清热解毒，消肿止痛，凉肝定惊。用于疔疮痈肿，咽喉肿痛，蛇虫咬伤，跌扑伤痛，惊风抽搐。

**用法用量**　3～9g。外用：适量，研末调敷。

**临床应用**　**1.急性扁桃体炎**　对于火毒壅盛之咽喉肿痛，可单用本品煎服。**2.流行性乙型脑炎**　用于高热、抽搐或小儿惊风，用重楼研末，口服，每次0.6g，每日2次。或与钩藤、蝉蜕等各适量配伍，以增强定惊止痉作用。**3.外科感染**　治疗疮痈热毒、败血症、腮腺炎及乳腺炎，可用本品研末，醋调涂敷患处。或与黄连、金银花等各适量配伍，以增强抑菌、消炎、解毒的作用。**4.跌打外伤及出血**　内服、外用本品，以化瘀止血。**5.虫、蛇咬伤**　重楼15g，地龙3g。水煎服或研末醋调敷。

**使用注意**　虚证患者及妊娠者慎用。

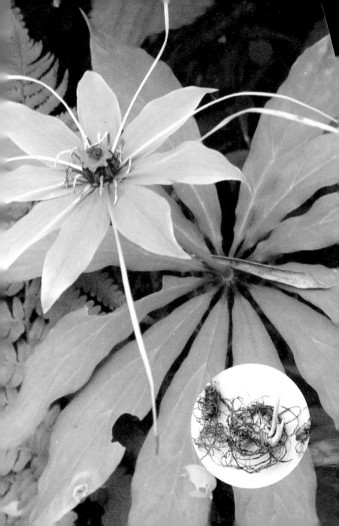

# 川贝母

**基　原**　本品为百合科植物川贝母 *Fritillaria cirrhosa* D.Don、暗紫贝母 *Fritillaria unibracteata* Hsiao et K.C.Hsia、甘肃贝母 *Fritillaria przewalskii* Maxim.、梭砂贝母 *Fritillaria delavayi* Franch.、太白贝母 *Fritillaria taipaiensis* P. Y. Li 或瓦布贝母 *Fritillaria unibracteata* Hsiao et K.C. Hsia var.wabuensis (S. Y. Tang et S. C. Yue) Z. D. Liu，S. Wang et S. C. Chen 的干燥鳞茎。按性状不同分别习称"松贝""青贝""炉贝"和"栽培品"。

**生境分布**　生长于高寒地区、土壤比较湿润的向阳山坡。分布于四川、云南、甘肃等地。以四川产量较大。以松贝为贝母之佳品。此外，分布于东北等地的平贝母的干燥鳞茎及分布于青海、新疆等地的伊贝母（新疆贝母或伊犁贝母）的干燥鳞茎，均作为川贝母入药。

**采收加工**　夏、秋二季或积雪融化时，采挖地下鳞茎，除去须根、粗皮及泥沙，晒干或低温干燥。

**性味归经**　苦、甘，微寒。归肺、心经。

**功效主治**　清热润肺，化痰止咳，散结消痈。用于肺热燥咳，干咳少痰，阴虚劳嗽，咳痰带血，瘰疬，乳痈，肺痈。

**用法用量**　3～10g；研末冲服，每次1～2g。

**临床应用**　**上呼吸道感染**　牛黄蛇胆川贝液用于上呼吸道感染，总有效率为95.42%，显效率为78.43%，有较好的镇咳祛痰作用。

**使用注意**　不宜与川乌、制川乌、草乌、制草乌、附子同用。

098　I　099　　中国道地药材速认速查小红书　　**川贝母**

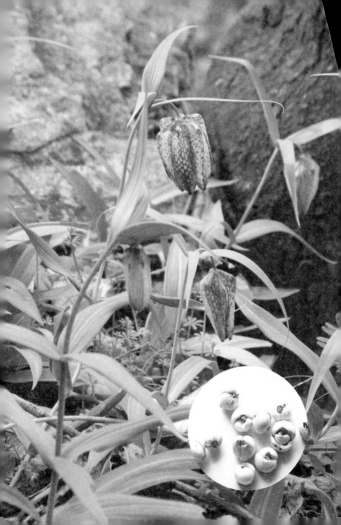

# 川楝子

**基　　原**　本品为楝科植物川楝 *Melia toosendan* Sieb. et Zucc. 的干燥成熟果实。

**生境分布**　生长于丘陵、田边；有栽培。我国南方各地均产，以四川产者为佳。

**采收加工**　冬季果实成熟时采收，除去杂质，干燥。

**性味归经**　苦，寒；有小毒。归肝、小肠、膀胱经。

**功效主治**　疏肝泄热，行气止痛，杀虫。用于肝郁化火，胸胁、脘腹胀痛，疝气疼痛，虫积腹痛。

**用法用量**　5～10g。外用：适量，研末调搽。

**临床应用**　**1.头癣**　苦楝子适量。烤黄研成细末，用熟猪油或凡士林调成50%油膏。用清水洗净疮痂，再用5%～10%明矾水洗1遍，擦干，涂油膏，每日1次，连续10日为1个疗程，一般连用2～3个疗程。**2.急性乳腺炎**　苦楝子适量。捣碎晒干，研细末。每次以苦楝子末15g，红糖100g，用黄酒或开水100～200ml冲服，每日1～2次，连服2～5次，治疗43例，其中初诊时未化脓者34例，服药2～4次，均在3日内治愈。**3.胸胁痛**　常配延胡索同用，如《素问病机气宜保命集》金铃子散，或配柴胡、郁金、白芍等同用；若兼血瘀者，可配三棱、莪术、乳香、没药同用，如《医学衷中参西录》金铃泻肝汤。

**使用注意**　本品有毒，不宜过量或持续服用。脾胃虚寒者慎用。

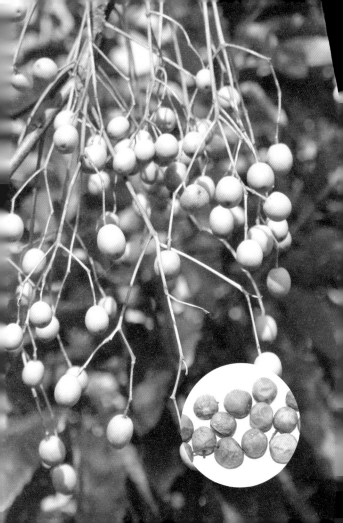

# 川木通

**基　　原**　本品为毛茛科植物小木通 *Clematis armandii* Franch. 或绣球藤 *Clematis montana* Buch.-Ham. 的干燥藤茎。

**生境分布**　生长于海拔1200～4000m的山坡上、山谷灌木丛中、林边或沟旁。分布于陕西南部、宁夏南部、甘肃南部、安徽、江西、福建北部、台湾、河南西部、湖北西部、湖南、四川、贵州、云南、西藏南部等地。

**采收加工**　春、秋二季采挖，除去粗皮，晒干，或趁鲜切成薄片，晒干。

**性味归经**　苦，寒。归心、小肠、膀胱经。

**功效主治**　利尿通淋，清心除烦，通经下乳。用于淋证，水肿，心烦尿赤，口舌生疮，经闭乳少，湿热痹痛。

**用法用量**　3～6g。

**临床应用**　1.膀胱湿热，小便短赤，淋沥涩痛等　川木通与车前子、滑石等各适量同用。水煎服。2.心火上炎，口舌生疮，或心火下移于小肠而致的心烦尿赤等　与生地黄、甘草、淡竹叶等各适量同用。水煎服。

**使用注意**　精滑遗尿、小便过多者及孕妇禁服。

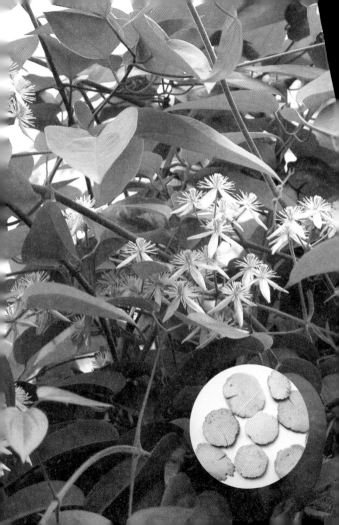

# 川木香

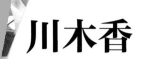

**基　　原**　本品为菊科植物川木香 *Vladimiria souliei* (Franch.) Ling 或灰毛川木香 *Vladimiria souliei* (Franch.) Ling var. cinerae Ling 的干燥根。

**生境分布**　生长于海拔3000m以上的高山草地。主产四川。

**采收加工**　秋季采挖，除去须根、泥沙及根头上的胶状物，干燥。

**性味归经**　辛、苦，温。归脾、胃、大肠、胆经。

**功效主治**　行气止痛。用于胸胁、脘腹胀痛，肠鸣腹泻，里急后重。

**用法用量**　3~9g。

**临床应用**　1.急腹症、胃脘刺痛及呕吐嗳气　川木香8g，余甘子5g，石榴子、西伯利亚紫堇各3g，豆蔻、荜茇各2g，白糖适量。共研细粉，冲服，每日2次。2.胆病、胃病、食积等　川木香8g，余甘子、石榴子、五脉绿绒蒿、矮紫堇、西伯利亚紫堇、胡兀鹫粪、信筒子、唐古特青兰各3g，荜茇、干姜、胡荽子、豆蔻各2g。共研细粉，冲服，每日2次。

**使用注意**　血虚精伤者不宜用。

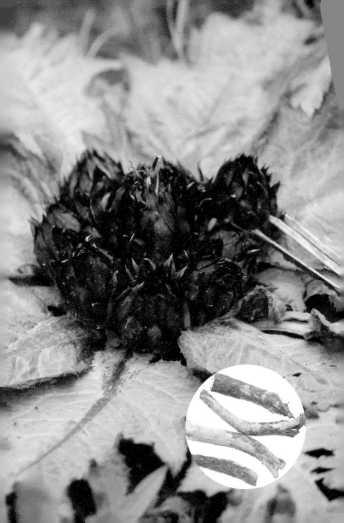

# 川牛膝

**基　原**　本品为苋科植物川牛膝 *Cyathula officinalis* Kuan 的干燥根。

**生境分布**　野生于林缘、草丛中或栽培。分布于四川。贵州、云南等地也产。

**采收加工**　秋、冬二季采挖，除去芦头、支根及须根，去净泥土，炕或晒至半干，堆放回润，再炕干或晒干。

**性味归经**　甘、微苦，平。归肝、肾经。

**功效主治**　逐瘀通经，通利关节，利尿通淋。用于血瘀经闭，癥瘕积聚，胞衣不下，跌扑损伤，风湿痹痛，足痿筋挛，尿血血淋。

**用法用量**　5～10g。

**临床应用**　**功能性子宫出血**　川牛膝30～45g。每日水煎，顿服或分2次服，一般连服2～4日。病程较长者，血止后应减量续服5～10日，以资巩固。合并子宫内膜炎配用抗生素。结果：患者18例，均治愈。服药最少2剂，最多9剂，一般服3剂即愈。随访3个月末复发。

**使用注意**　孕妇慎用。

**川牛膝**

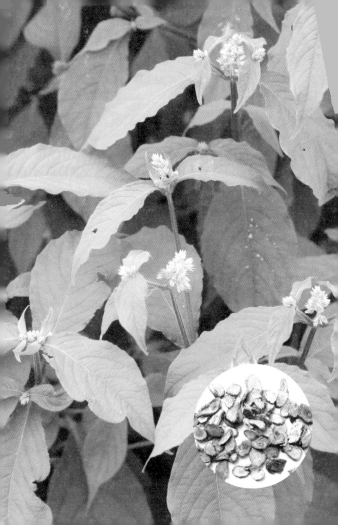

# 川射干

**基　原**　本品为鸢尾科植物鸢尾 *Iris tectorum* Maxim. 的干燥根茎。

**生境分布**　生长于林下、山脚及溪边的潮湿地。药材分布于广东、广西、四川，我国大部分地区有栽培。

**采收加工**　全年均可采挖。除去根及泥沙，干燥。

**性味归经**　苦，寒。归肺经。

**功效主治**　清热解毒，祛痰，利咽。用于热毒痰火郁结，咽喉肿痛，喉痹，痰涎壅盛，咳痰气喘。

**用法用量**　6～10g。

**临床应用**　**1.寒痰咳喘，痰多清稀**　川射干与麻黄、细辛、生姜、半夏各适量。水煎服。**2.外感风热，咽痛音哑**　川射干与荆芥、连翘、牛蒡子各适量。水煎服。**3.热毒痰火郁结，咽喉肿痛**　单用川射干煎服。

**使用注意**　病无实热，脾虚便溏者及孕妇禁服。

**川射干**

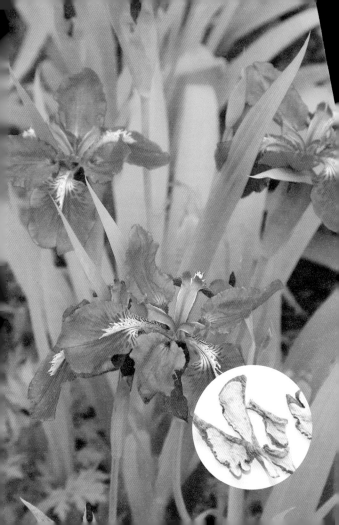

# 川乌

**基　　原**　本品为毛茛科植物乌头 *Aconitum carmichaelii* Debx. 的干燥母根。

**生境分布**　生长于山地草坡或灌木丛中。主要分布于四川、陕西等地。

**采收加工**　6月下旬至8月上旬采挖，除去子根、须根及泥沙，晒干。

**性味归经**　辛、苦，热；有大毒。归心、肝、肾、脾经。

**功效主治**　祛风除湿，温经止痛。用于风寒湿痹，关节疼痛，心腹冷痛，寒疝疼痛及麻醉止痛。

**用法用量**　一般炮制后用。

**临床应用**　风湿性关节炎、类风湿关节炎　川乌、草乌各80g，麻黄、干姜各60g，细辛、肉桂各40g，羌活、白芷各70g。上药共为细末，加60度白酒适量润湿，置于锅内炒热，做成药饼，趁热敷贴于患部，绷带固定，至局部或全身发热或微汗出为度，每次2～4小时，每日1～2次，3日后更换新药。

**使用注意**　生品内服宜慎。孕妇禁用；不宜与半夏、瓜蒌、瓜蒌子、瓜蒌皮、天花粉、川贝母、浙贝母、平贝母、伊贝母、湖北贝母、白蔹、白及同用。

川乌

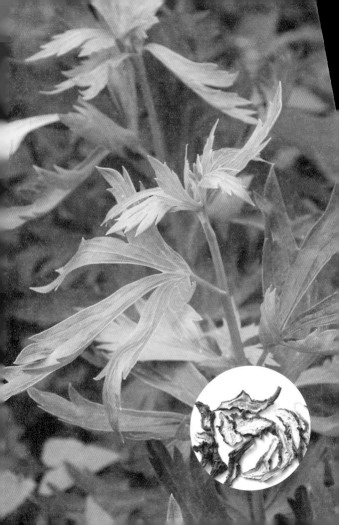

# 川芎

**基　　原**　本品为伞形科植物川芎 *Ligusticum chuanxiong* Hort. 的干燥根茎。

**生境分布**　生长于向阳山坡或半阳山的荒地或水地，以及土质肥沃、排水良好的沙壤土上。分布于四川省的灌县、崇庆、温江，栽培历史悠久，野生者较少，为道地药材。西南及北方大部地区也有栽培。

**采收加工**　夏季，当茎上的节盘显著突出，并略带紫色时采挖，除去泥沙，晒后烘干，再去须根。

**性味归经**　辛，温。归肝、胆、心包经。

**功效主治**　活血行气，祛风止痛。用于胸痹心痛，胸胁刺痛，跌打肿痛，月经不调，经闭痛经，癥瘕肿块，脘腹疼痛，头痛眩晕，风湿痹痛。

**用法用量**　3～10g。

**临床应用**　**1.内伤头痛**　采用川芎茶调散加蜈蚣或全蝎、僵蚕等。水煎服，每日1剂，分3次服。结果：患者19例，经治疗2～15日全部痊愈。**2.脑震荡**　川芎、当归、赤芍、石菖蒲各12g、朱茯苓、丹参各15g，钩藤、白芷各10g，薄荷6g，怀牛膝、生龙骨、生牡蛎各20g。水煎服，每日1剂。结果：患者10例，经10～40日治疗，痊愈8例，好转1例，无效1例。

**使用注意**　性偏温燥，且有升散作用，阴虚火旺、舌红津少口干者不宜应用，月经过多者也应慎用。

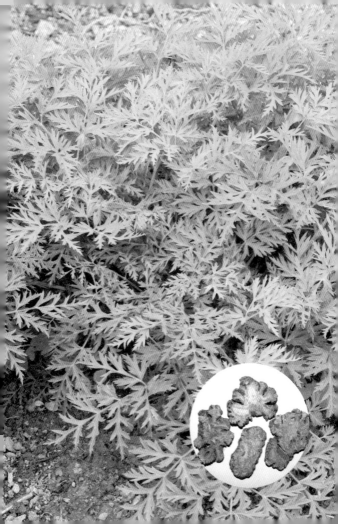

# 大黄

**基　原**　本品为蓼科植物掌叶大黄 *Rheum palmatum* L.、唐古特大黄 *Rheum tanguticum* Maxim.ex Balf. 或药用大黄 *Rheum officinale* Baill. 的干燥根和根茎。

**生境分布**　生长于山地林缘半阴湿的地方。主要分布于四川、甘肃、青海、西藏等地。

**采收加工**　秋末茎叶枯萎或次春发芽前采挖，除去细根，刮去外皮，切瓣或段，绳穿成串干燥或直接干燥。

**性味归经**　苦，寒。归脾、胃、大肠、肝、心包经。

**功效主治**　泻下攻积，清热泻火，凉血解毒，逐瘀通经，利湿退黄。用于实热积滞便秘，湿热痢疾，肠痈腹痛，黄疸尿赤，淋证，水肿，血热吐衄，目赤咽肿，痈肿疔疮，瘀血经闭，产后瘀阻，跌打损伤；外治烧烫伤。酒大黄善清上焦血分热毒，用于目赤咽肿，齿龈肿痛。熟大黄泻下力缓，泻火解毒，用于火毒疮疡。大黄炭凉血化瘀止血，用于血热有瘀出血症。

**用法用量**　3～15g；用于泻下不宜久煎。外用：适量，研末敷于患处。

**临床应用**　便秘　生大黄适量。煎煮15分钟，睡前服用，次晨可排出软便；外用大黄粉10g，酒调敷脐。治疗小儿便秘30例。结果：均有良好效果。

**使用注意**　孕妇及月经期、哺乳期妇女慎用。

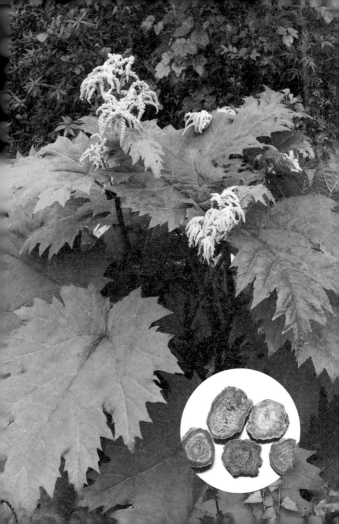

# 大青叶

**基　　原**　本品为十字花科植物菘蓝 *Isatis indigotica* Fort. 的干燥叶。

**生境分布**　生长于山地林缘较潮湿的地方。野生或栽培。分布于江苏、安徽、河北、河南、浙江等地。

**采收加工**　夏、秋二季分2～3次采收，除去杂质，晒干。

**性味归经**　苦，寒。归心、胃经。

**功效主治**　清热解毒，凉血消斑。用于温病高热神昏，发斑发疹，痄腮，喉痹，丹毒，痈肿。

**用法用量**　9～15g。

**临床应用**　**1.流行性乙型脑炎**　大青叶30g。煎取100ml。1岁以下每次10～20ml，1～5岁每次50ml，11～13岁每次80ml，每4小时服1次，一般退热后2～3日停药。结果：患者51例，疗效确切。**2.麻疹合并肺炎**　大青叶、蒲公英各等份。浓煎口服，每日3次，每次each周岁3～5ml。结果：患者150例，效果满意。**3.百日咳**　大青叶9g，龙胆6g，栀子3g，知母5g，白茅根、藕节、竹茹、前胡各6g。水煎60ml，每日服3次。此为6个月至1岁量，可随年龄大小酌情增减。结果：患者72例，全部治愈。一般症状3～5剂可愈，重者12～15剂可愈。

**使用注意**　脾胃虚寒者忌用。

116　I　117　中国道地药材速认速查小红书 **大青叶**

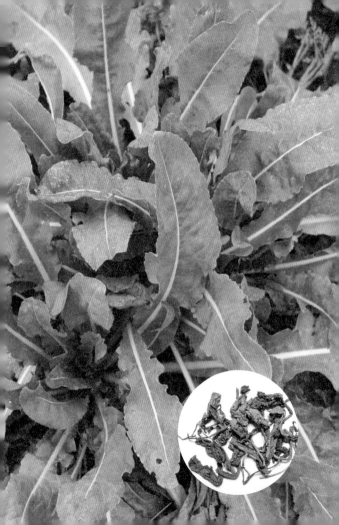

# 大枣

**基　原**　本品为鼠李科植物枣 *Ziziphus jujuba* Mill. 的干燥成熟果实。

**生境分布**　生长于海拔1700m以下的山区、丘陵或平原，全国各地均有栽培，分布于河南、河北、山东、陕西等地。

**采收加工**　秋季果实成熟时采收，晒干。

**性味归经**　甘，温。归脾、胃、心经。

**功效主治**　补中益气，养血安神。用于脾虚食少，乏力便溏，妇女脏躁。

**用法用量**　6～15g。

**临床应用**　1.慢性胃肠炎（用于食少泄泻，倦怠无力）　可与党参、白术各适量配伍。对脾胃虚寒者，可与生姜适量合用。2.癔病（对于精神失常，心烦不眠者）　大枣10枚，浮小麦60g，生甘草9g。水煎服，每日1剂。以抑制中枢神经。如《金匮要略》甘麦大枣汤。3.紫癜（治疗非血小板减少性紫癜：包括单纯性紫癜和过敏性紫癜）　持续大剂量单味服用，有较好疗效。可内服生大枣。每次10枚，每日3次，一般4～7日紫癜消退。4.高胆固醇血症　大枣15枚，鲜芹菜根10个。捣碎煎服，对降低胆固醇有一定效果。

**使用注意**　实热、湿热、痰热诸疾患者均不宜。

**大枣**

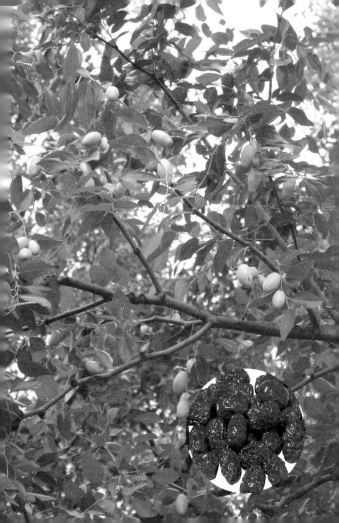

# 丹参

**基　　原**　本品为唇形科植物丹参 *Salvia miltiorrhiza* Bge. 的干燥根和根茎。

**生境分布**　生长于海拔120～1300m的山坡、林下草地或沟边。分布于辽宁、河北、山西、陕西、宁夏、甘肃、山东、江苏、安徽、浙江、福建、江西、河南、湖北、湖南、四川、贵州等地。

**采收加工**　春、秋二季采挖，除去泥沙，干燥。

**性味归经**　苦，微寒。归心、肝经。

**功效主治**　活血祛瘀，通经止痛，清心除烦，凉血消痈。用于胸痹心痛，胸胁刺痛，脘腹疼痛，癥瘕积聚，热痹疼痛，心烦不眠，月经不调，痛经经闭，疮疡肿痛。

**用法用量**　10～15g。

**临床应用**　1.抑制脑血栓形成　常以本品配合补阳还五汤加减应用。或用复方丹参注射液（丹参、降香）静滴。2.血栓闭塞性脉管炎　可与当归、川芎、乳香、没药、穿山甲、玄参等配伍。煎服或外敷。亦可服用丹参酒剂。3.弥散性血管内粥样硬化性凝血　用丹参注射液静滴，有良好疗效。4.冠状动脉心脏病心绞痛　常与降香、川芎、赤芍、红花等配伍。作煎剂、片剂或注射剂使用，能缓解心绞痛的发作。5.原发性高血压、高血压并发冠状动脉心脏病　用复方丹参注射液有一定疗效，给高血压危象患者静滴，可使血压明显降低。6.肺源性心脏病　静注丹参注射液，可改善血液流变性，降低右心负荷，加强心肌收缩力。

**使用注意**　不宜与藜芦同用。

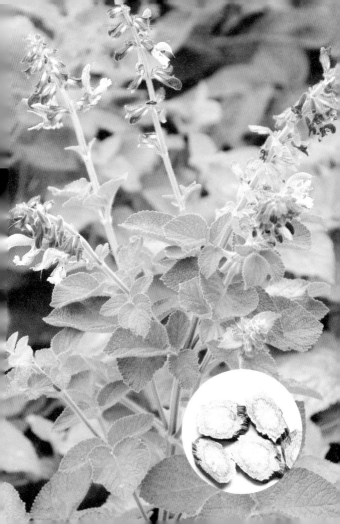

# 淡竹叶

**基　　原**　本品为禾本科植物淡竹叶 *Lophatherum gracile* Brongn. 的干燥茎叶。

**生境分布**　生长于林下或沟边阴湿处。分布于长江流域至南部各省（区）。

**采收加工**　夏季未抽花穗前采割，晒干，切段生用。

**性味归经**　甘、淡，寒。归心、胃、小肠经。

**功效主治**　清热泻火，除烦止渴，利尿通淋。用于热病烦渴，小便短赤涩痛，口舌生疮。

**用法用量**　6～10g。

**临床应用**　**1.急性感染引起的发热、烦渴、尿少**　可用本品 3～9g。煎汤代茶饮，临床有良效。治疗睑腺炎和匐行性角膜溃疡，用淡竹叶汁搽于患处，临床疗效较好。**2.小儿夏季热、一般发热（对心烦、口渴者）**　单用淡竹叶每日3～9g。水煎服。或与麦冬、党参、半夏、石膏、粳米、甘草各适量配伍，如竹叶石膏汤。**3.感冒（对咽喉疼痛者）**　可与菊花、薄荷同用。**4.尿路感染、结石（对小便赤涩、疼痛者）**　常与生地、木通、甘草梢同用，如导赤散。**5.糖尿病（对消谷善饥者）**　常与知母、天花粉各适量同用。或用竹叶石膏汤。

**使用注意**　虚寒证患者忌用。

　**淡竹叶**

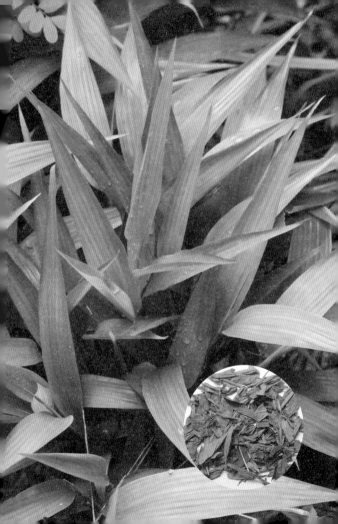

# 当归

**基　　原**　本品为伞形科植物当归 *Angelica sinensis* (Oliv.） Diels 的干燥根。

**生境分布**　生长于高寒多雨的山区；多栽培。分布于甘肃省岷县（古秦州），产量大质优。四川、云南、湖北、陕西、贵州等地有栽培。

**采收加工**　秋末采挖，除去须根及泥沙，待水分稍蒸发后捆成小把，用烟火慢慢熏干。

**性味归经**　甘、辛，温。归肝、心、脾经。

**功效主治**　补血活血，调经止痛，润肠通便。用于血虚萎黄，眩晕心悸，月经不调，经闭痛经，虚寒腹痛，风湿痹痛，跌扑损伤，痈疽疮疡，肠燥便秘。酒当归活血通经，用于经闭痛经，风湿痹痛，跌扑损伤。

**用法用量**　6~12g。

**临床应用**　**1.贫血（用于恶性贫血，头昏、目眩、心悸、疲倦、脉细等）**　常与熟地黄、白芍、川芎等各适量配伍，如四物汤。治疗血虚气弱，则常与党参、黄芪各适量配伍。**2.白细胞减少症**　可服本品煎剂，也可用当归生姜羊肉汤。

**使用注意**　本品味甘，滑肠、湿盛中满、大便溏泻者不宜。

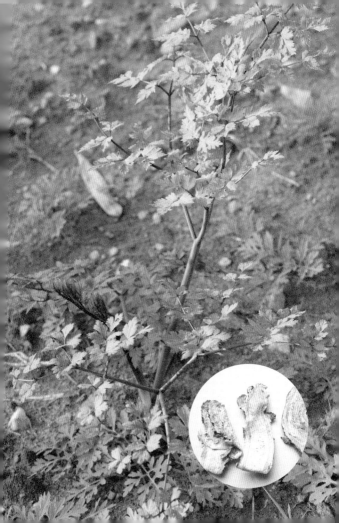

# 党参

**基  原**  本品为桔梗科植物党参 *Codonopsis pilosula* (Franch.) Nannf.、素花党参 *Codonopsis pilosula* Nannf. var. *modesta* (Nannf.) L. T. Shen 或川党参 *Codonopsis tangshen* Oliv. 的干燥根。

**生境分布**  生长于山地林边及灌木丛中。分布于山西、陕西、甘肃及东北等地。以山西产潞党参、东北产东党参、甘肃产的西党参品质俱佳。

**采收加工**  秋季采挖，洗净，晒干。

**性味归经**  甘，平。归脾、肺经。

**功效主治**  健脾益肺，养血生津。用于脾肺气虚，食少倦怠，咳嗽虚喘，气血不足，面色萎黄，心悸气短，津伤口渴，内热消渴。

**用法用量**  9～30g。

**临床应用**  **1.冠状动脉粥样硬化性心脏病**  益气注射液（由党参、黄芪、黄精组成）静滴治疗冠状动脉粥样硬化性心脏病，对心绞痛症状及心电图总有效率分别为76.19%和19.24%。**2.血液系统疾病**  单服或配伍用药，对贫血、白血病、血小板减少症均有一定疗效。

**使用注意**  不宜与藜芦同用。

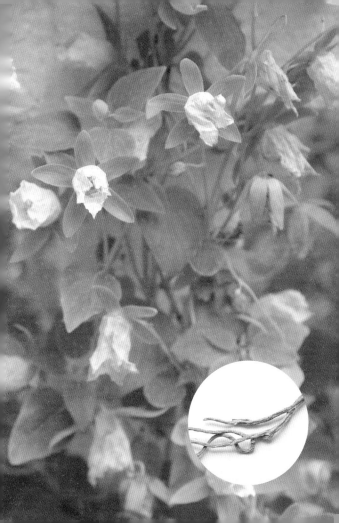

# 灯心草

**基　　原**　本品为灯心草科植物灯心草 *Juncus effusus* L. 的干燥茎髓。

**生境分布**　生长于池旁、河边、稻田旁、水沟边、草地上或沼泽湿处。分布于江苏、四川、云南等地。

**采收加工**　夏末至秋季割取茎，晒干，取出茎髓，理直，扎成小把。

**性味归经**　甘、淡，微寒。归心、肺、小肠经。

**功效主治**　清心火，利小便。用于心烦失眠，尿少涩痛，口舌生疮。

**用法用量**　1～3g。

**临床应用**　**1.胃肠型感冒**　选胸背反应点，常规消毒，用针柄压上，使之凹陷并将灯心草浸油点燃，迅速点血脉上，随即离开，点处有粟米状伤痕。治疗期间不要洗浴，预防感染。结果：患者150例，治愈147例，无效3例。147例治愈患者中，1次治愈者135例，2次治愈者12例。**2.流行性出血热急性肾衰竭**　除常规用药外，用灯心草茎髓15g。煮沸后冷却至温热取出，用纱布包裹敷于膀胱区，6～7小时换药1次。敷后6～8小时尿量增加，进入多尿期。结果：患者20例，有9例肾功能恢复正常，11例无效。

**使用注意**　气虚小便不禁者忌服。

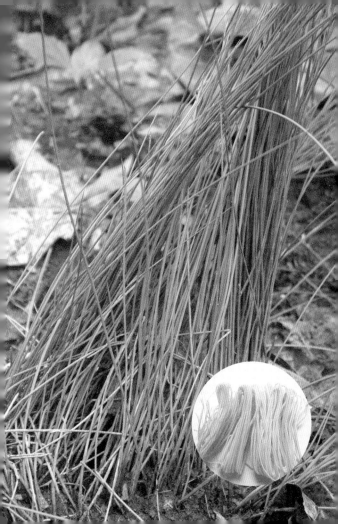

# 地肤子

DI FU ZI

**基　　原**　本品为藜科植物地肤 Kochia scoparia (L.) Schrad. 的干燥成熟果实。

**生境分布**　生长于山野荒地、田野、路旁，栽培于庭园。全国大部分地区有产。

**采收加工**　秋季果实成熟时采收植株，晒干，打下果实，除去杂质。

**性味归经**　辛、苦，寒。归肾、膀胱经。

**功效主治**　清热利湿，祛风止痒。用于小便涩痛，阴痒带下，风疹，湿疹，皮肤瘙痒。

**用法用量**　9～15g。外用：适量，煎汤熏洗。

**临床应用**　1.泌尿系感染（对于小便不利，淋漓涩痛，属下焦湿热者）　常与猪苓、通草、瞿麦等适量配伍。2.急性肾小球肾炎　地肤子15g，荆芥、紫苏叶、桑白皮、瞿麦、黄柏、车前子各9g，蝉蜕10只。水煎服，如复方地肤子汤。若病情较急，地肤子可增至30g；血尿较重者，可重用瞿麦；尿蛋白较多者，可重用紫苏叶、蝉蜕；尿中白细胞较多者，可加连翘适量，重用黄柏；管型较多者，可加石韦适量。每日1剂，水煎服，一般3～4日症状消失，可用至痊愈。

**使用注意**　不宜与螵蛸同用。

**地肤子**

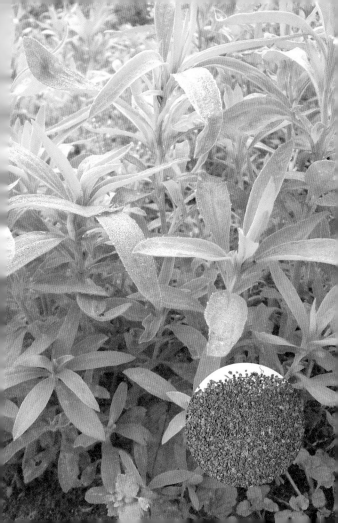

# 地骨皮

**基　原**　本品为茄科植物枸杞 *Lycium chinense* Mill. 或宁夏枸杞 *Lycium barbarum* L. 的干燥根皮。

**生境分布**　生长于田野或山坡向阳干燥处。主要分布于河北、河南、陕西、四川、江苏、浙江等地；有栽培。

**采收加工**　春初或秋后采挖根部，剥取根皮，晒干。

**性味归经**　甘，寒。归肺、肝、肾经。

**功效主治**　凉血除蒸，清肺降火。用于阴虚潮热，骨蒸盗汗，肺热咳嗽，咯血，衄血，内热消渴。

**用法用量**　9～15g。

**临床应用**　**1.低热，手足心热**　地骨皮、银柴胡各9g，鳖甲12g。水煎服，每日1剂。**2.急性气管炎、小儿肺炎（对于发热、咳嗽，属肺热者）**　常与桑白皮、粳米、甘草各适量配伍，如泻白散。对肺热咳嗽咯血者，可用地骨皮配黄芩、百合各15g，桑白皮9g，藕节30g。水煎服。**3.百日咳**　地骨皮、桑白皮各15g，青皮、陈皮各6g，甘草3g。水煎服。**4.肺结核（用于阴虚潮热，盗汗、咯血）**　常与知母、鳖甲、银柴胡、秦艽、贝母、当归各适量配伍，如《圣济总录》地骨皮汤；或地骨皮、百部各15g，银柴胡12g，知母、鳖甲各9g。水煎服。

**使用注意**　外感风寒发热及脾虚便溏者不宜用。

**地骨皮**

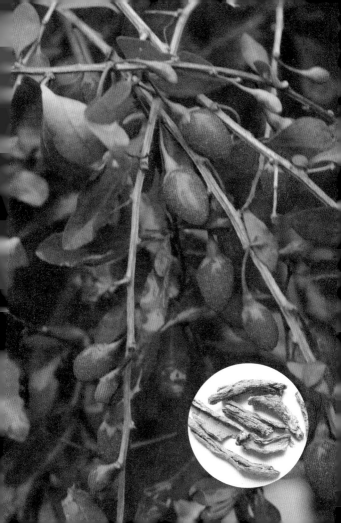

# 地黄

**基　　原**　本品为玄参科植物地黄 *Rehmannia glutinosa* Libosch. 的新鲜或干燥块根。

**生境分布**　喜温和气候及阳光充足之地，分布于我国河南、河北、东北及内蒙古，大部分地区有栽培。尤以河南产怀地黄为道地药材。

**采收加工**　秋季采挖，除去芦头、须根及泥沙，鲜用；或将地黄缓缓烘焙至约八成干。前者习称"鲜地黄"，后者习称"生地黄"。

**性味归经**　鲜地黄：甘、苦，寒。归心、肝、肾经。生地黄：甘，寒。归心、肝、肾经。

**功效主治**　鲜地黄：清热生津，凉血，止血。用于热病伤阴，舌绛烦渴，温毒发斑，吐血，衄血，喉痹，咽喉肿痛。生地黄：清热凉血，养阴生津。用于热入营血，温毒发斑，吐血衄血，热病伤阴，舌绛烦渴，津伤便秘，阴虚发热，骨蒸劳热，内热消渴。

**用法用量**　鲜地黄：12～30g。生地黄：10～15g，煎服。

**临床应用**　**1.银屑病**　50%熟地黄注射液肌注。每次2～4ml，每日或隔日1次，临床总有效率为75.6%。**2.糖尿病**　黄连地黄汤治疗2型糖尿病，总有效率76.6%。该方能显著改善糖尿病临床症状，对糖尿病多种并发症也有一定的疗效。

**使用注意**　本品性寒滞腻，脾虚腹满便溏及胸闷食少者不宜用。

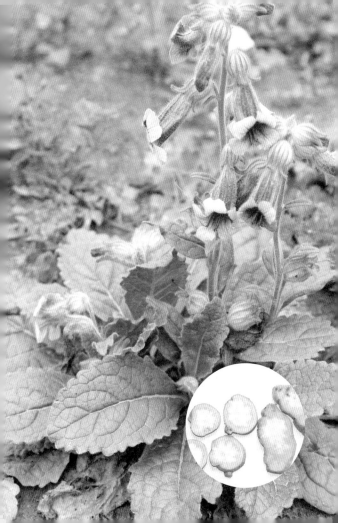

# 地龙

**基　　原**　本品为钜蚓科动物参环毛蚓 *Pheretima aspergillum* (E. Perrier)、通俗环毛蚓 *Pheretima vulgaris* Chen、威廉环毛蚓 *Pheretima guillelmi* (Michaelsen) 或栉盲环毛蚓 *Pheretima pectinifera* Michaelsen 的干燥体。前一种习称"广地龙"，后3种习称"沪地龙"。

**生境分布**　广地龙：生长于潮湿、疏松的泥土中，行动迟缓，主要分布于广东、广西、福建等地。沪地龙：生活于潮湿多有机物处，主要分布于上海一带。

**采收加工**　广地龙春季至秋季捕捉，沪地龙夏季捕捉，及时剖开腹部，除去内脏及泥沙，洗净，晒干或低温干燥。

**性味归经**　咸，寒。归肝、脾、膀胱经。

**功效主治**　清热定惊，通络，平喘，利尿。用于高热神昏，惊厥抽搐，癫痫，关节痹痛，肢体麻木，半身不遂，肺热喘咳，水肿尿少。

**用法用量**　5～10g。

**临床应用**　**1.膀胱结石**　活蚯蚓30条。洗净，文火焙干，研末，加白糖250g，早起1次顿服。**2.百日咳**　地龙2～6g，全蝎0.3～1g，百部、僵蚕各3～6g，蝉蜕3～4g，甘草3g。每日1剂，水煎服。**3.高血压**　地龙酊口服对原发性高血压有较好疗效。

**使用注意**　脾胃素虚及血虚无瘀或出血者慎服。地龙有毒，有溶血作用，内服过量可产生毒副反应。

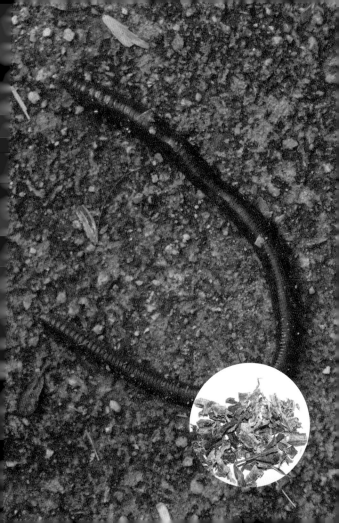

# 地榆

**基　原**　本品为蔷薇科植物地榆 *Sanguisorba officinalis* L.或长叶地榆 *Sanguisorba officinalis* L. var. *longifolia* (Bert.) Yü et Li 的干燥根，后者习称"绵地榆"。

**生境分布**　生长于山地的灌木丛、山坡、草原或田边。全国均产，以浙江、江苏、山东、安徽、河北等地产量多。

**采收加工**　春季将发芽时或秋季植株枯萎后采挖，除去须根，洗净，干燥；或趁鲜切片，干燥。

**性味归经**　苦、酸、涩，微寒。归肝、大肠经。

**功效主治**　凉血止血，解毒敛疮。用于便血，痔血，血痢，崩漏，水火烫伤，痈肿疮毒。

**用法用量**　9～15g。外用：适量，研末涂敷患处。

**临床应用**　**1.痔疮出血、便血**　单用或用醋煎服即有效，亦可与槐花同用。**2.功能性子宫出血、月经过多**　地榆45g。醋、水各半煎服，每日1剂。或用本品配大、小蓟各15g，荆芥炭9g；或用地榆配白头翁各等量。水煎服。

**使用注意**　本品酸涩性凉，虚寒性出血及出血挟瘀者慎服。大面积烧、烫伤，不宜大量以地榆外涂，以免引起药物性肝炎。

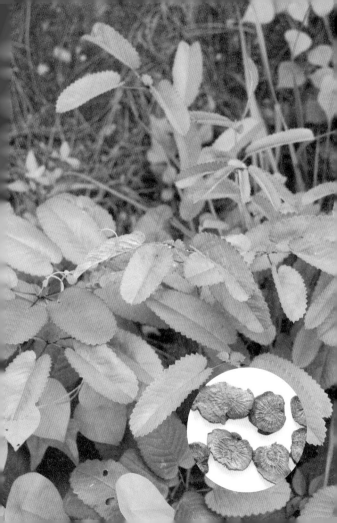

# 丁香

**基　原**　本品为桃金娘科植物丁香 *Eugenia caryophyllata* Thunb. 的干燥花蕾。

**生境分布**　生长于路边、草坪或向阳坡地或与其他花木搭配栽植在林缘。主要分布于坦桑尼亚、马来西亚、印度尼西亚，我国海南省也有栽培。

**采收加工**　当花蕾由绿转红时采收，晒干。

**性味归经**　辛，温。归脾、胃、肺、肾经。

**功效主治**　温中降逆，补肾助阳。用于脾胃虚寒，呃逆呕吐，食少吐泻，心腹冷痛，肾虚阳痿。

**用法用量**　1～3g，内服或研末外敷。

**临床应用**　**1.消化不良、急性胃肠炎而有腹痛及吐泻者**　丁香、砂仁、白术、党参、陈皮、生姜各适量。水煎服。**2.慢性胃炎呕吐**　丁香柿蒂汤（《证因脉治》）：丁香、柿蒂各3g，党参12g，生姜6g。水煎服。**3.呃逆**　用呃畏一二汤：丁香5g，柿蒂5个，旋覆花（包煎）、郁金各10g，赭石（包煎）15g。水煎服。结果：患者32例，均获显效。**4.妊娠剧吐**　丁香15g，半夏20g。共研为细末，以生姜30g煎浓汁调成糊状，取适量涂敷脐部并用胶布固定。1日后呕吐渐止，再敷3日纳食如常。

**使用注意**　不宜与郁金同用。

140 | 141　中国道地药材速认速查小红书　　　　丁香

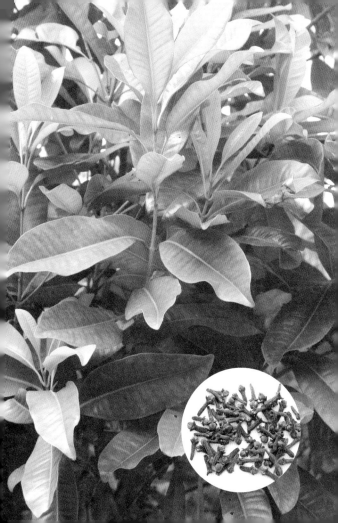

# 冬虫夏草

DONG CHONG
XIA CAO

**基　　原**　本品为麦角菌科真菌冬虫夏草菌 *Cordyceps sinensis* (BerK.) Sacc. 寄生在蝙蝠蛾科昆虫幼虫上的子座及幼虫尸体的干燥复合体。

**生境分布**　生长于海拔3000～4500m的高山草甸区。分布于四川、青海、西藏等地，云南、甘肃、贵州也有。

**采收加工**　夏初子座出土，孢子未发散时挖取，晒六七成干，除去似纤维状的附着物及杂质，晒干或低温干燥。

**性味归经**　甘，平。归肺、肾经。

**功效主治**　补肾益肺，止血化痰。用于肾虚精亏，阳痿遗精，腰膝酸痛，久咳虚喘，劳嗽咯血。

**用法用量**　3～9g。

**临床应用**　**1.性功能低下症**　冬虫夏草治疗38例，有效率为31.57%。**2.肾衰竭**　冬虫夏草6g。每日分3次吞服，治疗慢性肾衰竭患者30例，有较好的疗效。**3.慢性乙型病毒性肝炎**　冬虫夏草（心肝宝）胶囊。每次6～8粒，每日3次，疗程1～3个月。结果：治疗慢性迁延性肝炎100例，有效率33%；治疗慢性活动发表直炎25例，有效率52%。**4.心律失常**　冬虫夏草（心肝宝）胶囊。每次6粒，每日3次，4周为1个疗程。结果：52例，总有效率为79%，其中对室性早搏有效率为85%，对房性期前收缩有效率为78%。

**使用注意**　有表邪者慎用。

**冬虫夏草**

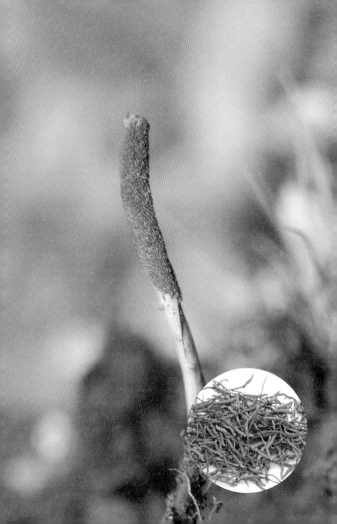

# 冬葵果

**基　原**　本品系蒙古族习用药材。为锦葵科植物冬葵 *Malva verticillata* L. 的干燥成熟果实。

**生境分布**　我国西南及河北、甘肃、江西、湖北、湖南等地种植。

**采收加工**　夏、秋二季果实成熟时采收，除去杂质，阴干。

**性味归经**　甘、涩，凉。

**功效主治**　清热利尿，消肿。用于尿闭，水肿，口渴，尿路感染。

**用法用量**　3～9g。

**临床应用**　**1.热性水肿**　六味栀子汤（《蒙医传统验方》）：冬葵果、栀子、水金凤、甘草、胡菱子、宽苞棘豆各9g。本方性凉，为热性水肿之专方。方中以清血热药栀子为主，配以止咳解毒药甘草，利尿消肿药冬葵果、宽苞棘豆及水金凤，胡菱子以清巴达干热，为之佐使。故本方具备清热解毒，利水消肿之功，对一切热性水肿均有良效。**2.湿热下注，小便热痛**　三味蓣藜散：冬葵果、方海各150g，蓣藜250g。以上3味，粉碎成粗粉，过筛，混匀，即得。水煎服，每次3～4.5g，每日2～3次。

**使用注意**　脾虚肠滑者禁服，孕妇慎服。

**冬葵果**

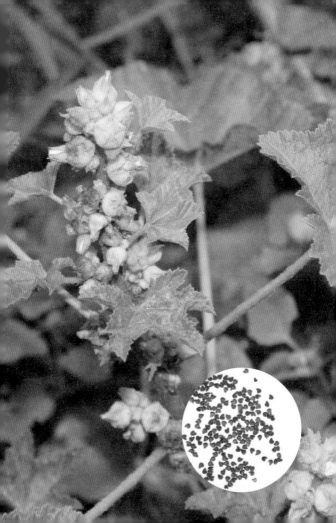

# 豆蔻

**基　　原**　本品为姜科植物白豆蔻 *Amomum kravanh* Pierre ex Gagnep. 或爪哇白豆蔻 *Amomum compactum* Soland ex Maton 的干燥成熟果实。按产地不同分为"原豆蔻"和"印尼白蔻"。

**生境分布**　生长于山沟阴湿处，我国多栽培于树荫下。海南、云南、广西有栽培。原分布于印度尼西亚。

**采收加工**　秋季果实成熟时采收，用时除去果皮，取种子打碎。

**性味归经**　辛，温。归肺、脾、胃经。

**功效主治**　化湿行气，温中止呕，开胃消食。用于湿浊中阻，不思饮食，湿温初起，胸闷不饥，寒湿呕逆，胸腹胀痛，食积不消。

**用法用量**　3～6g，后下。

**临床应用**　**胃肠炎、消化不良（对于胸腹满闷，不思饮食，证属湿阻中焦者）**　多与砂仁、厚朴、陈皮等药各适量同用。对于反胃呕吐者，配用藿香、制半夏、陈皮各适量；或单用为末服，均有效。对于小儿胃寒吐乳，可配砂仁、甘草各适量。共研细末，常掺口中。对于消化不良，口臭，可用本品1g，分数次含于口中，缓缓咀嚼，既助消化，又除口臭。用于胃肠炎，证属湿热者，亦可用本品配薏苡仁、茯苓、通草、杏仁、滑石、淡竹叶、厚朴、半夏各适量，如《温病条辨》三仁汤。

**使用注意**　阴虚血燥者禁服。

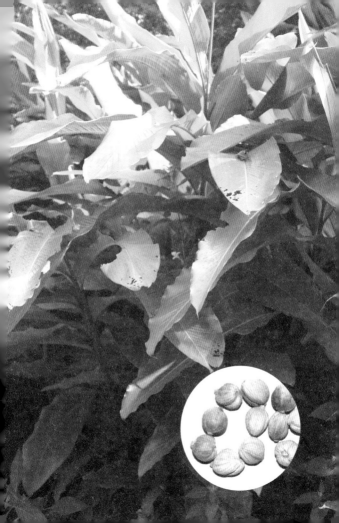

# 独活

**基　原**　本品为伞形科植物重齿毛当归 *Angelica pubescens* Maxim. f. biserrata Shan et Yuan 的干燥根。

**生境分布**　生长于山谷沟边或草丛中，有栽培。主要分布于湖北、四川等地。

**采收加工**　春初苗刚发芽或秋末茎叶枯萎时采挖，除去须根和泥沙，烘至半干，堆置2～3日，发软后再烘至全干。

**性味归经**　辛、苦，微温。归肾、膀胱经。

**功效主治**　祛风除湿，通痹止痛。用于风寒湿痹，腰膝疼痛，少阴伏风头痛，风寒挟湿头痛。

**用法用量**　3～10g。

**临床应用**　1.风湿性关节炎　常配伍桑寄生、防风治疗风湿性关节炎，用独活寄生汤加减治疗风湿性关节炎52例，总有效率为96%。2.坐骨神经痛和三叉神经痛　独活寄生汤及其加减方治疗坐骨神经痛32例，取得显著疗效，有效率为96.7%。循经按摩配合独活寄生汤可治疗三叉神经痛。3.腰椎间盘突出症及腰椎骨质疏松症　配用川乌、草乌、五加皮熬制成膏，外敷。治疗66例，骨质增生患者，有效率为86.4%。4.慢性支气管炎　独活、红糖各适量。水煎服，治疗慢性支气管炎422例，有镇咳平喘作用，总有效率66.8%。

**使用注意**　本品辛温燥散，凡非风寒湿邪而属气血不足之痹症患者当忌用。

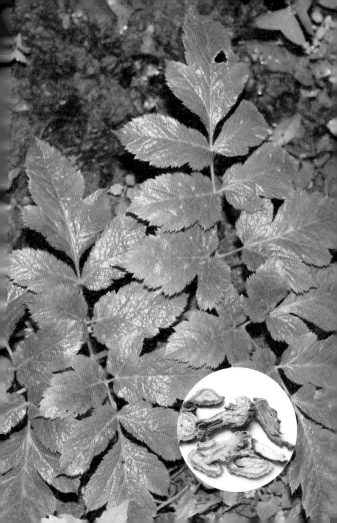

# 独一味

**基　　原**　本品系藏族习用药材。为唇形种植物独一味 *Lamiophlomis rotata* (Benth.) Kudo. 的干燥地上部分。

**生境分布**　生长于高山强度风化的碎石滩中或高山草地。分布于西藏、四川、甘肃等高原地区。

**采收加工**　秋季花果期采割，洗净，晒干。

**性味归经**　甘、苦，平。归肝经。

**功效主治**　活血止血，祛风止痛。用于跌打损伤，外伤出血，风湿痹痛，黄水病。

**用法用量**　2~3g。

**临床应用**　**1.上环后出血**　独一味适量。口服，每次3片，每日3次，7日为1个疗程。**2.瘀血性头痛**　独一味胶囊适量。每次3粒，每日3次，连用10日。

**使用注意**　无滞者及孕妇勿服。

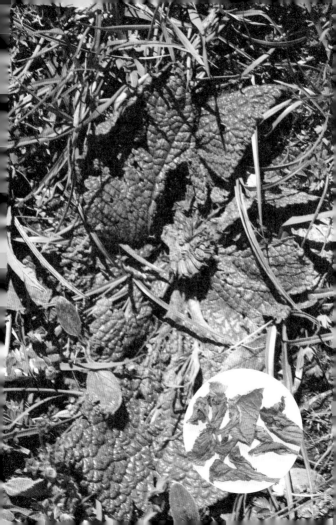

# 杜仲

**基　原**　本品为杜仲科植物杜仲 *Eucommia ulmoides* Oliv. 的干燥树皮。

**生境分布**　生长于山地林中或栽培。分布于四川大巴山区、陕西、贵州、河南伏牛山区、湖南湘西土家族苗族自治州、常德、湖北恩施。此外，广西、浙江、甘肃也产。

**采收加工**　4~6月剥取，剥去粗皮，堆置"发汗"至内皮呈紫褐色，晒干。

**性味归经**　甘，温。归肝、肾经。

**功效主治**　补肝肾，强筋骨，安胎。用于肝肾不足，腰膝酸痛，筋骨无力，头晕目眩，妊娠漏血，胎动不安。

**用法用量**　6~10g。

**临床应用**　**原发性高血压**　用10%杜仲酊剂。每次30ml，每日3次，饭后服。或以杜仲配益母草各47g，黄芩、钩藤、夏枯草各28g。制成片剂，口服，每次5片，每日3次，如杜仲降压片。对于肝肾两虚、头昏耳鸣、腰酸、夜间多尿者，可与淫羊藿、制何首乌、桑寄生等各适量配伍；或用杜仲9g，配伍枸杞子、牛膝各12g，水煎服，有较好的降压作用。对于头晕目眩者，亦可用杜仲12g，配伍桑寄生15g，生牡蛎18g，菊花、枸杞子各9g。水煎服。

**使用注意**　阴虚火旺者慎用。

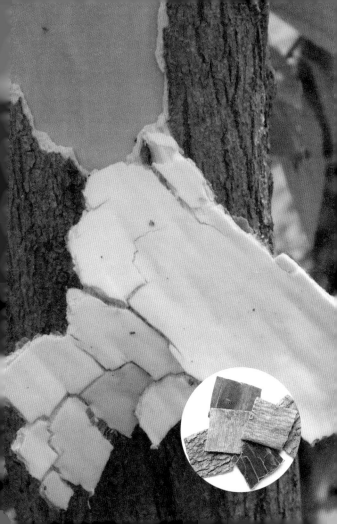

# 阿胶

E JIAO

**基　原**　本品为马科动物驴 *Equus asinus* L. 的干燥皮或鲜皮经煎煮、浓缩而制成的固体胶。

**生境分布**　分布于山东的东阿市、浙江。上海、北京、天津、武汉、沈阳、河南禹州等地也产。

**采收加工**　将驴皮漂泡去毛，切块洗净，分次水煎，滤过，合并滤液，浓缩（或加适量黄酒，冰糖，豆油）至稠膏状，冷凝，切块，晾干即得。

**性味归经**　甘，平。归肺、肝、肾经。

**功效主治**　补血滋阴，润燥，止血。用于血虚萎黄，眩晕心悸，肌痿无力，心烦不眠，虚风内动，肺燥咳嗽，劳嗽咯血，吐血尿血，便血崩漏，妊娠胎漏。

**用法用量**　3～9g，烊化兑服。

**临床应用**　1.贫血　阿胶补浆（由阿胶、人参、熟地黄、党参、山楂组成）对失血性贫血和白细胞减少症有明显效果，并能增强骨髓造血功能，保护干细胞免受毒害。2.白细胞减少症　与鸡血藤、丹参、枸杞子、党参同用；或用"TO5"注射液（含鸡血藤、当归、阿胶，按10：5：1组成）肌注，均有升白作用。

**使用注意**　脾胃虚弱、食少便溏者不宜。

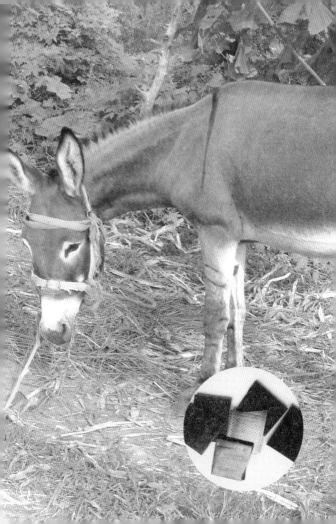

# 莪术

**基　　原**　本品为姜科植物蓬莪术 *Curcuma phaeocaulis* Val.、广西莪术 *Curcuma Kwangsiensis* S. G.Lee et C. F. Liang 或温郁金 *Curcuma wenyujin* Y. H. Chen et C. Ling 的干燥根茎。

**生境分布**　野生于山谷、溪旁及林边等阴湿处。分布于四川、广西、浙江等地。

**采收加工**　冬季茎叶枯萎后采挖，洗净，蒸或煮至透心，晒干或低温干燥后除去须根及杂质。

**性味归经**　辛、苦，温。归肝、脾经。

**功效主治**　行气破血，消积止痛。用于癥瘕痞块，瘀血经闭，胸痹心痛，食积胀痛。

**用法用量**　6～9g。

**临床应用**　**1.皮肤癌**　可用本品乳剂或挥发油软膏涂搽。**2.肝硬化腹水**　莪术、三棱、川厚朴各6g，鳖甲、瞿麦、小蓟各30g，车前子20g，茯苓、大腹皮各12g，泽泻18g，赤芍10g，桃仁9g，葫芦半个。水煎服，每日1剂。**3.门脉性肝硬化（合并脾功能亢进）**　莪术、川芎、炒三棱、炒桃仁、土鳖虫各9g，当归15g，丹参30g，柴胡、陈皮各12g。水煎服，每日1剂。

**使用注意**　孕妇禁用。

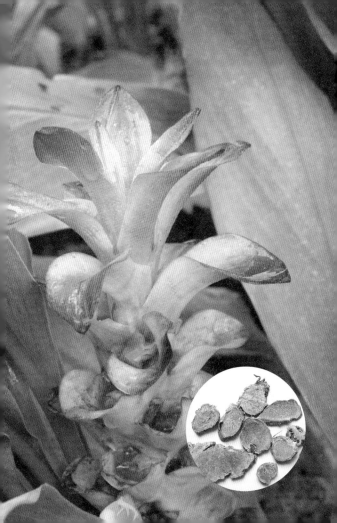

# 儿茶

**基　原**　本品为豆科植物儿茶 *Acacia catechu* (L.f.) Willd. 的去皮枝、干的干燥煎膏。

**生境分布**　生长于向阳坡地。分布于云南西双版纳傣族自治州，广西等地也有栽培。

**采收加工**　冬季采收枝、干，除去外皮，砍成大块，加水煎煮，浓缩，干燥。

**性味归经**　苦、涩，微寒。归肺、心经。

**功效主治**　活血止痛，止血生肌，收湿敛疮，清肺化痰。用于跌扑伤痛，外伤出血，疮疡不敛，吐血衄血，湿疹、湿疮，肺热咳嗽。

**用法用量**　1～3g，包煎；多入丸、散剂。外用：适量。

**临床应用**　**1.小儿消化不良**　用儿茶适量研碎口服，1岁左右0.15g，2岁以上0.2g，每日3次；或按每日每千克体重20～50mg计算，分3～4次口服，3～7日为1个疗程。同时配合输液以纠正脱水及酸中毒。治疗中毒性及单纯性消化不良共计3000余例，有效率在90%以上。**2.子宫颈炎**　儿茶适量。碾成粉末，均匀撒布于炎症溃疡面，每日1次。有效者用4～5次即可痊愈。

**使用注意**　寒湿之证患者忌用。

儿茶

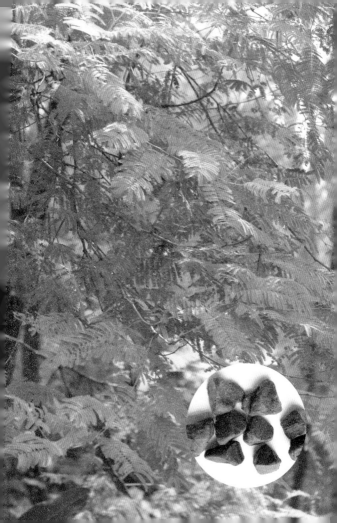

# 番泻叶

**基　原**　本品为豆科植物狭叶番泻 *Cassia angustifolia* Vahl 或尖叶番泻 *Cassia acutifolia* Delile 的干燥小叶。

**生境分布**　狭叶番泻分布于热带，东非洲的近海及岛屿上，阿拉伯南部及印度西北部、南部均有。

**采收加工**　生长盛期选晴天采下叶片片，及时摊晒，经常翻动，晒时勿堆积过厚，免使叶色变黄，晒至干燥；或用40～50℃烘干，按叶片大小和品质优劣分级，打包。

**性味归经**　甘、苦，寒。归大肠经。

**功效主治**　泄热行滞，通便，利水。用于热结积滞，便秘腹痛，水肿胀满。

**用法用量**　2～6g，后下，或开水泡服。

**临床应用**　**1.便秘（治疗热结便秘，产褥期便秘，腹部胀满）**　可单用番泻叶2.5g。在150ml开水中浸泡3～5分钟后饮用；如便秘时间过久，可隔10分钟后再将叶渣同样浸饮1次。或口服番泻叶浸膏，即番泻叶2kg加水6kg，小火慢煎沸半小时后取滤液，再加水慢煎复取滤液，两次滤液混合，水分浓缩至2000ml，加入适量食糖，低温贮存，每次口服20～40ml。亦可与枳实、厚朴等药各适量同用，以增强泻下除满之作用。**2.胃弱消化不良、便秘腹膨胀，胸闷**　番泻叶、橘皮各3g，生大黄1g，黄连、丁香各2g。沸开水温浸2小时，去渣滤过，每日3次分服。

**使用注意**　孕妇慎用。

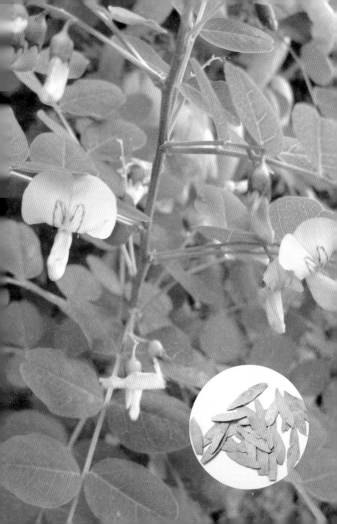

# 防风

**基　原**　本品为伞形科植物防风 *Saposhnikovia divaricata* (Turcz.) Schischk 的干燥根。

**生境分布**　生长于丘陵地带山坡草丛中或田边、路旁，高山中、下部。分布于黑龙江、吉林、辽宁、内蒙古、河北、山西、河南等地。

**采收加工**　春、秋二季采挖未抽花茎植株的根，除去须根和泥沙，晒干。

**性味归经**　辛、甘，微温。归膀胱、肝、脾经。

**功效主治**　祛风解表，胜湿止痛，止痉。用于感冒头痛，风湿痹痛，风疹瘙痒，破伤风。

**用法用量**　5~10g。

**临床应用**　1.感冒（对于发热恶寒、头痛身痛，证属风寒者）　常与荆芥、羌活等药各适量同用。对于发热咽痛、目赤、头痛，证属风热者，常与荆芥、薄荷、连翘等药各适量同用。
2.风湿性关节炎、类风湿关节炎、肌炎、肩关节周围炎（对于营卫两虚、风湿痹着，身体疼痛，项背拘急，肩肘痹痛，举动不便，手足麻木等）　常与羌活、姜黄、当归、黄芪、赤芍、防风、生姜、炙甘草各适量配用，如蠲蜀痹汤。

**使用注意**　血虚发痉及阴虚火旺者禁服。

**防风**

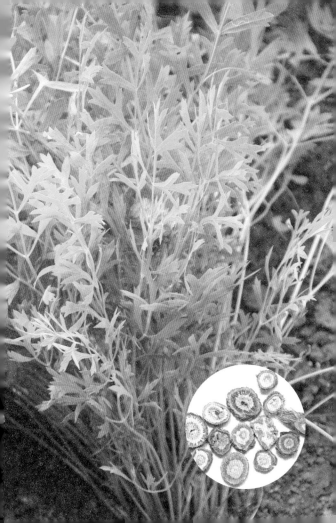

# 防己

**基　原**　本品为防己科植物粉防己 *Stephania tetrandra* S. Moore 的干燥根。

**生境分布**　生长于山野丘陵地、草丛或矮林边缘。主要分布于安徽、浙江、江西、福建等地。

**采收加工**　秋季采挖，洗净，除去粗皮，晒至半干，切段，个大者再纵切，干燥。

**性味归经**　苦，寒。归膀胱、肺经。

**功效主治**　祛风止痛，利水消肿。用于风湿痹痛，水肿，脚气，小便不利，湿疹疮毒。

**用法用量**　5～10g。

**临床应用**　1.风湿性关节炎、风湿性心肌炎（对湿热身痛者）　常用木防己与薏苡仁、滑石、蚕沙、杏仁、连翘、栀子、制半夏、赤小豆各适量配伍，如宣痹汤。对肌肉疼痛、麻木者，用木防己9g，或配用威灵仙12g，蚕沙9g，鸡血藤15g。水煎服。对风寒湿痹之关节疼痛者，应与附子、肉桂各适量同用。2.冠状动脉粥样硬化性心脏病心绞痛　用粉防己碱120mg/20ml生理盐水静注。每日2次，2周为1个疗程。

**使用注意**　本品大苦大寒，易伤胃气，体弱阴虚、胃纳不佳者慎用。

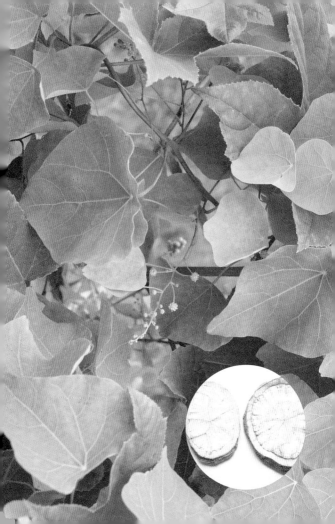

# 榧子

**基　　原**　本品为红豆杉科植物榧 *Torreya grandis* Fort. 的干燥成熟种子。

**生境分布**　生长于山坡，野生或栽培。分布于安徽、福建、江苏、浙江、湖南、湖北等地。

**采收加工**　秋季种子成熟时采收，除去肉质假种皮，洗净，晒干。

**性味归经**　甘，平。归肺、脾、胃、大肠经。

**功效主治**　杀虫消积，润肺止咳，润燥通便。用于钩虫病、蛔虫病，绦虫病，虫积腹痛，小儿疳积，肺燥咳嗽，大便秘结。

**用法用量**　9～15g。

**临床应用**　**1.蛲虫病**　榧子20枚，槟榔、芜荑各30g。煎浓液，用大蒜10头捣烂过滤取汁，与浓液混合作保留灌肠。成人每次100～150ml，小孩每次50～100ml，用此法治疗蛲虫病50例，均获满意效果。**2.钩虫病**　榧子90～150g。每日吃炒，直到确证大便中虫卵消失为止。曾观察治疗5例（其中3例兼有鞭虫），经1个月左右的治疗，均获痊愈。**3.蛔虫性肠梗阻**　用化虫除梗汤（鹤虱、榧子、芜荑、使君子、槟榔、乌梅、花椒、细辛、大黄、苦楝皮各适量）治疗本症21例，均痊愈。

**使用注意**　入煎剂宜生用，大便溏薄者不宜用。

　**榧子**

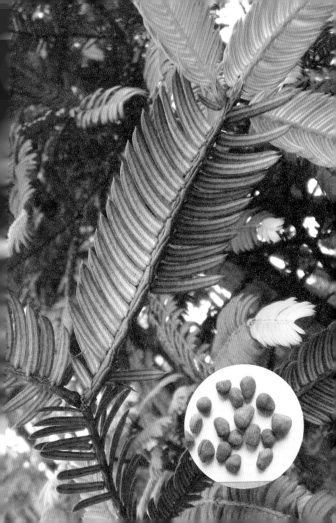

# 粉萆薢

**基　　原**　本品为薯蓣科植物粉背薯蓣 *Dioscorea hypoglauca* Palibin 的干燥根茎。

**生境分布**　生于海拔60～1000m的稀疏杂木林或竹林下。分布于江苏、浙江、湖南、湖北、福建、江西、四川、贵州等地。

**采收加工**　秋、冬二季采挖，除去须根，洗净，切片，晒干。

**性味归经**　苦，平。归肾、胃经。

**功效主治**　利湿去浊，祛风除痹。用于膏淋，白浊，白带过多，风湿痹痛，关节不利，腰膝疼痛。

**用法用量**　9～15g。

**临床应用**　1.泌尿系感染、结核（对于小便不利，淋漓涩痛等）　常与茯苓、石菖蒲、车前子、黄柏、白术、莲子心各适量配伍，如《医学心悟》萆薢分清饮。2.前列腺炎、丝虫病、乳糜尿（对于小便不畅，混浊如米泔，或如鼻涕，或如脂膏，属下焦湿浊者）　亦可用萆薢分清饮。3.风湿痹痛、腰膝疼痛、关节不利　属寒湿者，可与附子适量配伍；属湿热者，可与桑枝、秦艽、薏苡仁等各适量配伍。4.白带症　可与有关药物配伍。

**使用注意**　肾阴亏虚遗精滑泄者慎用。

168　|　169　中国道地药材速认速查小红书　　　　　　　　　**粉萆薢**

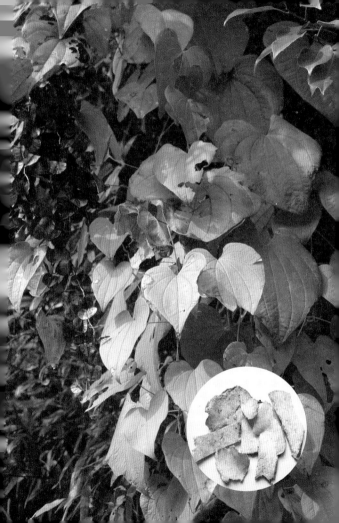

# 佛手

**基　　原**　本品为芸香科植物佛手 *Citrus medica* L. var. *sarcodactylis* Swingle 的干燥果实。

**生境分布**　生长于果园或庭院中。分布于广东、福建、云南、四川等地。

**采收加工**　秋季果实尚未变黄或变黄时采收，纵切成薄片，晒干或低温干燥。

**性味归经**　辛、苦、酸，温。归肝、脾、胃、肺经。

**功效主治**　疏肝理气，和胃止痛，燥湿化痰。用于肝胃气滞，胸胁胀痛，胃脘痞满，食少呕吐，咳嗽痰多。

**用法用量**　3～10g。

**临床应用**　**1.消化不良**　佛手6～9g，山楂、神曲、麦芽各适量，并配合适当的理气药，治消化不良脘腹胀满不舒、食欲不振、嗳气、胃痛者，效果明显。对消化不良属急性胃炎患者，可以佛手50g，分2次泡汤频饮，连用3日，症状可获缓解。**2.慢性支气管炎、肺气肿**　佛手30g，蜜糖适量。泡汤代茶饮；或配半夏、茯苓等各适量煎服，连服2个月。**3.胆绞痛**　以佛手酒浸剂适量内服，对胆石症引起胆绞痛经常发作者，可起到长期缓解作用。

**使用注意**　阴虚有火，无气滞症状者慎服。

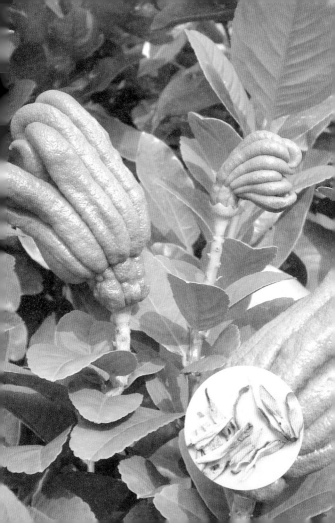

# 茯苓

**基　原**　本品为多孔菌科真菌茯苓 *Poria cocos* (Schw.) Wolf 的干燥菌核。

**生境分布**　生长于松科植物赤松或马尾松等树根上，深入地下 20～30cm。分布于湖北、安徽、河南、云南、贵州、四川等地。

**采收加工**　多于7～9月采挖，挖出后除去泥沙，堆置"发汗"后摊开晾至表面干燥，再"发汗"，反复数次至现皱纹、内部水分大部分散失后，阴干，称为"茯苓个"；或将鲜茯苓按不同部位切制，阴干，分别称为"茯苓块"和"茯苓片"。

**性味归经**　甘、淡，平。归心、肺、脾、肾经。

**功效主治**　利水渗湿，健脾，宁心。用于水肿尿少，痰饮眩悸，脾虚食少，便溏泄泻，心神不安，惊悸失眠。

**用法用量**　10～15g。

**临床应用**　**1.水肿**　茯苓饼干，每片含茯苓3.5g，每次8片，每日3次，1周为1个疗程。治疗水肿患者30例（10例为心性水肿及肾性水肿，20例为非特异性水肿），有较好疗效。**2.婴幼儿腹泻**　单味茯苓粉，每次用茯苓粉0.5g，每日3次。治疗由轮状病毒感染所致婴幼儿秋冬季腹泻93例，总有效率为93.6%。**3.精神分裂症**　茯苓水煎剂，每日60g茯苓，水煎服，服3个月。治疗慢性精神分裂症患者有效。

**使用注意**　虚寒精滑、气虚下陷者宜慎用。入药宜切制成薄片，以利药力溶出。

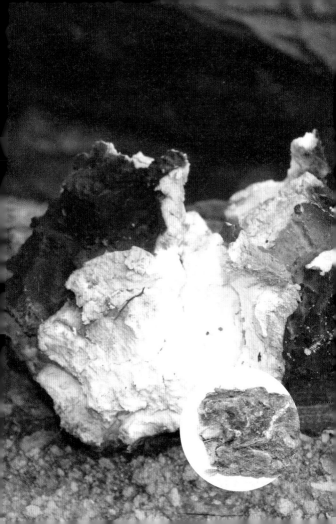

# 附子

**基　　原**　本品为毛茛科植物乌头 *Aconitum carmichaelii* Debx. 的子根的加工品。

**生境分布**　生长于山地草坡或灌木丛中。分布于四川，湖北、湖南等地也有栽培。

**采收加工**　6月下旬至8月上旬采挖，除去母根、须根及泥沙，习称"泥附子"，加工成下列规格：①选择个大、均匀的泥附子，洗净，浸入食用胆巴水溶液中，过夜，再加食盐继续浸泡，每日取出晾晒，并逐渐延长晾晒时间，直到附子表面出现大量结晶盐粒（盐霜）、体质变硬为止，习称"盐附子"。②取泥附子，按大小分别洗净，浸入食用胆巴的水溶液中数日，连同浸液煮至透心，捞出，水漂，纵切成约0.5cm的厚片，再加水浸漂，用调色液使附片染成浓茶色，取出，蒸到出现油面、光泽后，烘至半干，再晒干或继续烘干，习称"黑附片"。③选择大小均匀的泥附子，洗净，浸入食用胆巴水溶液中数日，连同浸液煮至透心，捞出，剥去外皮，纵切成约0.3cm的薄片，用水浸漂，取出，蒸透，晒至半干，以硫黄熏后晒干，习称"白附片"。

**性味归经**　辛、甘，大热；有毒。归心、肾、脾经。

**功效主治**　回阳救逆，补火助阳，散寒止痛。用于亡阳虚脱，肢冷脉微，心阳不足，胸痹心痛，虚寒吐泻，脘腹冷痛，肾阳虚衰，阳痿宫冷，阴寒水肿，阳虚外感，寒湿痹痛。

**用法用量**　3～15g，先煎，久煎。

附子

**临床应用　1.休克**　以附子为主组成的回阳救逆方、四逆汤、参附汤，治疗各种休克有肯定的疗效，可使血压恢复正常，明显改善末梢循环。**2.缓慢型心律失常**　附子注射液或以附子为主的复方治疗各种缓慢型心律失常，如病态窦房结综合征、窦性心动过缓、窦房阻滞、房室阻滞等。**3.心力衰竭**　治疗冠状动脉粥样硬化性心脏病、肺源性心脏病、肾小球肾炎及心源性休克等所伴有的心力衰竭，用附子注射液2ml肌注，每日4次，均有一定的疗效。在有些病例以优于洋地黄类药物，不易发生蓄积性中毒反应。四肢厥冷，冷汗自出，脉微欲绝，属于亡阳者，常与干姜、甘草各适量同用，如四逆汤。大汗淋漓，手足厥冷，气促喘急等阳气暴脱者，可与人参、龙骨、牡蛎等各适量配用。治疗充血性心力衰竭，可用本品配茯苓、白术、白芍、生姜各适量，如《伤寒论》真武汤。**4.病态窦房结综合征**　静点附子注射液，可提高心率，改善症状。**5.血栓闭塞性脉管炎**　附子、丹参、黄芪、甘草、海马、桃仁、细辛、当归、肉桂、赤芍、大黄、金银花各适量。水煎服，并外敷莘夏膏，有一定疗效。**6.慢性肾小球肾炎、尿毒症、醛固酮增多症（对于小便不利，肢体浮肿，属于脾肾阳虚，水气内停者）**　亦常用真武汤，并常加黄芪适量同用。**7.风湿性关节炎、肌肉风湿病**　常与甘草、白术、桂枝各适量配伍，如《伤寒论》甘草附子汤。**8.变形性脊柱炎、某些神经痛、周身骨节疼痛**　亦可用甘草附子汤。**9.慢性肠炎、肠结核（对于脾肾阳虚者）**　亦可用真武汤。**10.小儿长期腹泻**　用熟附子配伏龙肝、赤石脂、丁香、肉豆蔻、莲子、黄芩等各适量配伍。

**使用注意**　孕妇慎用；不宜与半夏、瓜蒌、瓜蒌子、瓜蒌皮、天花粉、川贝母、浙贝母、平贝母、伊贝母、湖北贝母、白蔹、白及同用。

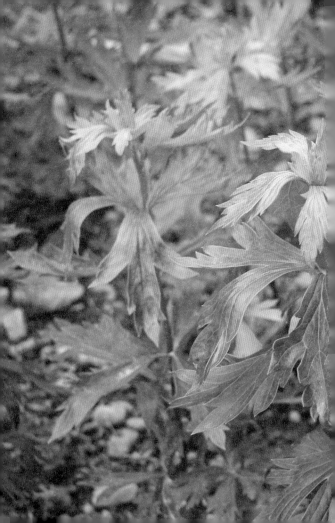

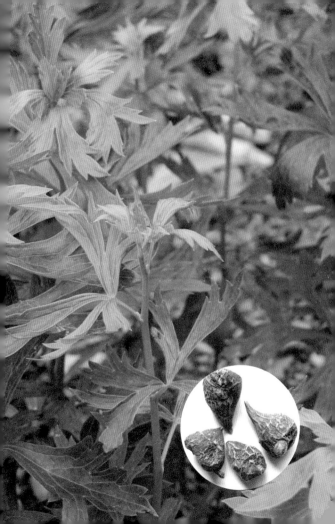

# 覆盆子

**基　　原**　本品为蔷薇科植物华东覆盆子 *Rubus chingii* Hu 的干燥果实。

**生境分布**　生长于向阳山坡、路边、林边及灌木丛中。分布于浙江、湖北、四川、安徽等地。

**采收加工**　夏初果实由绿变绿黄时采收，除去梗、叶，置沸水中略烫或略蒸，取出，干燥。

**性味归经**　甘、酸，微温。归肝、肾、膀胱经。

**功效主治**　益肾固精缩尿，养肝明目。用于遗精滑精，遗尿尿频，阳痿早泄，目暗昏花。

**用法用量**　6～12g。

**临床应用**　1.尿频、遗尿、遗精、滑精（对于肾虚不能摄纳所致者）　单用作用较弱，多与桑螵蛸、益智仁、莲须等药各适量配伍，或配入补肾固精剂中。2.视力减退、视物不清（对于肝肾不足所致者，有改善视力的作用）　须持久服用本品或与楮实、菟丝子、枸杞子等各适量滋补明目药合用。3.阳痿　覆盆子、枸杞子各9g，菟丝子12g，五味子6g。水煎服，每日1剂。

**使用注意**　肾虚有火，小便短涩者不宜服用。

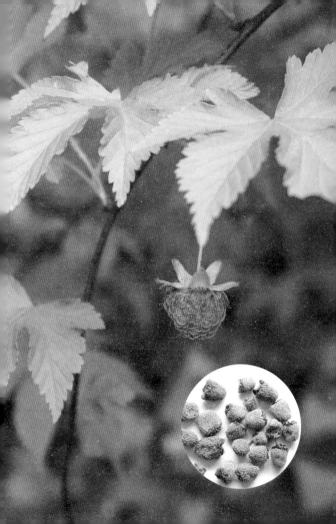

# 干姜

**基　　原**　本品为姜科植物姜 *Zingiber officinale* Rosc. 的干燥根茎。

**生境分布**　生长于阳光充足、排水良好的沙质地。主产四川、广东、广西、湖北、贵州、福建等地。

**采收加工**　冬季采挖，除去须根及泥沙，晒干或低温干燥。趁鲜切片晒干或低温干燥者称为"干姜片"。

**性味归经**　辛，热。归脾、胃、肾、心、肺经。

**功效主治**　温中散寒，回阳通脉，温肺化饮。用于脘腹冷痛，呕吐泄泻，肢冷脉微，寒饮喘咳。

**用法用量**　3～10g。

**临床应用**　1.急慢性胃肠炎、胃及十二指肠溃疡、胃扩张、胃下垂（对于脘腹冷痛、呕吐腹泻，证属脾胃虚寒者）　单用煎服有效；或将干姜研末，米饮调服；或配用高良姜，如《和剂局方》二姜丸。对于里寒干呕、吐涎沫者，以本品配伍半夏适量。对于脾胃虚寒、腹痛腹泻、呕吐食少者，常与人参、白术、甘草各适量配伍，如《伤寒论》理中汤。2.休克（对于四肢厥冷、脉微欲绝等，证属阳气衰微、阴寒内盛者）　多以本品辅助附子升压，抗休克，回阳救逆。

**使用注意**　阴虚内热，血热妄行者忌用。孕妇慎用。

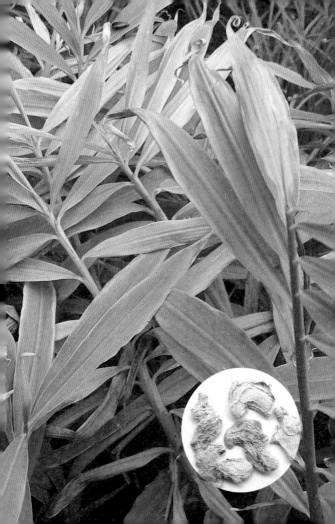

# 甘草

**基　原**　本品为豆科植物甘草 *Glycyrrhiza uralensis* Fisch.、胀果甘草 *Glycyrrhiza inflata* Bat. 或光果甘草 *Glycyrrhiza glabra* L. 的干燥根和根茎。

**生境分布**　生长于干旱、半干旱的荒漠草原、沙漠边缘和黄土丘陵地带。分布于内蒙古、山西、甘肃、新疆等地。以内蒙古鄂尔多斯市杭锦旗所产品质最优。

**采收加工**　春、秋二季采挖，除去须根，晒干。

**性味归经**　甘，平。归心、肺、脾、胃经。

**功效主治**　补脾益气，清热解毒，祛痰止咳，缓急止痛，调和诸药。用于脾胃虚弱，倦怠乏力，心悸气短，咳嗽痰多，脘腹、四肢挛急疼痛，痈肿疮毒，缓解药物毒性、烈性。

**用法用量**　2～10g。

**临床应用**　产后腺垂体功能减退症　生甘草15～30g，人参6g，畏寒甚者加附子10g（先煎）。小火煎3次，每日1剂，2～6个月为1个疗程。若出现血压偏高，水肿等不良反应，甘草即减为半量，或再加茯苓、杜仲、五味子各10g，并据病情给予少量输血等。对分娩大失血合并休克者，于分娩后立即给生甘草10～15g，人参3～6g，大枣10枚，水煎，每日1剂，分3次服，对预防脑腺垂体功能减退症效果显著。

**使用注意**　不宜与海藻、京大戟、红大戟、甘遂、芫花同用。

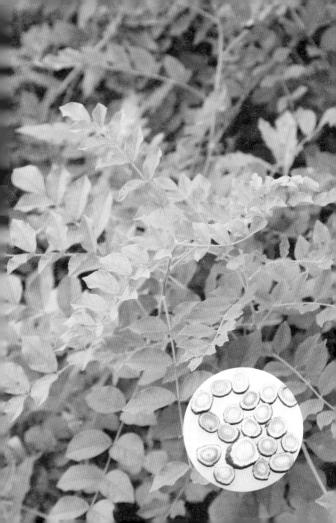

# 甘松

**基 原** 本品为败酱科植物甘松 *Nardostachys jatamansi* DC. 的干燥根及根茎。

**生境分布** 生长于高山草原地带。分布于四川、甘肃、青海等地。

**采收加工** 春、秋二季采挖，除去泥沙和杂质，晒干或阴干。

**性味归经** 辛、甘，温。归脾、胃经。

**功效主治** 理气止痛，开郁醒脾；外用祛湿消肿。用于脘腹胀满，食欲不振，呕吐；外用治牙痛，脚气肿毒。

**用法用量** 3～6g。外用：适量，泡汤漱口或煎汤洗脚或研末敷患处。

**临床应用** **1.神经性胃痛** 甘松香、香附、沉香各适量。水煎服，每日1剂。**2.神经衰弱、癔病、胃肠痉挛等** 甘松18g，广陈皮4.5g，水500ml。浸于沸水3小时（每半小时煮沸1次），分12次服，每日6次。**3.胃和十二指肠球部溃疡** 甘松、白及、鹿角胶（冲）、延胡索各12～15g，黄芪、海螵蛸各20～30g，白芍15～18g，甘草6～9g。水煎服，每日1剂；或研细末，炼蜜为丸（每丸9g），每次1丸，每日2～3次。**4.病毒性心肌炎** 甘松、麦冬、桂枝各6～9g，生地黄、炙甘草、党参各15～30g，苦参9～12g，紫石英30g，板蓝根12～15g。水煎服。

**使用注意** 气虚血热者忌用。

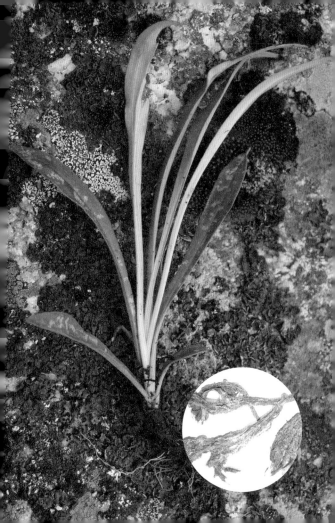

# 甘遂

**基　原**　本品为大戟科植物甘遂 *Euphorbia kansui* T. N. Liou ex T. P. Wang 的干燥块根。

**生境分布**　生长于低山坡、沙地、荒坡、田边和路旁等。主要分布于陕西、河南、山西等地。

**采收加工**　春季开花前或秋末茎叶枯萎后采挖，撞去外皮，晒干。

**性味归经**　苦，寒，有毒。归肺、肾、大肠经。

**功效主治**　泻水逐饮，消肿散结。用于水肿胀满，胸腹积水，痰饮积聚，气逆咳喘，二便不利，风痰癫痫，痈疮肿毒。

**用法用量**　0.5～1.5g，炮制后多入丸、散用。外用：适量，生用。

**临床应用**　**1.胸腔积液**　生甘遂末适量。每次1.5～2g，每日2次，冲服（用散，不能入煎），连续服用7～20日，治疗胸腔积液18例，获效满意。**2.胸膜炎**　以十枣汤加味治疗94例，全部病例均经X线、超声波确诊，治疗后胸腔积液全部吸收。以甘遂白芥子散（甘遂、白芥子按2：1剂量，研细粉），配合西药常规治疗结核性胸膜炎，与单纯西药治疗相对照，其明显优于对照组。**3.腹水**　经验方甘蟾砂仁合剂（甘遂、蟾酥、砂仁、木香、鸡内金、焦山楂配伍）健脾利，活血理气中药治疗肝硬化腹水62例，结果：治愈42例，显效16例，无效4例，总有效率93.5%。

**使用注意**　孕妇禁用；不宜与甘草同用。生品不宜内服。

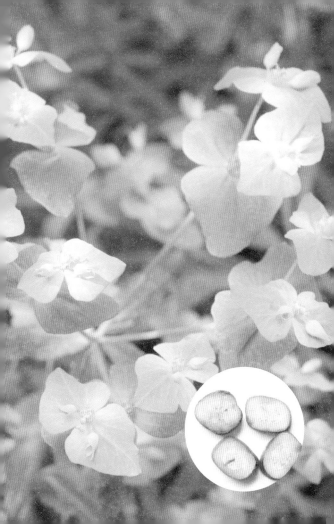

# 高良姜

**GAO LIANG JIANG**

**基　　原**　本品为姜科植物高良姜 *Alpinia officinarum* Hance 的干燥根茎。

**生境分布**　生长于山坡、旷野的草地或灌木丛中。分布于广东、广西、台湾等地。

**采收加工**　夏末秋初采挖，除去须根及残留鳞片，洗净，切段，晒干。

**性味归经**　辛，热。归脾、胃经。

**功效主治**　温胃止呕，散寒止痛。用于脘腹冷痛，胃寒呕吐，嗳气吞酸。

**用法用量**　3~6g。

**临床应用**　**1.花斑癣**　高良姜50g，75%乙醇250ml。混合浸泡7日备用。用时涂擦患处，每日2次，涂擦后有隐刺痛，几分钟后自行消失。**2.霍乱吐泻腹痛**　高良姜适量。将高良姜火炙焦香，用酒1000毫升，煮沸，顿服。**3.胃痛**　高良姜、制香附、延胡索、海螵蛸各30g，姜半夏10g。上药研末，每次3g，每日3次，饭前温开水送服。临床治疗胃痛175例，其中虚寒型75例，肝气犯胃100例，治愈135例，显效27例，有效13例。**4.心绞痛**　用温通滴丸（良姜/复方）治疗冠状动脉粥样硬化性心脏病心绞痛161例，显效31.7%，有效29.2%，无效39.1%。

**使用注意**　阴虚有热者忌服。

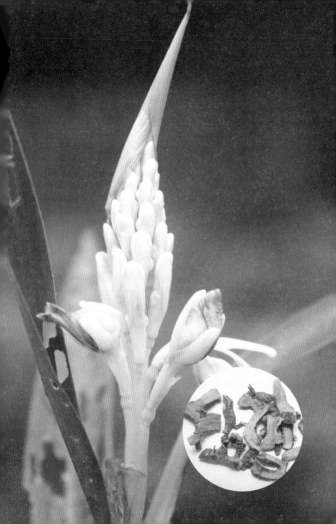

# 藁本

**基　原**　本品为伞形科植物藁本 *Ligusticum sinense* Oliv. 或辽藁本 *Ligusticum jeholense* Nakai et Kitag. 的干燥根茎和根。

**生境分布**　生长于润湿的水滩边或向阳山坡草丛中。分布于湖南、湖北、四川、河北、辽宁等地。

**采收加工**　秋季茎叶枯萎或春季出苗时采挖，除去泥沙，晒干或烘干。

**性味归经**　辛，温。归膀胱经。

**功效主治**　祛风，散寒，除湿，止痛。用于风寒感冒，巅顶疼痛，风湿痹痛。

**用法用量**　3～10g。

**临床应用**　**1.头痛（治疗风寒感冒、头痛）**　藁本、独活、防风各6g，白芷3g。水煎服。治疗神经性头痛、偏头痛、齿颊、脑后或巅顶部疼痛，常与羌活、独活、防风、蔓荆子、甘草配用，如羌活胜湿汤。**2.急性风湿性关节炎**　亦可服用羌活胜湿汤。**3.痤疮**　藁本、白芷各等份。研为细末，调入面脂内涂搽之。

**使用注意**　血虚头痛者忌服。

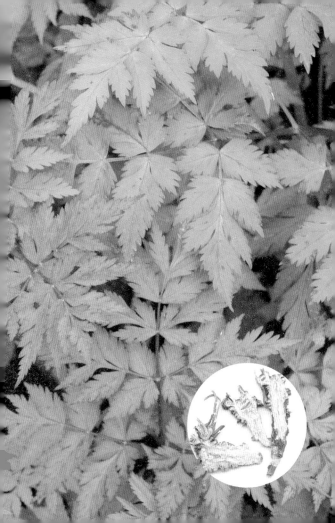

# 葛根

**基　原**　本品为豆科植物野葛 *Pueraria lobata* (Willd.) Ohwi 的干燥根。习称野葛。

**生境分布**　生长于山坡、平原。全国各地均产，而以河南、湖南、浙江、四川为主产区。

**采收加工**　秋、冬二季采挖，趁鲜切成厚片或小块；干燥。

**性味归经**　甘、辛，凉。归脾、胃、肺经。

**功效主治**　解肌退热，生津止渴，透疹，升阳止泻，通经活络，解酒毒。用于外感发热头痛，项背强痛，口渴，消渴，麻疹不透，热痢，泄泻，眩晕头痛，中风偏瘫，胸痹心痛，酒毒伤中。

**用法用量**　10～15g。

**临床应用**　1.感冒、流行性感冒（用于头痛、项背强痛，证属风寒者）　常与麻黄、桂枝、白芍、生姜、大枣、甘草各适量配伍，如葛根汤；证属风热者，常与柴胡、石膏、黄芩、羌活、白芷、赤芍、桔梗、甘草、生姜、大枣各适量配用，如《伤寒六书》柴胡解肌汤。2.麻疹、水痘（用于麻疹初期，发热恶寒，疹出不畅）　常配升麻、赤芍、甘草各等份。共研为细末，每次12g，水煎服，如升麻葛根汤。治疗水痘，可用升麻葛根汤加紫草，可获良效。

**使用注意**　凡中气虚而热郁于胃者，不可轻投。

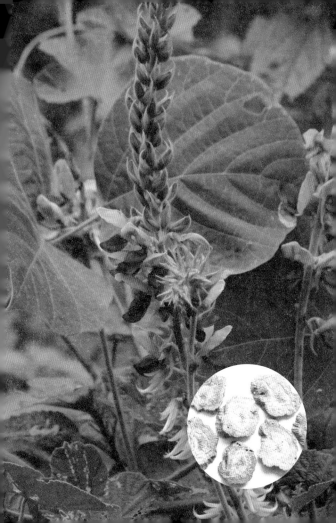

# 蛤蚧

**基　原**　本品为壁虎科动物蛤蚧 *Gekko gecko* Linnaeus 的干燥体。

**生境分布**　多栖于山岩及树洞中，或居于墙壁上。分布于广西南宁、梧州及广东肇庆地区，我国贵州、云南，以及越南也产。

**采收加工**　全年均可捕捉，除去内脏，拭净，用竹片撑开，使全体扁平顺直，低温干燥。

**性味归经**　咸，平。归肺、肾经。

**功效主治**　补肺益肾，纳气定喘，助阳益精。用于肺肾不足，虚喘气促，劳嗽咳血，阳痿，遗精。

**用法用量**　3～6g，多入丸、散或酒剂。

**临床应用**　**1.小儿慢性支气管炎**　蛤蚧4对，人参、三七粉各30g，紫河车2具，蜂蜜250g。将洗净的紫河车置在花椒汤中煮2～3分钟，捞出沥水，剪成碎块，瓦上焙干，研末。其他各药亦烘干研末，炼蜜为丸，每丸3g。4～8岁每次服1丸，9～12岁每次服2丸，13～16岁每次服3丸，每日2次，30日为1个疗程。**2.夜尿频多**　用蛤蚧大补丸（含蛤蚧、巴戟、狗脊、杜仲、续断、枸杞子、熟地黄、当归、黄精、女贞子、淮山药、黄芪、白术、茯苓、炙甘草等各适量）。口服，每次4粒，每日2次，40日为1个疗程。

**使用注意**　风寒及实热咳喘者均忌。

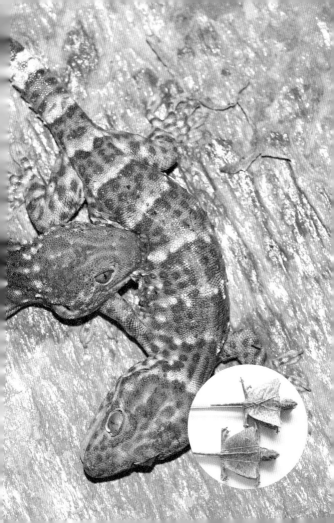

# 功劳木

**基　原**　本品为小檗科植物阔叶十大功劳 *Mahonia bealei* (Fort.) Carr. 或细叶十大功劳 *Mahonia fortunei* (Lindl.) Fedde 的干燥茎。

**生境分布**　生长于向阳山坡的灌木丛中，也有栽培。分布于广西、安徽、浙江、江西、福建、河南、湖北、湖南、四川等地。

**采收加工**　全年均可采收，切块片，干燥。

**性味归经**　苦，寒。归肝、胃、大肠经。

**功效主治**　清热燥湿，泻火解毒。用于湿热泻痢，黄疸尿赤，目赤肿痛，胃火牙痛，疮疖痈肿。

**用法用量**　9～15g。外用：适量。

**临床应用**　**风湿性关节炎、神经痛**　功劳木注射液2ml（含生药5g）。每次2～4ml，每日1～2次，肌注。共治疗急性风湿性关节炎、类风湿关节炎、坐骨神经痛、腰肌劳损、肥大性腰椎炎及外伤性关节炎88例，结果：显效39例，好转39例，无效10例。有效率约88.6%。

**使用注意**　体质虚寒者忌用。

**功劳木**

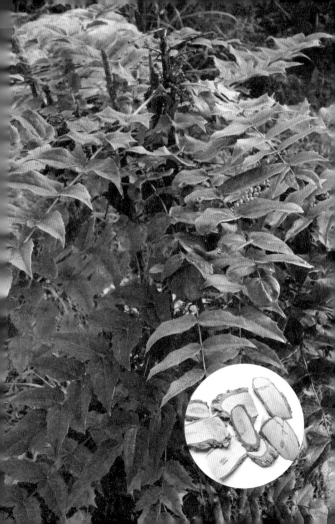

# 钩藤

**基　原**　本品为茜草科植物钩藤 *Uncaria rhynchophylla* (Miq.) Miq.ex Havil.、华钩藤 *Uncaria sinensis* (Oliv.) Havil.、大叶钩藤 *Uncaria macrophylla* Wall.、毛钩藤 *Uncaria hirsuta* Havil.或无柄果钩藤 *Uncaria sessilifructus* Roxb. 的干燥带钩茎枝。

**生境分布**　生长于灌木林或杂木林中。分布于广西、江西、湖南、浙江、广东、四川等长江以南地区。

**采收加工**　秋、冬二季采收，去叶，切段，晒干。

**性味归经**　甘，凉。归肝、心包经。

**功效主治**　息风定惊，清热平肝。用于肝风内动，惊痫抽搐，高热惊厥，感冒夹惊，小儿惊啼，妊娠子痫，头痛眩晕。

**用法用量**　3～12g，后下。

**临床应用**　**1.癫痫**　常与天麻、石决明、全蝎各适量配用。对热盛动风者，可与羚羊角、龙胆、菊花各适量同用。**2.原发性高血压（对头胀、头痛，属肝经有热者）**　常配用夏枯草、黄芩各适量。头晕、目眩属肝阳上亢者，常配用菊花、石决明各适量。对Ⅰ、Ⅱ期高血压具有较肯定的疗效，对Ⅲ期高血压也有一定的疗效，与双氢克尿噻联合应用，疗效更好。对于Ⅱ、Ⅲ期高血压，可予钩藤30g，加水100ml，煎煮10分钟，早、晚分服。

**使用注意**　无风热及实热者应慎用。

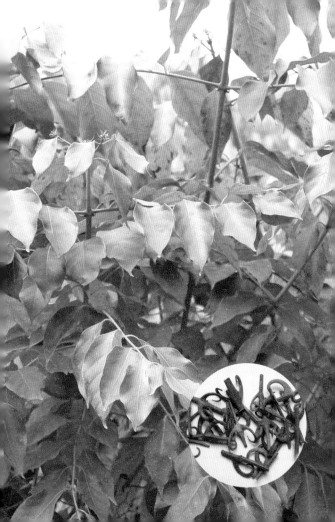

# 狗脊

**基　　原**　本品为蚌壳蕨科植物金毛狗脊 *Cibotium barometz* (L.) J. Sm. 的干燥根茎。

**生境分布**　生长于山脚沟边及林下阴处酸性土上。分布于四川、福建、云南、浙江等地。

**采收加工**　秋、冬二季采挖，除去泥沙，干燥；或去硬根、叶柄及金黄色茸毛，切厚片，干燥，为"生狗脊片"；蒸后晒至六七成干，切厚片，干燥，为"熟狗脊片"。

**性味归经**　苦、甘，温。归肝、肾经。

**功效主治**　祛风湿，补肝肾，强腰膝。用于风湿痹痛，腰膝酸软，下肢无力。

**用法用量**　6～12g。

**临床应用**　**1.拔牙止血**　局部用金狗毛枯矾散（金毛狗脊茸毛30g，枯矾50g等），观察213例，效果均较好。**2.溃疡**　金毛狗脊茸毛适量。外敷治疗因烫伤、创伤或手术创口不愈所致体部溃疡以及下肢慢性溃疡50例，总有效率96%。**3.腰腿痛**　用豨莶狗益淫羊藿汤加味治疗慢性腰腿痛，效果显著。**4.坐骨神经痛**　狗脊、牛膝、全蝎各40g，鹿角胶60g，制马钱子3g。为10日量，水煎服，治疗该症54例，总有效率98.3%。

**使用注意**　肾虚有热，小便不利或短涩赤黄，口苦舌干者均忌服。

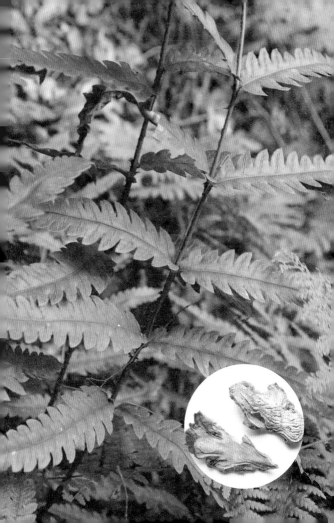

# 枸杞子

**基　　原**　本品为茄科植物宁夏枸杞 *Lycium barbarum* L. 的干燥成熟果实。

**生境分布**　生长于山坡、田野向阳干燥处。分布于宁夏、内蒙古、甘肃、新疆等地。以宁夏产者质地最优，有"中宁枸杞甲天下"之美誉。

**采收加工**　夏、秋二季果实呈红色时采收，热风烘干，除去果梗，或晾至皮皱后晒干。

**性味归经**　甘，平。归肝、肾经。

**功效主治**　滋补肝肾，益精明目。用于虚劳精亏，腰膝酸痛，眩晕耳鸣，阳痿遗精，内热消渴，血虚萎黄，目昏不明。

**用法用量**　6～12g。

**临床应用**　**1.动脉硬化（用于腰膝酸软、头昏耳鸣等，症属肝肾虚损，精血不足者）**　本品与熟地黄、天冬各适量同用，如《古今录验方》枸杞丸。**2.早期衰老症（用于肝肾不足所致的须发早白、牙齿松动、腰膝酸软诸症）**　本品与何首乌、菟丝子、牛膝等各适量配伍，如七宝美髯丹。**3.慢性肝胆疾病（治疗慢性迁延性肝炎转氨酶长期升高）**　可单用或重用本品30～60g。治疗肝硬化、慢性肝炎、中毒性或代谢性肝病，以及胆道疾病所致的肝功能障碍，也可用枸橼酸甜菜碱，有一定疗效。

**使用注意**　外有表邪、内有实热、脾胃湿盛肠滑者忌用。

**枸杞子**

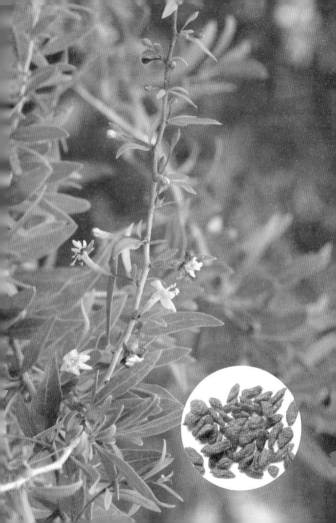

# 骨碎补

**基　原**　本品为水龙骨科植物槲蕨 Drynaria fortunei (Kunze) J. Sm. 的干燥根茎。

**生境分布**　附生于树上、山林石壁上或墙上。分布于浙江、湖北、广东、广西、四川等地。

**采收加工**　全年均可采挖，除去泥沙，干燥，或再燎去茸毛（鳞片）。

**性味归经**　苦，温。归肝、肾经。

**功效主治**　疗伤止痛，补肾强骨；外用消风祛斑。用于跌扑闪挫，筋骨折伤，肾虚腰痛，筋骨痿软，耳鸣耳聋，牙齿松动；外治斑秃，白癜风。

**用法用量**　3～9g。

**临床应用**　**1.链霉素毒性反应**　骨碎补30g。每日1剂，水煎分2次服，10日为1个疗程，消除链霉素副作用37例，疗效明显。骨碎补水煎，每日1剂，重者口服2剂。防治链霉素副反应55例，治愈37例，好转10例，无效8例，有效率约85%。**2.鼻出血**　骨碎补、白头翁各15g，猪鼻甲（猪皮肉）100～200g。煎药与肉同时服，成人每日1剂，儿童分2次服，连服3剂。**3.寻常疣**　骨碎补20g。捣碎，加入75%乙醇80ml，甘油20ml，密封后振摇数十次，放置1周后即可外擦使用。

**使用注意**　阴虚内热及无瘀血者不宜服。

　　　　　　　**骨碎补**

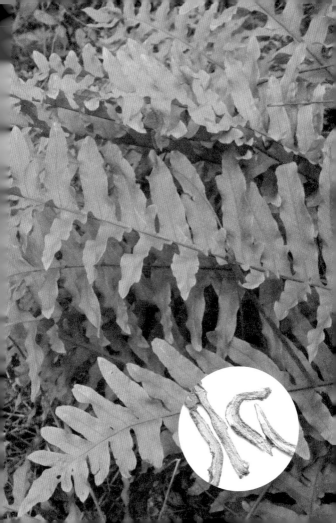

# 瓜蒌

**基　　原**　本品为葫芦科植物栝楼 *Trichosanthes kirilowii* Maxim. 或双边栝楼 *Trichosanthes rosthornii* Harms 的干燥成熟果实。

**生境分布**　生长于山坡、草丛、林缘半阴处。全国均产，栽培或野生。分布于山东、河北、河南、安徽、浙江等地，以山东产者质量优。

**采收加工**　秋季果实成熟时，连果梗剪下，置通风处阴干。

**性味归经**　甘、微苦，寒。归肺、胃、大肠经。

**功效主治**　清热涤痰，宽胸散结，润燥滑肠。用于肺热咳嗽，痰浊黄稠，胸痹心痛，结胸痞满，乳痈，肺痈，肠痈，大便秘结。

**用法用量**　9～15g。

**临床应用**　**1.胃溃疡**　鲜瓜蒌适量。把瓜蒌去籽洗净，每日2个。水煎服，治疗胃溃疡，一般需连续服用20～30日。**2.乳房纤维素瘤**　瓜蒌25个，全蝎160g。将全蝎置瓜蒌内，焙存性，研细末，每次3g，每日3次，温开水送服，连续服用1个月，治疗乳房纤维腺瘤11例，痊愈10例；另治乳腺小叶增生243例，均获愈。**3.胸腔肿瘤**　瓜蒌180～190g，生薏苡仁100g。适宜配伍加减，长期服用，治疗胸腔肿瘤2例，均取得较好疗效，且无便溏现象。

**使用注意**　脾胃虚寒，大便不实，有寒痰、湿痰者不宜服用。

瓜蒌

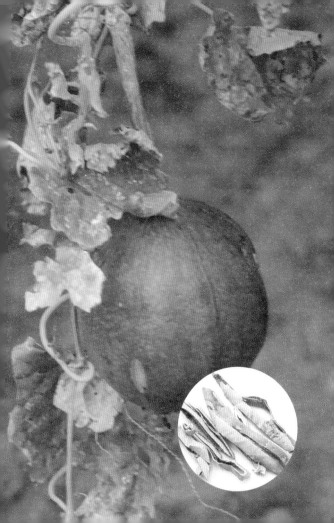

# 广藿香

GUANG HUO XIANG

**基　　原**　本品为唇形科植物广藿香 *Pogostemon cablin* (Blanco) Benth. 的干燥地上部分。

**生境分布**　我国福建、台湾、广东、海南和广西均有栽培。

**采收加工**　枝叶茂盛时采割，日晒夜闷，反复至干。

**性味归经**　辛，微温。归脾、胃、肺经。

**功效主治**　芳香化浊，和中止呕，发表解暑。用于湿浊中阻，脘痞呕吐，呃逆吐泻，湿温初起，发热倦怠，胸闷不舒，寒湿闭暑，腹痛，鼻渊头痛。

**用法用量**　3～10g。

**临床应用**　1.**传染性疾病**（治疗肠伤寒、寒疟型肝炎、钩端螺旋体病）　配伍滑石、黄芩、茵陈、石菖蒲、木通、川贝母、射干、连翘、薄荷、豆蔻各适量，如《温热经伟》甘露消毒丹。2.**胆道感染、肾盂肾炎**　对于湿温或暑湿之证，亦可用甘露消毒丹。3.**念珠菌性阴道炎**　广藿香、葫芦茶、矮地茶各适量。水煎浓缩成糊剂或粉剂外用。4.**口臭**　以藿香洗净后煎汤取汁，频频含漱，能香口去臭。5.**手癣、脚癣**　本品单用有效。或配以大黄、黄精、皂矾各适量为末，醋浸一周后去渣，将患部放入药液中浸泡，每次30分钟。

**使用注意**　阴虚者禁服。

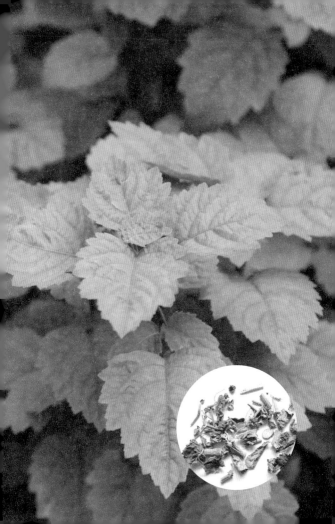

# 广金钱草

GUANG
JIN QIAN CAO

**基　　原**　本品为豆科植物广金钱草 *Desmodium styracifolium* (Osb.) Merr. 的干燥地上部分。

**生境分布**　生长于荒地草丛中或经冲刷过的山坡上。主产广东、福建、广西、湖南等地亦产。

**采收加工**　夏、秋二季采割，除去杂质，晒干。

**性味归经**　甘、淡、凉。归肝、肾、膀胱经。

**功效主治**　利湿退黄，利尿通淋。用于热淋，石淋，砂淋，黄疸尿赤，小便涩痛，水肿尿少。

**用法用量**　15～30g。

**临床应用**　1.膀胱结石　广金钱草100g，海金沙2.5g。水煎服。
2.肾结石　广金钱草30g，小茴香、大茴香各4.5g，锦纹大黄（后下）25g，萹蓄50g。以干净水3碗煎至1碗服。并多饮黄豆卷汤，助肾结石加速排出。3.黄疸　广金钱草100g。水煎服。

**使用注意**　孕妇忌服。

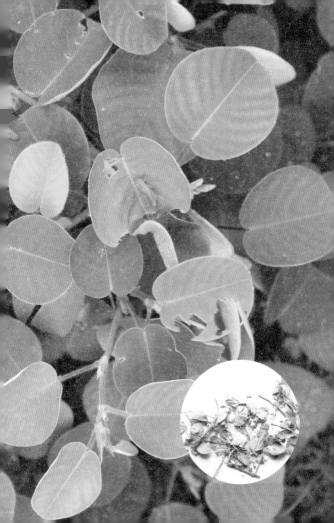

# 广枣

**基　　原**　本品系蒙古族习用药材。为漆树科植物南酸枣 *Choerospondias axillaris* (Roxb.) Burtt et Hill 的干燥成熟果实。

**生境分布**　分布于浙江、福建、湖北、湖南、广东、广西、贵州、云南等地。

**采收加工**　秋季果实成熟时采收，除去杂质，干燥。

**性味归经**　甘、酸，平。

**功效主治**　行气活血，养心，安神。用于气滞血瘀，胸痹作痛，心悸气短，心神不安。

**用法用量**　1.5~2.5g。

**临床应用**　**冠状动脉粥样硬化性心脏病心绞痛**　将三味广枣汤用现代工艺提取加工成颗粒灌装成三味广枣胶囊，治疗冠状动脉粥样硬化性心脏病心绞痛，每次3粒，每日3次，饭前服用，1个月为1个疗程。108例患者经三味广枣胶囊治疗，证实有效101例，其中显效40例，硝酸甘油消减量84.90%。三味广枣胶囊及其原方均能改善心肌缺血症状，扩张冠状动脉，对治疗冠状动脉粥样硬化性心脏病心绞痛有着很好的作用。以藏蒙传统药材广枣研制成的心泰片，每次4片，每日3次，治疗冠状动脉粥样硬化性心脏病心绞痛307例，心绞痛症状的总有效率为93.48%，显效率为56.02%；对有心电图改变者的疗效总有效率为65.28%，显效率为34.38%；对停减硝酸甘油服用量80%以上疗达40.69%。综合疗效的总有效率91.86%，显效率50.49%。

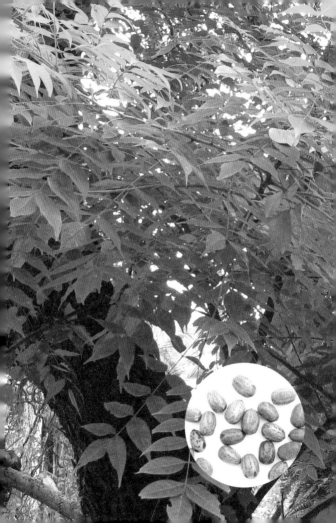

# 龟甲

**基　原**　本品为龟科动物乌龟 *Chinemys reevesii* (Gray) 的背甲及腹甲。

**生境分布**　生长于江河、水库、池塘、湖泊及其他水域。分布于河北、河南、江苏、山东、安徽、广东、广西、湖北、四川、陕西、云南等地。

**采收加工**　全年均可捕捉，以秋、冬二季为多，捕捉后杀死，或用沸水烫死，剥取背甲及腹甲，除去残肉，晒干。

**性味归经**　咸、甘，微寒。归肝、肾、心经。

**功效主治**　滋阴潜阳，益肾强骨，养血补心，固经止崩。用于阴虚潮热，骨蒸盗汗，头晕目眩，虚风内动，筋骨痿软，心虚健忘，崩漏经多。

**用法用量**　9～24g，先煎。

**临床应用**　1.慢性消耗性疾病（用于甲状腺功能亢进、肾结核、骨结核、肺结核、糖尿病等。对阴虚内热，骨蒸潮热、盗汗、遗精者）　与黄柏、知母、熟地黄各适量配伍，如大补阴丸。2.高血压、动脉硬化（用于肝肾不足，阴虚阳亢、眩晕、耳鸣者）　本品与白芍、生地黄、牡蛎各适量同用。3.发热、抽搐　对于热病伤阴，阴虚风动者，与白芍、熟地黄、鳖甲各适量配用。

**使用注意**　脾胃虚寒者及孕妇不宜用。

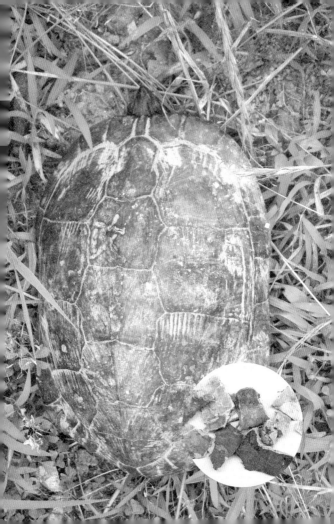

# 哈蟆油

**基　　原**　本品为蛙科动物中国林蛙 *Rana temporaria chensinensis* David 雌蛙的输卵管。

**生境分布**　喜陆地生活，栖息在山坡、树林、农田、草丛中，以潮湿的山林背坡居多。分布于东北、华北及陕西、甘肃、青海、新疆、山东、江苏、湖北、湖南、四川、西藏等地。

**采收加工**　采制干燥而得。

**性味归经**　甘、咸，平。归肺、肾经。

**功效主治**　补肾益精，养阴润肺。用于病后体弱，神疲乏力，心悸失眠，盗汗，痨嗽咯血。

**用法用量**　5～15g，用水浸泡，炖服，或作丸剂服。

**临床应用**　顽固性剥苔　哈蟆油150g。以水发透后滤干，喷洒少许黄酒，加入等量冰糖于容器中，隔水小火炖至膏状备食。每ususu5～8g，每日早、晚各1次。治疗2例，1个月显效，2～3个月痊愈。

**使用注意**　外感初起及纳少便溏者慎用。

**哈蟆油**

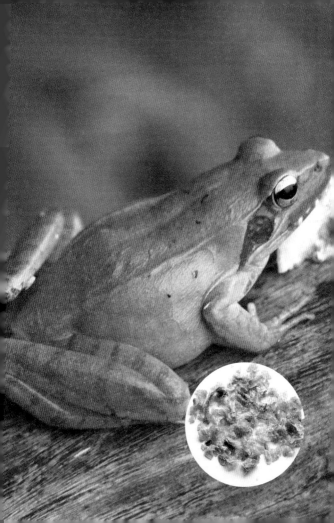

# 海金沙

**基　原**　本品为海金沙科植物海金沙 *Lygodium japonicum* (Thunb.) Sw. 的干燥成熟孢子。

**生境分布**　生长于阴湿山坡灌木丛中或路边林缘。分布于广东、浙江等地。

**采收加工**　秋季末脱落时采割藤叶，晒干，揉搓或打下孢子，除去藤叶。

**性味归经**　甘、咸，寒。归膀胱、小肠经。

**功效主治**　清利湿热，通淋止痛。用于热淋，石淋，血淋，膏淋，尿道涩痛。

**用法用量**　6～15g，包煎。

**临床应用**　**1.胆石症**　用排石汤：海金沙、金钱草各30g，柴胡、枳实、法半夏、陈皮各10g，鸡内金、郁金、姜黄、莪术各15g。上10味药，水煎，晨起空腹服300ml，午饭后服300ml。结果：治疗80例，其中胆囊结石65例，治愈11例，约占16.92%，好转50例，约占76.92%，无效4例，约占6.15%；胆总管结石12例，治愈12例；肝内胆管结石3例，好转2例，无效1例。**2.上呼吸道感染（对于感冒发热、扁桃体炎等）**　以本品配大青叶各适量煎服，有较好症效。

**使用注意**　肾阴亏虚者慎用。

218　|　219　中国道地药材速认速查小红书　　　　　　　海金沙

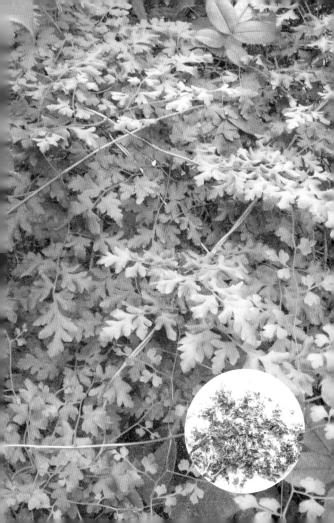

# 海龙

**基　原**　本品为海龙科动物刁海龙 *Solenognathus hardwickii* (Gray)、拟海龙 *Syngnathoides biaculeatus* (Bloch) 或尖海龙 *Syngnathus acus* Linnaeus 的干燥体。

**生境分布**　刁海龙栖息于沿海藻类繁茂处，分布于南海近陆海域；拟海龙分布于我国南海近陆海域。

**采收加工**　多于夏、秋二季捕捞，刁海龙、拟海龙除去皮膜，洗净，晒干；尖海龙直接洗净，晒干。

**性味归经**　甘、咸，温。归肝、肾经。

**功效主治**　温肾壮阳，散结消肿。主用于肾阳不足，阳痿遗精，癥瘕积聚，瘰疬痰核，跌扑损伤；外治痈肿疔疮。

**用法用量**　3～9g。外用：适量，研末敷患处。

**临床应用**　1.瘰疬（慢性淋巴结炎、淋巴结核）、瘿瘤（单纯性甲状腺肿）　海龙、紫菜各9g，冬菇（连脚）18g，大枣31g。水煎服。2.跌打内伤　海龙适量。焙干研末，每次3g，温酒送服。3.妇女子宫阵缩无力而难产　海龙9g。煮水，冲入黄酒半杯温服。

**使用注意**　孕妇及阴虚火旺者忌用。

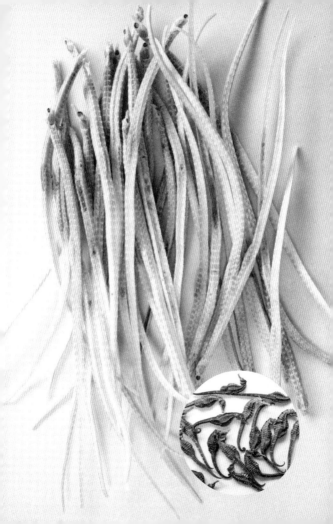

# 海马

**基　　原**　本品为海龙科动物线纹海马 *Hippocampus kelloggi* Jordan et Snyder、刺海马 *Hippocampus histrix* Kaup、大海马 *Hippocampus kuda* Bleeker、三斑海马 *Hippocampus trimaculatus* Leach 或小海马（海蛆）*Hippocampus japonicus* Kaup 的干燥体。

**生境分布**　线纹海马、刺海马多栖于深海藻类繁茂处。分布于广东、福建、台湾、海南等沿海地区。

**采收加工**　夏、秋二季捕捞，洗净，晒干；或除去皮膜及内脏，晒干。

**性味归经**　甘、咸，温。归肝、肾经。

**功效主治**　温肾壮阳，散结消肿。用于阳痿，遗尿，肾虚作喘，癥瘕积聚，跌扑损伤；外治痈肿疔疮。

**用法用量**　3～9g。外用：适量，研末敷患处。

**临床应用**　1.性功能衰弱（治疗肾阳虚衰所致的腰膝酸软、阳痿、尿频等症）　可单用本品研末服，或浸酒服；亦可与补骨脂、九香虫、淫羊藿等各适量配伍。另海马1对炙焦，研细末，口服，每次1～2g，有良效。2.肿瘤、癥积（用于肿瘤）　本品与重楼、山慈菇、蜂房等各适量配伍。用于远年积聚癥块，与大黄、青皮、巴豆等攻破之品各适量配伍。3.淋巴结核、甲状腺肿大　可内服或外敷本品。

**使用注意**　孕妇及阴虚火旺者忌服。

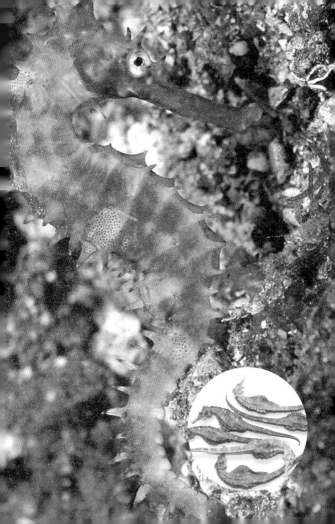

# 海螵蛸

**基　原**　本品为乌贼科动物无针乌贼 *Sepiella maindroni* de Rochebrune 或金乌贼 *Sepia esculenta* Hoyle 的干燥内壳。

**生境分布**　主要分布于辽宁、江苏、浙江等沿海地区。

**采收加工**　收集乌贼鱼的骨状内壳，洗净，干燥。

**性味归经**　咸、涩，温。归脾、肾经。

**功效主治**　收敛止血，涩精止带，制酸止痛，收湿敛疮。用于吐血衄血，崩漏便血，遗精滑精，赤白带下，胃痛吞酸；外治损伤出血，湿疹湿疮，溃疡不敛。

**用法用量**　5～10g。外用：适量，研末撒敷患处。

**临床应用**　**1.胃出血**　海螵蛸、白及各60g。研为细末，饭前冲服3～5g。**2.胃、十二指肠溃疡**　以海螵蛸为主，配合其他药物（贝母、大黄、白及等各适量）内服，对溃疡病及其引起的出血、穿孔，均有较好疗效，有制酸、止血、止痛等作用。**3.上消化道出血**　据报道50例上消化道出血（肝硬化引起食道或胃底静脉出血除外）患者用海黄散（取海螵蛸、生大黄各研成细粉，过筛等量拌匀，装入胶囊备用）治疗。每次4～6粒，每粒含生药0.5g，每4～6小时1次，凉开水送下，待血止后再服1～2日。海黄散组平均止血时间为26.1小时，与西药组对比（50.6小时）有显著差异（P<0.001）。

**使用注意**　本品性温，能伤阴助热，故阴虚多热者不宜用。

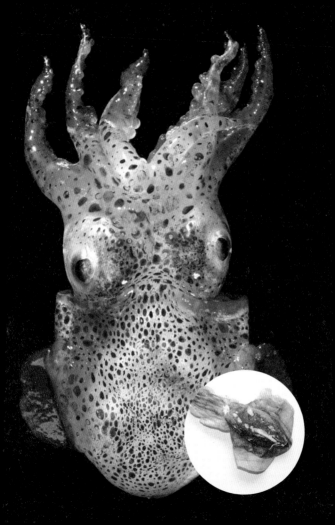

# 诃子

HE ZI

**基　　原**　本品为使君子科植物诃子 *Terminalia chebula* Retz. 或绒毛诃子 *Terminalia chebula* Retz. var. *tomentella* Kurt. 的干燥成熟果实。

**生境分布**　生长于疏林中或阳坡林缘。分布于云南、广东、广西等地。

**采收加工**　秋、冬二季果实成熟时采收，除去杂质，晒干。

**性味归经**　苦、酸、涩，平。归肺、大肠经。

**功效主治**　涩肠止泻，敛肺止咳，降火利咽。用于久泻久痢，便血脱肛，肺虚喘咳，久嗽不止，咽痛音哑。

**用法用量**　3～10g。

**临床应用**　**1.大叶性肺炎**　诃子肉、瓜蒌各15g，百部9g。为1日量，水煎分2次服。治大叶性肺炎20例，多数均能在1～3日内退热，3～6日内白细胞降至正常，6～11日内炎症吸收。**2.细菌性痢疾**　用20%诃子液作保留灌肠。每次10～40ml，每日2次，同时口服诃子肠溶胶囊，每次1粒，每日3～4次，饭前2小时服。症状好转后减半，再服3～4次。治细菌性痢疾25例，23例痊愈，其中体温恢复正常、腹痛及里急后重消失平均为2.9日。用诃子片，每片含生药5g，口服，每次5～8片，每日3次。治急性细菌性痢疾100例，临床治愈86例，好转8例，无效6例，平均治愈天数为5日。

**使用注意**　咳嗽、泻痢初起者不宜用。

诃子

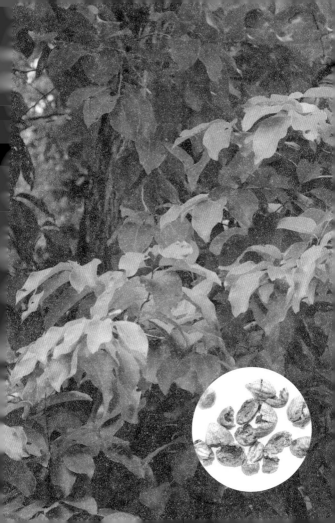

# 何首乌

**基　原**　本品为蓼科植物何首乌 *Polygonum multiflorum* Thunb. 的干燥块根。

**生境分布**　生长于墙垣、叠石之旁。分布于河南、湖北、广西、广东、贵州、四川、江苏等地，全国其他地区也有栽培。

**采收加工**　秋、冬二季叶枯萎时采挖，削去两端，洗净、个大的切成块，干燥。

**性味归经**　苦、甘、涩，微温。归肝、心、肾经。

**功效主治**　解毒，消痈，截疟，润肠通便。用于疮痈、瘰疬、风疹瘙痒，久疟体虚，肠燥便秘。

**用法用量**　3~6g，煎服。

**临床应用**　1.老年动脉硬化（对于肝肾两虚，头昏眼花、耳鸣重听、四肢酸麻、腿膝无力者）　用制何首乌配伍生地黄、覆盆子、杜仲、怀牛膝、女贞子、桑叶、豨莶草、金樱子、桑椹、墨旱莲，如首乌强身片。2.早期衰老症（治疗肝肾不足所致的须发早白、牙齿松动、腰腿酸软、筋骨不健、周身痿痹、精神疲乏及遗精、崩带、心悸、健忘等）　制何首乌1000g，牛藤、菟丝子、当归、补骨脂、枸杞子、茯苓各250g。如七宝美髯丹。共研细末，炼蜜为丸，每次服9g，每日2次。

**使用注意**　大便溏泻及有痰湿者不宜用。

**何首乌**

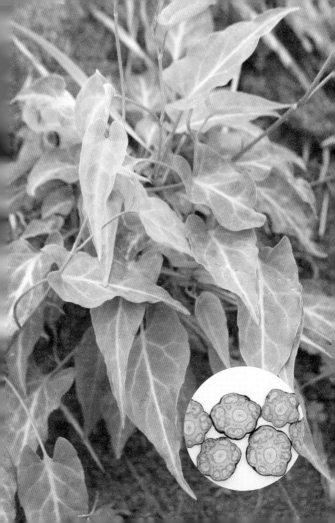

# 红花

**基　　原**　本品为菊科植物红花 *Carthamus tinctorius* L. 的干燥花。

**生境分布**　全国各地多有栽培。

**采收加工**　夏季花由黄变红时采摘，阴干或晒干。

**性味归经**　辛，温。归心、肝经。

**功效主治**　活血通经，散瘀止痛。用于经闭，痛经，恶露不行，癥瘕痞块，胸痹心痛，瘀滞腹痛，胸胁刺痛，跌扑损伤，疮疡肿痛。

**用法用量**　3~10g。

**临床应用**　1.**血栓闭塞性脉管炎、血栓性静脉炎**　可用红花注射液静注。2.**缺血性脑血管病**　用红花注射液静滴，对缺血缺氧所致的脑损伤有保护作用，可缩短肌力恢复时间，提高治愈率。3.**冠状动脉粥样硬化性心脏病心绞痛**　红花、川芎、丹参、茜草、赤芍各15g，延胡索6g。水煎服；或口服本品醇提物片剂；或静滴红花注射液，均可缓解心绞痛，改善心电图。4.**注射后静脉炎**　红花、甘草各等份。研细粉，用50%乙醇调敷患处，纱布包扎，每日换药1次，于后可在纱布外少加乙醇，以保持湿润。

**使用注意**　孕妇慎用。

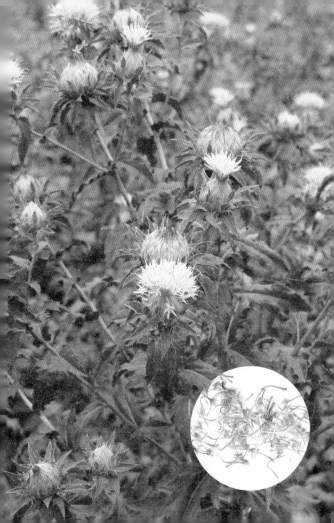

# 红景天

**基　　原**　本品为景天科植物大花红景天 *Rhodiola crenulata* (Hook. f. et. Thoms.) H. Ohba 的干燥根和根茎。

**生境分布**　生长于高山岩石处，野生或栽培。分布于西藏、新疆、辽宁、吉林、山西、河北。

**采收加工**　秋季花茎凋枯后采挖，除去粗皮，洗净，晒干。

**性味归经**　甘、苦，平。归肺、心经。

**功效主治**　益气活血，通脉平喘。用于气虚血瘀，胸痹心痛，中风偏瘫，倦怠气喘。

**用法用量**　3～6g。

**临床应用**　**1.冠状动脉粥样硬化性心脏病**　给冠状动脉粥样硬化性心脏病心绞痛患者口服红景天胶囊每次2粒，每日2次。结果101例患者中，92例患者治疗有效，总有效率约91.1%，且每周心绞痛发作次数显著减少，发作时持续时间明显缩短，所有患者观察期间均无不良反应发生。**2.消除疲劳**　用红景天为原料制成保健饮料，给53例自愿受试者饮用后，左右手握力略有增加，而腰背力、肺活量增加显著。其中43例感到食欲、睡眠、精神均有不同程度的改善，尤其在精神上普遍消除了疲劳感，少数人还直接感到心跳加强。

**使用注意**　儿童、孕妇慎用。

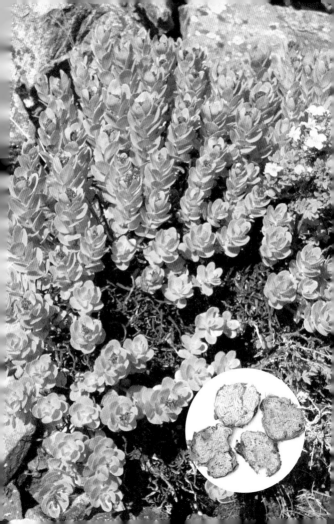

# 厚朴

**基　　原**　本品为木兰科植物厚朴 *Magnolia officinalis* Rehd. et Wils. 或凹叶厚朴 *Magnolia officinalis* Rehd. et Wils. var. *biloba* Rehd. et Wils. 的干燥干皮、根皮及枝皮。

**生境分布**　常混生于落叶阔叶林内或生长于常绿阔叶林缘。分布于四川、安徽、湖北、浙江、贵州等地。以湖北恩施地区所产者质量最佳，其次四川、浙江产者也佳。

**采收加工**　4～6月剥取根皮及枝皮直接阴干；干皮置沸水中微煮，堆置阴湿处，"发汗"至内表面变紫褐色或棕褐色时，蒸软，取出，卷成筒状，干燥。

**性味归经**　苦、辛，温。归脾、胃、肺、大肠经。

**功效主治**　燥湿消痰，下气除满。用于湿滞伤中，脘痞吐泻，食积气滞，腹胀便秘，痰饮喘咳。

**用法用量**　3～10g。

**临床应用**　**1.细菌性痢疾**　厚朴粉4.5～9g，每日2～3次。或制成注射剂（1ml含生药1g），每次肌注2ml，每日2～3次，治疗细菌性痢疾有较好疗效。**2.肌强直**　厚朴9～15g。加水分煎2次，顿服，治疗肌强直，有一定疗效。**3.感冒咳嗽**　厚朴花6g，胡荽12g，前胡9g，紫苏叶4g。水煎服。

**使用注意**　本品辛苦温燥湿，易耗气伤津，故气虚津亏者及孕妇当慎用。

234　|　235　　中国道地药材速认速查小红书　　　　**厚朴**

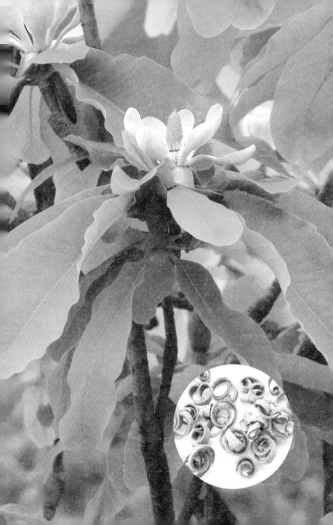

# 胡黄连

**基　原**　本品为玄参科植物胡黄连 *Picrorhiza scrophulariiflora* Pennell 的干燥根茎。

**生境分布**　生长于干燥的草原、悬岩的石缝或碎石中。分布于宁夏、甘肃、陕西等地。

**采收加工**　秋季采挖，除去须根和泥沙，晒干。

**性味归经**　苦，寒。归肝、胃、大肠经。

**功效主治**　退虚热，除疳热，清湿热。用于骨蒸潮热，小儿疳热，湿热泻痢，黄疸尿赤，痔疮肿痛。

**用法用量**　3～10g。

**临床应用**　1.慢性消耗性疾病（治疗肺结核病等某些慢性消耗性疾病过程中出现的低热日久不退，阴虚潮热，手足心热，骨蒸潮热等症）　常与银柴胡、秦艽、鳖甲、地骨皮、青蒿、知母、炙甘草各适量配伍，如清骨散。2.消化不良（用于小儿脾疳，或虫积腹痛，脘腹胀满，面色萎黄，体瘦身热，不思乳食，大便溏薄等）　常配用白术、使君子、山楂、人参、芦荟、黄连、茯苓、神曲、炒麦芽、炙甘草各适量，如《医宗金鉴》肥儿丸。3.湿热痢疾、痔　可单用胡黄连适量，有类似黄连之作用，也可与其他抗感染等药同用。

**使用注意**　外感风寒，血虚无热者忌用。

236　|　237　　中国道地药材速认速查小红书　　　　　　　　　**胡黄连**

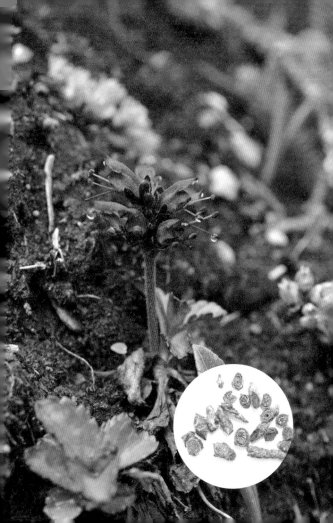

# 胡椒

**基　　原**　本品为胡椒科植物胡椒 *Piper nigrum* L. 的干燥近成熟果实或成熟果实。

**生境分布**　生长于荫蔽的树林中。分布于海南、广东、广西、云南等地。

**采收加工**　秋末至次春果实呈暗绿色时采收，晒干，为黑胡椒；果实变红时采收，用水浸渍数日，擦去果肉，晒干，为白胡椒。

**性味归经**　辛，热。归胃、大肠经。

**功效主治**　温中止痛，下气，消痰。用于胃寒呕吐，腹痛泄泻，食欲不振，癫痫痰多。

**用法用量**　0.6~1.5g，研粉吞服。外用：适量。

**临床应用**　1.慢性肠炎、胃炎（用于胃寒呕吐、食少、腹痛、泄泻等）　与高良姜、荜茇等配用；亦可单用本品研末置膏药中敷贴脐部。2.癫痫　用胡椒和荜茇的粗提物制剂，有一定作用。3.小儿哮喘　本品研粉置肺俞穴，膏药封贴。4.子宫脱垂　白胡椒、附片、肉桂、白芍、党参各20g，红糖60g。前5味研细末，加红糖和匀分30包，每日早、晚各服1包（服药前先饮少量酒），15日为1个疗程。5.小儿消化不良性腹泻　白胡椒、葡萄糖粉各1g。先将白胡椒研粉，再加葡萄糖粉。混匀，1岁以下每次服0.3~0.5g，3岁以上每次服0.5~1.5g（一般不超过2克），每日3次，连服1~3日为1个疗程。

**使用注意**　胃热或胃阴虚者忌用。

238　I　239　中国道地药材速认速查小红书　　胡椒

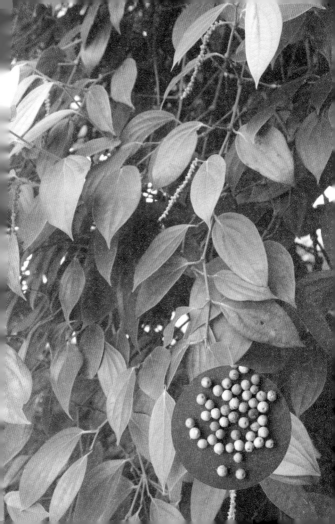

# 虎杖

**基　　原**　本品为蓼科植物虎杖 *Polygonum cuspidatum* Sieb. et Zucc. 的干燥根茎和根。

**生境分布**　生长于疏松肥沃的土壤，喜温和湿润气候，耐寒、耐涝。分布于江苏、江西、山东、四川等地。

**采收加工**　春、秋二季采挖，除去须根，洗净，趁鲜切短段或厚片，晒干。

**性味归经**　微苦，微寒。归肝、胆、肺经。

**功效主治**　利湿退黄，清热解毒，散瘀止痛，止咳化痰。用于湿热黄疸，淋浊，带下，风湿痹痛，痈肿疮毒，水火烫伤，经闭，癥瘕，跌打损伤，肺热咳嗽。

**用法用量**　9～15g。外用：适量，制成煎液或油膏涂敷。

**临床应用**　**1.高脂血症**　虎杖片，片重0.5g。口服，每次3片，每日3次，1日剂量相当于生药15g。治疗26例，用药后血清三酰甘油平均下降绝对值218.5mg%，显效占33.3%，有效占50%；血清胆固醇平均下降绝对值106.5mg%，显效占66.7%。**2.烧烫伤**　虎杖、虎杖鞣质及虎杖复方的多种制剂作为烧伤创面用药，具有促进结痂、抗感染等作用，能减少伤面渗出，防止水分及电解质丢失，加快创面愈合。临床观察表明虎杖制剂对烧伤有较好疗效。

**使用注意**　孕妇忌服。

240　|　241　中国道地药材速认速查小红书　　　　　**虎杖**

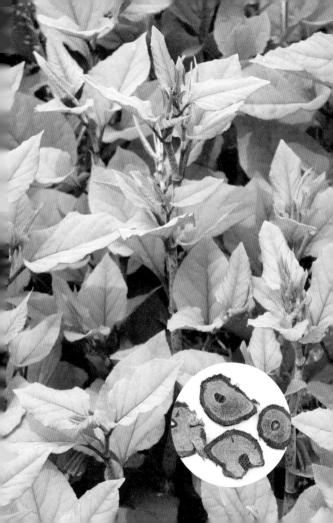

# 花椒

**基　原**　本品为芸香科植物青椒 Zanthoxylum schinifolium Sieb. et Zucc. 或花椒 Zanthoxylum bungeanum Maxim. 的干燥成熟果皮。

**生境分布**　生长于温暖湿润、土层深厚肥沃的壤土、沙壤土中。我国大部分地区有分布，但以四川产者为佳。

**采收加工**　秋季采收成熟果实，晒干，除去种子和杂质。

**性味归经**　辛，温。归脾、胃、肾经。

**功效主治**　温中止痛，杀虫止痒。用于脘腹冷痛，呕吐泄泻，虫积腹痛；外治湿疹，阴痒。

**用法用量**　3~6g，煎服。外用：适量，煎汤熏洗。

**临床应用**　**1.止痛**　花椒果皮制成50%的注射液。痛时肌注或穴位注射，每次2ml。共观察266例，其中腹痛（溃疡病、肠痉挛、胆绞痛）246例，有效240例；肝区痛4例，均有效；腰痛3例，有效2例；其他疼痛（头痛、心绞痛等）13例，有效5例。266例中疼痛完全缓解者186例，部分缓解者68例，无效12例。注射后一般10~15分钟疼痛缓解，可持续2~4小时。治疗中未见副作用。

**2.胆道蛔虫病**　花椒20粒，食醋10g，糖少许。煎煮后去花椒，一次服用。治疗胆道蛔虫病106例，治愈及好转者95例。

**使用注意**　阴虚火旺者及孕妇忌用。

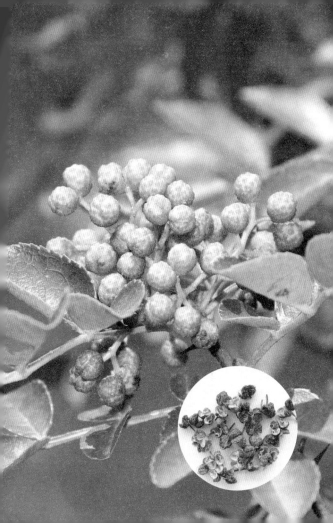

# 滑石

HUA SHI

**基　　原**　本品为硅酸盐类矿物滑石族滑石，主含含水硅酸镁 [Mg₃（Si₄O₁₀）（OH）₂]。

**基　　原**　本品为硅酸盐类矿物滑石族滑石，主含含水硅酸镁 $[Mg_3(Si_4O_{10})(OH)_2]$。

**生境分布**　多分布于变质岩、石灰岩、白云岩、菱镁矿及页岩中。分布于山东、江西、山西、辽宁等地。

**采收加工**　采得后，除去泥沙或杂石。

**性味归经**　甘、淡，寒。归膀胱、肺、胃经。

**功效主治**　利尿通淋，清热解暑；外用祛湿敛疮。用于热淋，石淋，尿热涩痛，暑湿烦渴，湿热水泻；外治湿疹，湿疮，痱子。

**用法用量**　10～20g，先煎。外用：适量。

**临床应用**　**1.反流性食管炎**　滑石、黄连、甘草、枳壳、陈皮按6：1：1：2：2的比例。共研细末，每次3g，每日3次，大枣10枚煎汤送下，4周为1个疗程。睡前2小时不进食，睡时将床头抬高15～20cm，避免弯腰、举重物。**2.慢性浅表性胃炎及十二指肠炎**　水飞滑石、醋制延胡索、炒白芍、甘草各等份。研末过筛，装胶囊，每丸0.6～0.7g，每次5丸，每日3次，饭前服。**3.重症泄泻**　滑石12g，熟地黄20g，阿胶、乌梅各10g，茯苓16g，泽泻、猪苓各9g。儿童用量酌减。随症加减，水煎服，每日1剂。**4.泌尿道感染、尿道结石**（对于小便赤热涩痛者）　常与车前子、冬葵子、通草等药各适量配伍，以抗感染、利尿排石。

**使用注意**　脾虚、热病伤津者及孕妇忌用。

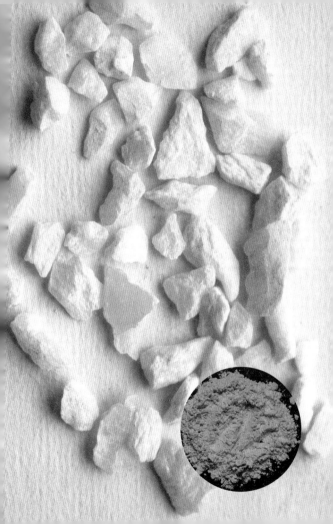

# 化橘红

**基　　原**　本品为芸香科植物化州柚 *Citrus grandis* 'Tomentosa' 或柚 *Citrus grandis* (L.) Osbeck 的未成熟或近成熟的干燥外层果皮。

**生境分布**　栽培于丘陵或低山地带。主要分布于广东化州、廉江、遂溪、徐闻，广西南宁、博白，浙江、江西、福建、台湾、湖北、湖南、四川、贵州、云南等地均有栽培。

**采收加工**　夏季果实未成熟时采收，置沸水中略烫后，将果皮割成5瓣或7瓣，除去果瓤及部分中果皮，压制成形，干燥。

**性味归经**　辛、苦，温。归肺、脾经。

**功效主治**　理气宽中，燥湿化痰。用于风寒咳嗽，咽痒痰多，食积伤酒，呕恶痞闷。

**用法用量**　3～6g。

**临床应用**　**呼吸道疾病**　临床将化橘红多糖制成颗粒冲剂，对呼吸道疾病患者进行临床疗效观察，共100例。结果：表明对慢性支气管炎、慢性阻塞性肺气肿的疗效较好，总有效率为81%；而对急性气管炎、支气管扩张合并感染的疗效较差。橘红多糖对慢性支气管炎肺气肿也具有良好治疗作用，经观察78例，总有效率为81%。

**使用注意**　气虚及阴虚有燥痰者不宜服。

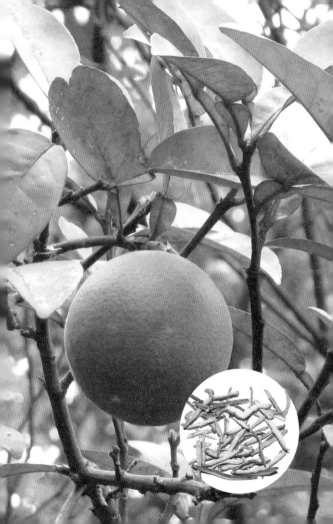

# 槐花

**基　　原**　本品为豆科植物槐 *Sophora japonica* L. 的干燥花及花蕾。

**生境分布**　生长于向阳、疏松、肥沃、排水良好的环境。全国大部分地区均产。

**采收加工**　夏季花将开放时采收，及时干燥，除去枝、梗及杂质。干燥花习称"槐花"，干燥槐花蕾习称"槐米"。

**性味归经**　苦，微寒。归肝、大肠经。

**功效主治**　清热泻火，凉血止血。用于便血，痔血，血痢，崩漏，吐血，衄血，肝热头痛，眩晕目赤。

**用法用量**　5～10g。

**临床应用**　**1.痔疮出血、便血**　多炒炭用，并常与地榆配伍；亦可与侧柏叶、枳壳、荆芥穗各适量配伍，如《集简方》槐花散。如因大肠湿热较盛，伤及脉络而致便血或痔疮出血，可与黄连适量配伍。痔疮出血兼便秘者，可与黄芩、火麻仁等清热、润肠药各适量配伍。治疗初、中期内痔出血，大便难，可用本品配伍地榆、浙贝母、白芷、桔梗各9g，金银花、茵陈各12g，土茯苓15g，甘草4.5g。水煎服，如槐榆散。**2.泌尿系感染**　用槐花萆薢浸膏12g，溶温水中服用，每日2～3次。治疗急性泌尿系感染28例，痊愈20例，好转5例，无效3例。

**使用注意**　脾胃虚寒者慎用。

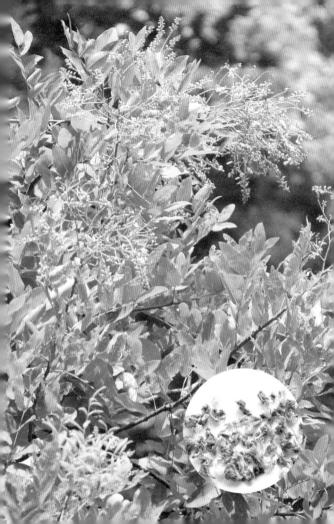

# 黄柏

**基　原**　本品为芸香科植物黄皮树 *Phellodendron chinense* Schneid. 的干燥树皮。习称"川黄柏"。

**生境分布**　生长于沟边、路旁，土壤比较肥沃的潮湿地。关黄柏分布于辽宁、吉林、河北等地；川黄柏分布于四川、贵州、湖北、云南等地。

**采收加工**　剥取树皮后，除去粗皮，晒干。

**性味归经**　苦，寒。归肾、膀胱经。

**功效主治**　清热燥湿，泻火除蒸，解毒疗疮。用于湿热泻痢，黄疸尿赤，带下阴痒，热淋涩痛，脚气痿躄，骨蒸劳热，盗汗，遗精，疮疡肿毒，湿疹湿疮。盐黄柏滋阴降火。用于阴虚火旺，盗汗骨蒸。

**用法用量**　3~12g。外用：适量。

**临床应用**　**1.细菌性痢疾**　黄柏适量。研细粉，以10%乙醇泛丸，每次4g，每日2次，7日为1个疗程，治疗慢性细菌性痢疾，结果均获良效。**2.肠炎**　黄柏、马齿苋、白头翁各50g。水煎成100ml，加2%普鲁卡因20ml备用，每晚睡觉前保留灌肠1次。治疗慢性结肠炎。有效率可达95%以上。**3.痔疮（合并感染）**　黄柏、红藤各60g。加水2000ml煎取1000ml，过滤去渣，趁热熏洗患部15~30分钟，每日2~3次。

**使用注意**　脾胃虚寒者忌用。

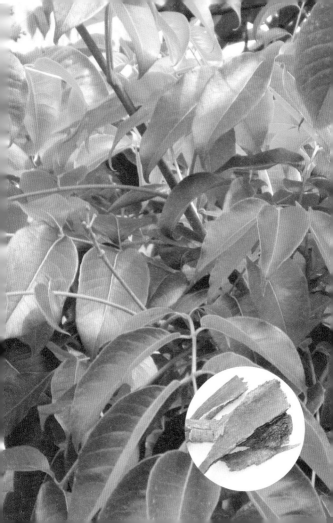

# 黄精

**基　原**　本品为百合科植物黄精*Polygonatum sibiricum* Red.、滇黄精 *Polygonatum kingianum* Coll.et Hemsl. 或多花黄精 *Polygonatum cyrtonema* Hua 的干燥根茎。按形状不同，习称"大黄精""鸡头黄精""姜形黄精"。

**生境分布**　生长于土层较深厚、疏松肥沃、排水和保水性能较好的土壤中。分布于贵州、湖南、浙江、广西、河北、河南、湖北等地。目前除贵州、湖南、广西主产姜形黄精优质外，安徽九华山所产者也属上品。北方河北、内蒙古大量出产者为鸡头黄精。

**采收加工**　春、秋二季采挖，除去须根，洗净，置沸水中略烫或蒸至透心，干燥。

**性味归经**　甘，平。归肺、脾、肾经。

**功效主治**　补气养阴，健脾，润肺，益肾。用于脾胃气虚，体倦乏力，胃阴不足，口干食少，肺虚燥咳，劳嗽咯血，精血不足，腰膝酸软，须发早白，内热消渴。

**用法用量**　9~15g。

**临床应用**　**1.糖尿病（对于消化渴证）**　多与黄芪、山药、花粉、生地黄、玄参等益气养阴药各适量同用。**2.低血压**　黄精、党参各30g，炙甘草10g。水煎顿服，每日1剂。治疗贫血性、感染性、直立性及原因不明性低血压患者，均有良效。

**使用注意**　凡脾虚有湿，咳嗽痰多，中寒便溏及痞满气滞者不宜服。

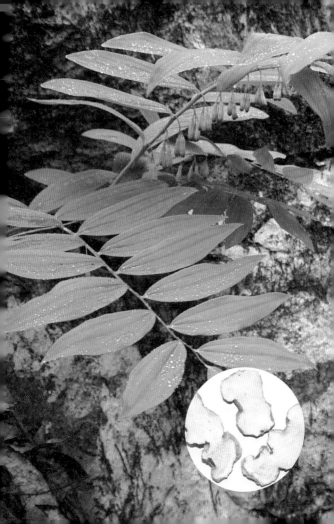

# 黄连

**基　原**　本品为毛茛科植物黄连 *Coptis chinensis* Franch.、三角叶黄连 *Coptis deltoidea* C. Y. Cheng et Hsiao 或云连 *Coptis teeta* Wall. 的干燥根茎。以上三种分别习称"味连""雅连""云连"。

**生境分布**　生长于海拔1000～1900m的山谷、凉湿荫蔽密林中，也有栽培品。分布于我国中部及南部各地。四川、云南产量较大。

**采收加工**　秋季采挖，除去须根及泥沙，干燥，撞去残留须根。

**性味归经**　苦，寒。归心、脾、胃、肝、胆、大肠经。

**功效主治**　清热燥湿，泻火解毒。用于湿热痞满，呕吐吞酸，泻痢，黄疸，高热神昏，心火亢盛，心烦不寐，心悸不宁，血热吐衄，目赤，牙痛，消渴，痈肿疔疮。外治湿疹，湿疮，耳道流脓。酒黄连善清上焦火热。用于目赤，口疮。姜黄连清胃和胃止呕。用于寒热互结，湿热中阻，痞满呕吐。萸黄连舒肝和胃止呕。用于肝胃不和，呕吐吞酸。

**用法用量**　2～5g。外用：适量。

**临床应用**　胃肠炎（治疗急性胃肠炎，口服黄连粉，有良效。**胃腹不适，呕吐酸水者**）　黄连1.5g，吴茱萸0.9g。共研细末，口服。胃热呕吐者，多以姜汁拌炒黄连用，可增强止呕作用。治疗急性肠炎，与黄芩、葛根、甘草各适量配伍，如葛根芩连汤。治疗慢性肠炎，用黄连配理中汤（人参、白术、干姜、炙甘草各适量），如连理汤。

**使用注意**　苦寒易伤脾胃，故脾胃虚寒者慎用。

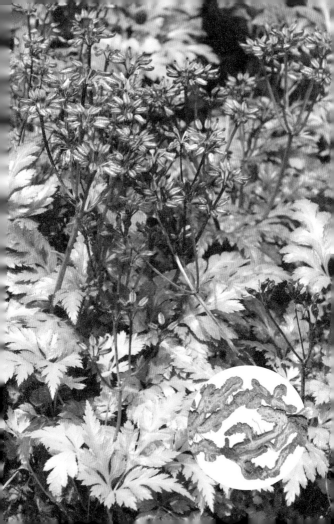

# 黄芪

**基　　原**　本品为豆科植物蒙古黄芪 *Astragalus membranaceus* (Fisch.) Bge. var. *mongholicus* (Bge.) Hsiao 或膜荚黄芪 *Astragalus membranaceus* (Fisch.) Bge. 的干燥根。

**生境分布**　生长于土层深厚、土质疏松、肥沃、排水良好、向阳高燥的中性或微酸性沙质土壤，平地或向阳的山坡均可种植。分布于山西、黑龙江、内蒙古等地，以山西雁北、忻州地区产黄芪、内蒙古及东北栽培的为优。

**采收加工**　春、秋二季采挖，除去须根和根头，晒干。

**性味归经**　甘，微温。归肺、脾经。

**功效主治**　补气升阳，固表止汗，利水消肿，生津养血，行滞通痹，托毒排脓，敛疮生肌。用于气虚乏力，食少便溏，中气下陷，久泻脱肛，便血崩漏，表虚自汗，气虚水肿，内热消渴，血虚萎黄，半身不遂，痹痛麻木，痈疽难溃，久溃不敛。

**用法用量**　9～30g。

**临床应用**　**1.充血性心力衰竭**　黄芪注射液8ml，静注，治疗气虚型充血性心力衰竭，对提高患者的心排血量、心脏指数、每搏量、每搏指数的作用明显。**2.病毒性心肌炎**　黄芪注射液（40g）静滴或口服黄芪冲剂（15g）。并配合抗心律失常药，治疗急性病毒性心肌炎有较好的疗效。

**使用注意**　疮疡初起，表实邪盛及阴虚阳亢等证，不宜用。

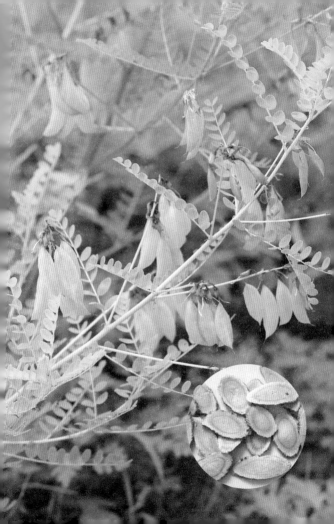

# 黄芩

**基　原**　本品为唇形科植物黄芩 *Scutellaria baicalensis* Georgi 的干燥根。

**生境分布**　生长于山顶、林缘、路旁、山坡等向阳较干燥的地方。分布于河北、山西、内蒙古，以及河南、陕西等地。以山西产量最多，河北承德产者质量最好。

**采收加工**　春、秋二季采挖，除去须根和泥沙，晒后撞去粗皮，晒干。

**性味归经**　苦，寒。归肺、脾、胆、大肠、小肠经。

**功效主治**　清热燥湿，泻火解毒，安胎，止血。用于湿温、暑湿，胸闷呕恶，湿热痞满，泻痢，黄疸，肺热咳嗽，高热烦渴，血热吐衄，痈肿疮毒，胎动不安。

**用法用量**　3～10g。

**临床应用**　**1.肠炎、腹泻**　本品与白芍、甘草、大枣各适量配用，以抗炎止泻止痛，如黄芩汤。**2.细菌性痢疾**　单用黄芩水煎服；或服用其水浸膏粉胶囊。亦可用黄芩配赤芍、白芍各9g，椿根白皮12g，甘草6g。水煎服，均有较好疗效。**3.胆系感染（用于湿热黄疸）**　多与茵陈、栀子、黄柏各适量同用。

**使用注意**　苦寒伤胃，脾胃虚寒者不宜使用。

　**黄芩**

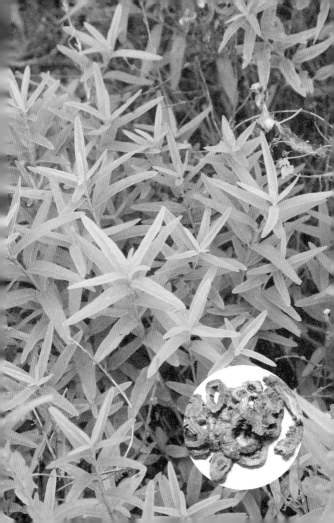

# 火麻仁

**基　　原**　本品为桑科植物大麻 *Cannabis sativa* L. 的干燥成熟果实。

**生境分布**　生长于土层深厚、疏松肥沃、排水良好的沙质土壤或黏质土壤里。主要分布于东北、华北、华东、中南等地。

**采收加工**　秋季果实成熟时采收，除去杂质，晒干。

**性味归经**　甘，平。归脾、胃、大肠经。

**功效主治**　润肠通便。用于血虚津亏，肠燥便秘。

**用法用量**　10～15g。

**临床应用**　1.便秘（用于习惯性便秘，属于津枯肠燥，大便燥结者）　常与杏仁、大黄、白芍各适量同用。如麻子仁丸。对于年老体虚，产后血虚所致的肠燥便秘，常与当归、生地黄等药各适量同作，如润肠丸。2.术后肠麻痹（用于胃溃疡、十二脂肠溃疡、胃肿瘤、溃疡穿孔、剖腹产及子宫肌瘤等腹部手术后的肠功能恢复）　火麻仁30g，桃红12g，大黄、党参、白术、陈皮、枳壳、赤芍、木香各9g。水煎40分钟，滤渣，再水煎30分钟，过滤。两滤液合并，浓缩至250ml，装瓶。灭菌备用，用时连服数日。3.烫火伤、皮肤化脓性感染　可用本品捣烂外敷。4.跌打损伤　火麻仁200g。煅炭，兑黄酒服。治一切跌打损伤，有良效。

**使用注意**　火麻仁大量食入，可引起中毒。

　　　　　　　　　　　　**火麻仁**

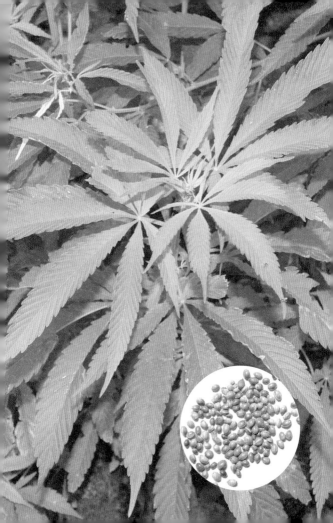

# 鸡血藤

**基　　原**　本品为豆科植物密花豆 *Spatholobus suberectus* Dunn 的干燥藤茎。

**生境分布**　生长于灌木丛中或山野间。分布于广西、广东、江西、福建、云南、四川等地。

**采收加工**　秋、冬二季采收，除去枝叶，切片，晒干。

**性味归经**　苦、甘，温。归肝、肾经。

**功效主治**　活血补血，调经止痛，舒筋活络。用于月经不调，痛经，经闭，风湿痹痛，麻木瘫痪，血虚萎黄。

**用法用量**　9～15g。

**临床应用**　1.再生障碍性贫血（对于再生障碍性贫血，头痛、头晕、手足麻木者）　可单用鸡血藤60～120g。水煎服，每日1剂，长期服用。亦可用鸡血藤5kg，冰糖2.5kg。制成鸡血藤膏，每服20g。2.白细胞减少症（对于放射性白细胞减少症）　可用鸡血藤配制成糖浆口服，有良好疗效。亦可用本品配虎杖、黄精各30g。水煎服。3.月经不调（用于闭经、月经后期、痛经，证属血虚或兼有瘀滞者）　以本品配当归、熟地黄、川芎等各适量。以补血活血，调药止痛。

**使用注意**　月经过多者慎用。

**鸡血藤**

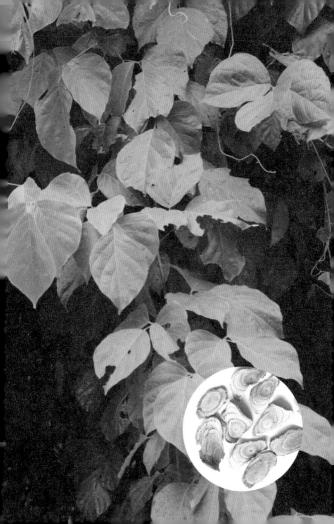

# 积雪草

**基　原**　本品为伞形科植物积雪草 *Centella asiatica* (L.) Urb. 的干燥全草。

**生境分布**　喜生于湿润的河岸、沼泽、草地中。原分布于印度，现广泛分布于世界热带、亚热带区，在我国主要分布于长江以南各省。

**采收加工**　夏、秋二季采收，除去泥沙，晒干。

**性味归经**　苦、辛，寒。归肝、脾、肾经。

**功效主治**　清热利湿，解毒消肿。用于湿热黄疸，中暑腹泻，石淋血淋，痈肿疮毒，跌扑损伤。

**用法用量**　15～30g。

**临床应用**　**1.止痛**　积雪草适量。晒干研细，每日3～4.5g，分3次服。治疗胸、背及腰部外伤性疼痛42例，27例止痛，14例好转，1例无效。**2.传染性肝炎**　鲜积雪草120g。加水500ml，浓煎成250ml，趁热加入冰糖60g溶化，分2次空腹服，7日为1个疗程。治疗10例，服药4日黄疸消退、食欲改善、恶心呕吐消失者3例，服药1周黄疸消退、消化道症状好转、胃纳增进者5例。肝大于服药2个疗程消退2例，3个疗程消退5例，4个疗程消退3例。

**使用注意**　脾胃虚寒者不宜。

**积雪草**

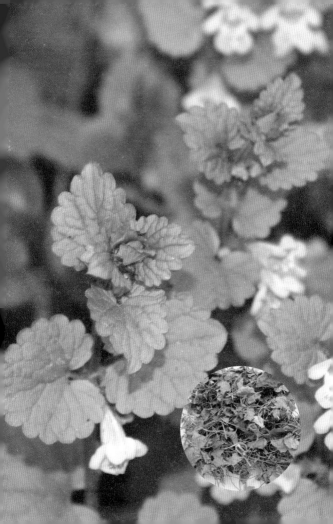

# 蒺藜

**基　原**　本品为蒺藜科植物蒺藜 *Tribulus terrestris* L. 的干燥成熟果实。

**生境分布**　生长于田野、路旁及河边草丛。全国各地均产。主要分布于河南、河北、山东、安徽、江苏、四川、山西、陕西。

**采收加工**　秋季果实成熟时采割植株，晒干，打下果实，除去杂质。

**性味归经**　辛、苦，微温；有小毒。归肝经。

**功效主治**　平肝解郁，活血祛风，明目，止痒。用于头痛眩晕，胸胁胀痛，乳闭乳痈，目赤翳障，风疹瘙痒。

**用法用量**　6～10g。

**临床应用**　**1.冠状动脉粥样硬化性心脏病**　用蒺藜皂苷制剂乙氧黄酮30mg，每日3次，8周为1个疗程，能有效地减低心绞痛的发生率。**2.缺血性脑血管病**　用乙氧黄酮对脑血栓导致的肢体瘫痪和失语，及椎基底动脉供血不足而致的眩晕等均有显著疗效。**3.白癜风**　白蒺藜丸适量。每次服1丸，每日2次，再用复方氮芥酊外搽，每日2～3次，3～6个月可收到满意疗效。**4.性功能低下**　乙氧黄酮治疗男性性功能低下，有效率在85％以上。

**使用注意**　血虚气弱者及孕妇慎服。

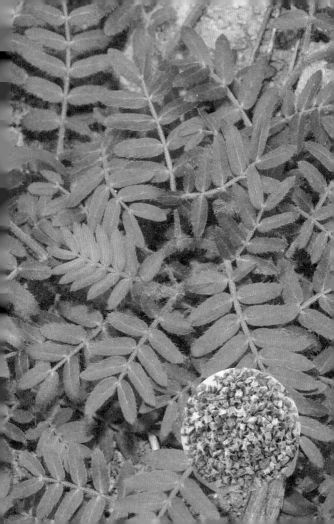

# 姜黄

JIANG HUANG

**基　原**　本品为姜科植物姜黄 *Curcuma longa* L. 的干燥根茎。

**生境分布**　生长于排水良好、土层深厚、疏松肥沃的沙质土壤。分布于四川、福建等地。

**采收加工**　冬季茎叶枯萎时采挖，洗净，煮或蒸至透心，晒干，除去须根。

**性味归经**　辛、苦，温。归肝、脾经。

**功效主治**　破血行气，通经止痛。用于胸胁刺痛，胸痹心痛，痛经经闭，癥瘕，风湿肩臂疼痛，跌扑肿痛。

**用法用量**　3~10g。外用：适量。

**临床应用**　**1.心绞痛**　口服姜黄浸膏片或服姜黄散（与当归、木香和乌药配伍），可缓解心腹痛。**2.高脂血症**　口服姜黄浸膏片（每片相当于生药3.5g）每次5片，每日3次，有显著疗效。**3.胆囊炎、肝胆结石、上腹痛（治疗胆囊炎、胁痛）**　姜黄、郁金各9g，茵陈15g，黄连、肉桂各3g，延胡索6g。水煎服。治疗慢性胆囊炎、肝胆结石，用姜黄、大黄、鸡内金、佛手、枳实各9g，乌药5g，茵陈15g，焦栀子10g，滑石、甘草各30g。水煎服，每日1剂，连服1~2周即可控制病情，对肝胆结石疗效尤佳。治疗胆石症、黄疸及胃痛，亦可单用姜黄1~6g。研末或煎汤分服，每日1剂。

**使用注意**　孕妇慎服。

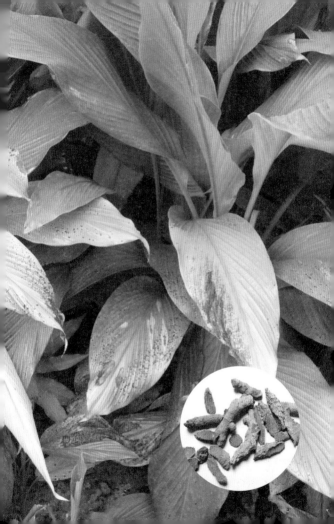

# 僵蚕

**基　　原**　本品为蚕蛾科昆虫家蚕 *Bombyx mori* Linnaeus 4～5龄的幼虫感染（或人工接种）白僵菌 *Beauveria bassiana* (Bals.) Vuillant 而致死的干燥体。

**生境分布**　生长于桑树种植地区，多为饲养。分布于浙江、江苏、四川等养蚕区。

**采收加工**　多于春、秋季生产，将感染白僵菌病死的蚕干燥。

**性味归经**　咸、辛，平。归肝、肺、胃经。

**功效主治**　息风止痉，祛风止痛，化痰散结。用于肝风夹痰，惊痫抽搐，小儿急惊，破伤风，中风口㖞，风热头痛，目赤咽痛，风疹瘙痒，发颐痄腮。

**用法用量**　5～10g。

**临床应用**　**1.癫痫**　脱脂僵片治疗癫痫，可使癫痫发作程序减轻，次数减少，其中对原发性癫痫和因外伤所致的癫痫疗效较好，对大、小发作均有效。每片0.3g，每次0.9～1.5g，病情重者可增至4.5～9g，每日3次。**2.糖尿病**　白僵蚕片对临床轻型糖尿病有一定疗效，对35例糖尿病的有效率达71.1%；三多症状缓解率为85.6%；尿糖控制率为85.7%；空腹血糖控制有效率为85%。

**使用注意**　血虚无风者慎服。

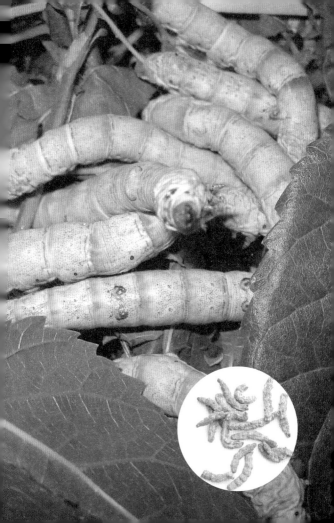

# 降香

**基　　原**　本品为豆科植物降香檀 *Dalbergia odorifera* T. Chen 树干和根的干燥心材。

**生境分布**　生长于中海拔地区的山坡疏林中、林边或村旁。分布于广东、广西、云南等地。

**采收加工**　全年均可采收，除去边材，阴干。

**性味归经**　辛，温。归肝、脾经。

**功效主治**　化瘀止血，理气止痛。用于吐血，衄血，外伤出血，肝郁胁痛，胸痹刺痛，跌扑伤痛，呕吐腹痛。

**用法用量**　9～15g，后下。外用：适量，研末敷患处。

**临床应用**　**1.跌打损伤所致的体内处出血、瘀滞疼痛**　本品种煎服或为末外敷。治疗刀伤出血，以本品配五味子、铜绿各适量为末敷患处，其止血作用较单用本品为强。**2.心脑血管疾病**　降香、川芎、赤芍、丹参、红花各等份。组成冠心Ⅱ号，治疗心脑血管缺血性疾病，有较好的活血化瘀功能。据观察，总有效率为94.2%。

**使用注意**　血热妄行、色紫浓厚、脉实便秘者禁用。

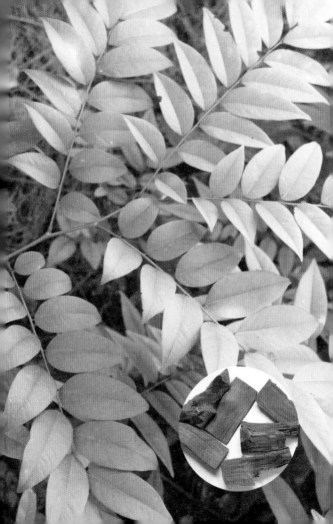

# 桔梗

**基　　原**　本品为桔梗科植物桔梗 *Platycodon grandiflorum* (Jacq.) A. DC. 的干燥根。

**生境分布**　适宜在土层深厚、排水良好、土质疏松而含腐殖质的沙质壤土上栽培。我国大部分地区均产。以华北、东北地区产量较大，华东地区、安徽产品质量较优。

**采收加工**　春、秋二季采挖，洗净，除去须根，趁鲜刮去外皮或不去外皮，干燥。

**性味归经**　苦、辛，平。归肺经。

**功效主治**　宣肺，利咽，祛痰，排脓。用于咳嗽痰多，胸闷不畅，咽痛音哑，肺痈吐脓。

**用法用量**　3～10g。

**临床应用**　**1.肺炎**　桔梗15g，鱼腥草36g。煎至200ml，每次口服30ml，每日3～4次。治疗肺炎28例，均为细菌感染。26例治愈，X线阴影5～22日内吸收，平均9.4日，白细胞恢复正常3.9日。如与抗生素同用可起协同作用。**2.慢性支气管炎**　由桔梗、鱼腥草、重楼、清半夏、罂粟壳为主，配合氨茶碱、苯海拉明片。每片含生药0.3g，每次3片，每日3次。

**使用注意**　凡阴虚久咳及有咳血倾向者均不宜用。

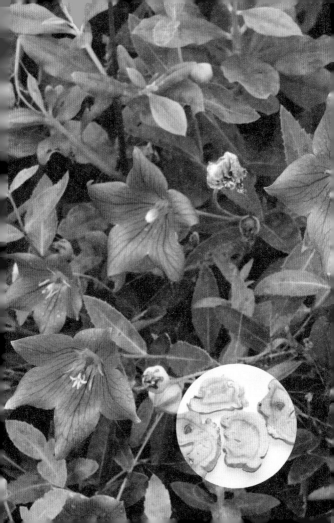

# 芥子

**基　　原**　本品为十字花科植物白芥 *Sinapis alba* L. 或芥 *Brassica juncea* (L.) Czern. et Coss. 的干燥成熟种子。前者习称"白芥子"，后者习称"黄芥子"。

**生境分布**　主要分布于安徽、河南、河北、山西、山东、四川等地。

**采收加工**　夏末秋初果实成熟时采割植株，晒干，打下种子，除去杂质。

**性味归经**　辛，温。归肺经。

**功效主治**　温肺豁痰利气，散结通络止痛。用于寒痰咳嗽，胸胁胀痛，痰滞经络，关节麻木、疼痛，痰湿流注，阴疽肿毒。

**用法用量**　3～9g。外用：适量。

**临床应用**　**1.面神经麻痹**　白芥子适量。开水洗净，研细，加开水调糊，涂患者面部（口角左歪涂右侧，右歪涂左侧），再用注射针头划破患侧颊黏膜，涂少量芥汁，一般涂药6～8小时后面部呈紫褐色，严重时起水泡，此时将药除去，如水泡破裂可按一般外伤处理。治疗5例，用药3～11日后全部治愈。**2.胸胁迸伤**　白芥子、三七、桃仁各1.5g。研细粉末为1包，每次1包，每日2次，用温开水或黄酒送服，治疗19例，痊愈18例，无效1例。

**使用注意**　肺虚咳嗽，阴虚火旺者禁服。内服过量可致呕吐。外敷一般不超过10～15min，时间过长，易起泡化脓。

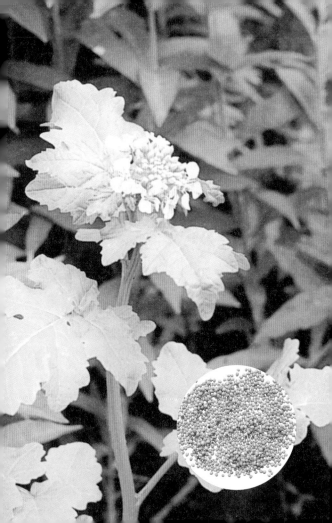

# 金果榄

**基　原**　本品为防己科植物金果榄 *Tinospora capillipes* Gagnep. 或青牛胆 *Tinospora sagittata* (Oliv.)Gagnep. 的干燥块根。

**生境分布**　金果榄生长于疏林下或灌木丛中，有时也生长于山上岩石旁边的红壤地中。分布于广东、广西、贵州等地。

**采收加工**　秋、冬二季采挖，除去须根，洗净，晒干。

**性味归经**　苦，寒。归肺、大肠经。

**功效主治**　清热解毒，利咽，止痛。用于咽喉肿痛，痈疽疔毒，泄泻，痢疾，脘腹疼痛。

**用法用量**　3～9g。外用：适量，研末吹喉或醋磨涂敷患处。

**临床应用**　**1.急性咽炎、扁桃体炎、咽喉肿痛又吞咽困难**　用本品磨汁。饮服；或配金银花、岗梅根，方如二金汤；对咽部化脓性炎症，还可用金果榄6g，加入冰片6.3g，吹入局部，效果亦好。**2.静脉炎**　将金果榄切成薄片浸泡于75％的乙醇中，10日后去渣即成金果榄酒，将纱布敷料浸泡于乙醇中密封备用。用时取金果榄酒纱布敷料（4层）敷于病变部位，每次5～30分钟，每日敷2～3次。共局部湿敷30例输液后静脉炎患者，2日内治愈5例，3～5日内治愈20例，有3例湿敷4日症状减轻，又改用其他方法治疗。4日内治愈率约90％。

**使用注意**　脾胃虚弱者慎服。

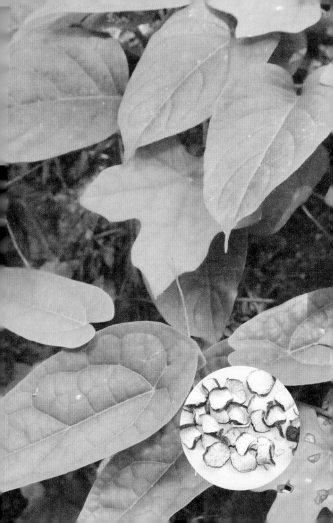

# 金钱白花蛇 JIN QIAN BAI HUA SHE

**基　　原**　本品为眼镜蛇科动物银环蛇 *Bungarus multicinctus* Blyth 的幼蛇干燥体。

**生境分布**　栖息于平原、丘陵的多水地带或山坡、田野、路旁。分布在安徽、浙江、福建、台湾、湖北、湖南、广东、广西、海南、贵州、云南。

**采收加工**　夏、秋二季捕捉，剖开腹部，除去内脏，擦净血迹，用乙醇浸泡处理后，盘成圆形，用竹签固定，干燥。

**性味归经**　甘、咸，温；有毒。归肝经。

**功效主治**　祛风，通络，止痉。用于风湿顽痹，麻木拘挛，中风口眼㖞斜，半身不遂，抽搐痉挛，破伤风，麻风，疥癣。

**用法用量**　2～5g。研粉吞服1～1.5g。

**临床应用**　肿瘤（利用其祛风攻毒，主治疥癣恶疮）　临床上多以金钱白花蛇研末吞服，借其温通透达之性，以毒攻毒之能，疗治多种恶性肿瘤，多有效果。

**使用注意**　阴虚血少及内热生风者禁服。

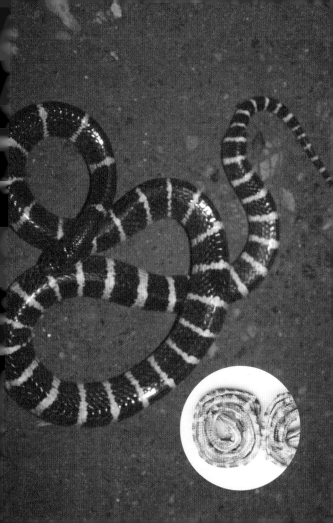

# 金钱草

**基　　原**　本品为报春花科植物过路黄 *Lysimachia christinae* Hance 的干燥全草。

**生境分布**　生长于山坡路旁、沟边以及林缘阴湿处。江南各省（区）均有分布。

**采收加工**　夏、秋二季采收，除去杂质，晒干。

**性味归经**　甘、咸，微寒。归肝、胆、肾、膀胱经。

**功效主治**　除湿退黄，利尿通淋，解毒消肿。用于湿热黄疸，胆胀胁痛，石淋，热淋，小便涩痛，痈肿疔疮，蛇虫咬伤。

**用法用量**　15～60g。

**临床应用**　**1.黄疸型肝炎**　金钱草、茵陈、虎杖各9g，紫金牛15g，仙鹤草12g。水煎服，每日1剂。或用金钱草配蒲公英、板蓝根各30g。每日1剂。又常与茵陈、栀子、虎杖等药同用，以保肝利胆，消退黄疸。**2.膀胱结石**　金钱草、龙须草、车前草各15g。煎服。**3.泌尿系结石**　金钱草30g，海金沙6g，生鸡内金4.5g（研末），石韦、瞿麦各15g，冬葵子10g。水煎服。**4.泌尿道结石**　金钱草60g。煎汤代茶饮。金钱草配海金沙等煎服，对膀胱及输尿管结石疗效良好；金钱草配石韦，对肾结石疗效较好。

**使用注意**　凡阴疽诸毒、脾虚泄泻者，忌捣汁生服。

282　|　283　中国道地药材速认速查小红书　　　　**金钱草**

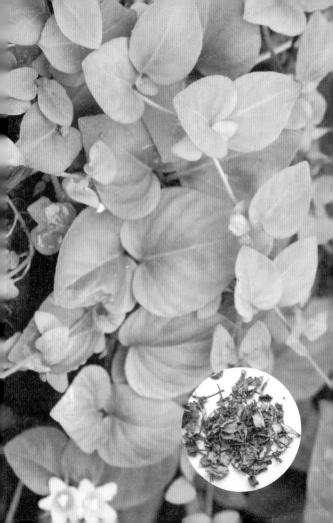

# 金银花

**基　　原**　本品为忍冬科植物忍冬 *Lonicera japonica* Thunb. 的干燥花蕾或带初开的花。

**生境分布**　生长于路旁、山坡灌木丛或疏林中。我国南北各地均有分布，以山东产量大，河南新密二花质佳。

**采收加工**　夏初花开放前采收，干燥。

**性味归经**　甘，寒。归肺、心、胃经。

**功效主治**　清热解毒，疏散风热。用于痈肿疔疮，喉痹，丹毒，热毒血痢，风热感冒，温病发热。

**用法用量**　6～15g。

**临床应用**　**1.上呼吸道感染**　对于急性咽炎、急性扁桃体炎、咽喉肿痛，症属风热者，常与连翘、桔梗、薄荷、荆芥、淡竹叶、牛蒡子、甘草配伍，如银翘散。咽喉炎症也可用本品15g，配甘草3g。泡茶频服。**2.大叶性肺炎、肺脓肿（对于高热、口渴、脉洪大，属热入气分者）**　常与石膏等药配用。**3.肺结核合并呼吸道感染**　用金银花注射液或银黄片（含金银花提取液100mg、黄芩素80mg/片）治疗。

**使用注意**　脾胃虚寒及气虚疮疡脓清者忌用。

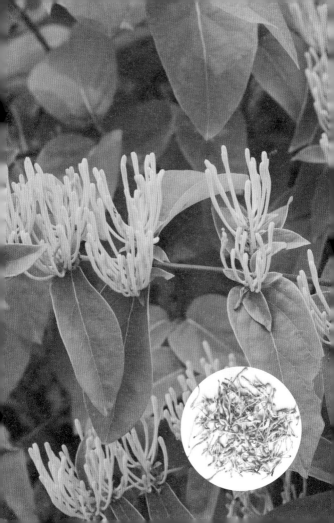

# 金樱子

**基　　原**　本品为蔷薇科植物金樱子 *Rosa laevigata* Michx. 的干燥成熟果实。

**生境分布**　生长于向阳多石山坡灌木丛中。分布于广东、四川、云南、湖北、贵州等地。

**采收加工**　10～11月果实成熟变红时采收，干燥，除去毛刺。

**性味归经**　酸、甘、涩，平。归肾、膀胱、大肠经。

**功效主治**　固精缩尿，固崩止带，涩肠止泻。用于遗精滑精，遗尿尿频，崩漏带下，久泻久痢。

**用法用量**　6～12g。

**临床应用**　**1.子宫脱垂**　取金樱子干品水煎2次，去渣浓缩，使每500ml含生药相当于500g。每日120ml，早、晚分服。连服3日为1个疗程，间隔3日，再连服3日为第2个疗程。治疗203例，痊愈16例，好转138例，有效率约为76%。治疗中部分有便秘、腹痛、小腹痛、下腹胀满感等，个别发生咳嗽。经初步观察，对脱垂程度较轻、没有白带的患者疗效较好。而对脱垂程度严重、年龄大的患者，只能作为一种辅助治疗。**2.盗汗**　金樱子60g，猪瘦肉50～100g。炖熟，每晚睡前饮汤吃肉，连服3～4日。用上述方法治疗多例盗汗均有显著疗效。

**使用注意**　本品功专收敛，故有实邪者不宜用。

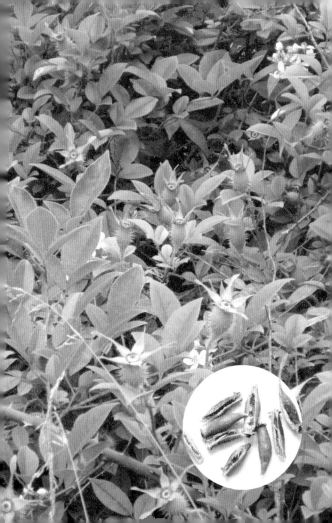

# 京大戟

**基　原**　本品为大戟科植物大戟 *Euphorbia pekinensis* Rupr. 的干燥根。

**生境分布**　生长于山坡、路旁、荒地、草丛、林缘及疏林下。分布于江苏、四川、江西、广西等地。

**采收加工**　秋、冬二季采挖，洗净，晒干。

**性味归经**　苦，寒；有毒。归肺、脾、肾经。

**功效主治**　泻水逐饮，消肿散结。用于水肿胀满，胸腹积水，痰饮积聚，气逆咳喘，二便不利，痈肿疮毒，瘰疬痰核。

**用法用量**　1.5～3g。入丸、散服，每次1g。内服：醋制用。外用：适量，生用。

**临床应用**　**1.肾炎及全身性水肿**　可单用本品或配伍他药。**2.流脑、睾丸炎、附睾结核**　大戟45g，山慈姑、五倍子各60g，续随子霜30g，麝香9g，朱砂、雄黄各22.5g。共为细末，用糯米糊作锭子，每锭1.5g，内服，每次3g，开水磨服。外用可醋磨涂患处，或用冷开水或冷茶汁调服，如《片玉心书》玉枢丹（又名紫金锭）。**3.精神分裂症、躁狂症**　用京大戟浓煎剂（15～30g，或酌情增减）。早晨空腹服，15～20日为1个疗程。亦可并用氯丙嗪，每日200mg。**4.癫痫**　亦可用控涎丹。**5.疮疡肿毒**　以鲜根或鲜叶捣敷。

**使用注意**　孕妇禁用；不宜与甘草同用。

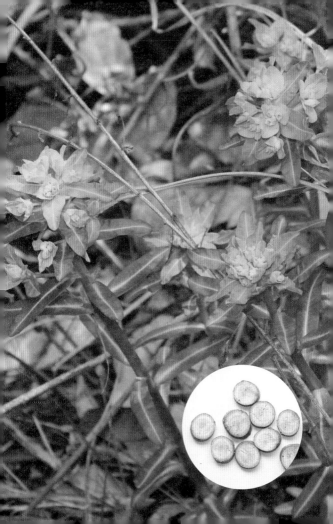

# 荆芥

**基　原**　本品为唇形科植物荆芥 *Schizonepeta tenuifolia* Briq. 的干燥地上部分。

**生境分布**　多为栽培。全国各地均有出产，其中以江苏、浙江、江西、湖北、河北为主要产区。

**采收加工**　夏、秋二季花开到顶、穗绿时采割，除去杂质，晒干。

**性味归经**　辛，微温。归肺、肝经。

**功效主治**　解表散风，透疹，消疮。用于感冒，头痛，麻疹，风疹，疮疡初起。

**用法用量**　5~10g。

**临床应用**　**1.感冒（对于风热重，咳嗽，咽喉肿痛者）**　常与连翘、薄荷、桑叶、菊花等各适量配用；对于风寒重，头痛、鼻塞者，常与防风、羌活、独活、柴胡、茯苓、川芎、前胡、桔梗、枳壳、甘草各适量配用，如荆防败毒散。**2.风疹、麻疹（对疹透不畅，高烧不退、谵语、惊厥者）**　常与防风、薄荷、牛蒡子、犀角、黄连、黄芩、大青叶、人中黄、连翘、芦根、灯心草各适量配用，如《医宗金鉴》荆防解毒汤。**3.荨麻疹**　用荆芥穗细末均匀撒布于受治皮肤表面，然后用手掌反复揉搓，至手掌与皮肤有热感为度。轻者1~2次可愈，重者2~4次可愈。亦可用荆防解毒汤。

**使用注意**　本品性主升散，凡表虚自汗、阴虚头痛者忌服。

**荆芥**

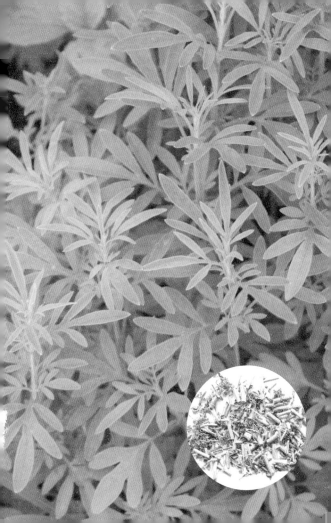

# 九香虫

JIU XIANG CHONG

**基　　原**　本品为蝽科昆虫九香虫 *Aspongopus Chinensis* Dallas 的干燥体。

**生境分布**　此虫以成虫越冬，隐藏于石隙间。分布于云南、贵州、四川、广西等地。

**采收加工**　11月至次年3月前捕捉，置适宜容器内，用酒少许将其闷死，取出阴干；或置沸水中烫死，取出，干燥。

**性味归经**　咸，温。归肝、脾、肾经。

**功效主治**　理气止痛，温中助阳。用于胃寒胀痛，肝胃气痛，肾虚阳痿，腰膝酸痛。

**用法用量**　3～9g。

**临床应用**　**1.血管瘤**　九香虫若干只。盛于纸盒或瓶中备用。用时取镊子2把，1把夹住虫体前半部，另1把夹破虫体尾部，挤出其腹腔内容物，涂在血管瘤上，视其大小而定，涂布均匀为度。每日3～4次，连用数日，7日至1个月为1个疗程。治疗4例皆愈。**2.急、慢性腰肌劳损**　九香虫、陈皮各适量。水煎服，治疗7例急慢性腰肌劳损，均获得良好疗效。**3.喘息型慢性气管炎**　九香虫适量。用火焙焦，研成面与鸡蛋搅匀，再用芝麻油或棉油煎鸡蛋，每日1次，每次用鸡蛋、九香虫各1个，连续服用，服药期间，忌大油和吸烟，有效率达160%。

**使用注意**　阴虚内热者禁服。

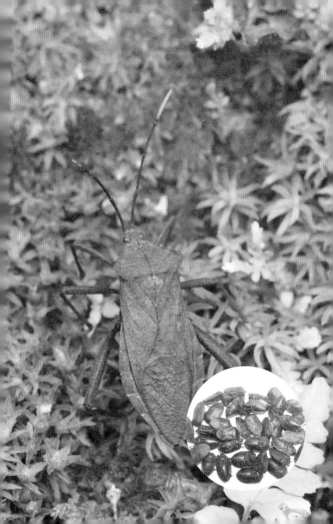

# 菊花

**基　　原**　本品为菊科植物菊 *Chrysanthemum morifolium* Ramat. 的干燥头状花序。

**生境分布**　喜温暖湿润，阳光充足，忌遮阴。耐寒，稍耐旱，怕水涝，喜肥。菊花均系栽培，全国大部分省份均有种植，其中以安徽、浙江、河南、四川等地为主产区。

**采收加工**　9～11月花盛开时分批采收，阴干或焙干，或熏、蒸后晒干。

**性味归经**　甘、苦，微寒。归肺、肝经。

**功效主治**　疏散风热，平肝明目，清热解毒。用于风热感冒，头痛眩晕，目赤肿痛，眼目昏花，疮痈肿毒。

**用法用量**　5～10g。

**临床应用**　1.感冒、流行性感冒（对于外感风热，温病初起，发热，头痛等证）　常用杭菊花配伍桑叶、杏仁、连翘、桔梗、芦根、薄荷、甘草各适量，如《温病条辨》桑菊饮。2.急性结膜炎（用于肝经风热或肝火上攻所致的目赤肿痛）　常与桑叶、夏枯草等各适量配伍。3.视神经炎、中心性浆液性脉络膜视网膜病变　菊花、枸杞子、熟地黄、山药、山茱萸、泽泻、茯苓、牡丹皮各适量，如杞菊地黄丸（汤）。对于目暗不明，属肝肾阴虚者，疗效尤佳。

**使用注意**　气虚胃寒、食减泄泻者慎服。

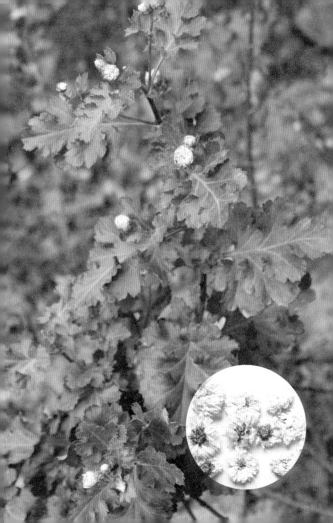

# 决明子

**基　　原**　本品为豆科植物决明 *Cassia obtusifolia* L. 或小决明 *Cassia tora* L. 的干燥成熟种子。

**生境分布**　生长于村边、路旁和旷野等处。分布于安徽、广西、四川、浙江、广东等地，南北各地均有栽培。

**采收加工**　秋季采收成熟果实，晒干，打下种子，除去杂质。

**性味归经**　甘、苦、咸，微寒。归肝、肾、大肠经。

**功效主治**　清肝明目，润肠通便。用于目赤涩痛，羞明多泪，头痛眩晕，目暗不明，大便秘结。

**用法用量**　9～15g。

**临床应用**　1.**眼科疾病（治疗急性结膜炎）**　轻者可单用本品煎服；或用决明子配菊花各15g，木贼9g。水煎服。肝热目赤涩痛较重者，可用本品与夏枯草、千里光各适量配合；风热目赤，畏光多泪者，则常与桑叶、菊花、白蒺藜各适量同用。本品还用于视网膜炎、青光眼及视神经萎缩等。2.**高血压动脉粥样硬化**　决明子10g。泡茶饮服。对于头昏头痛，属肝阳上亢者，可与黄芩、菊花、钩藤等各适量配伍。水煎服，以降血压，降低血清胆固醇，平肝镇痛。3.**慢性便秘**　可单味煎服；或泡茶服；或研末服，有润肠通便作用。

**使用注意**　气虚便溏者慎用。

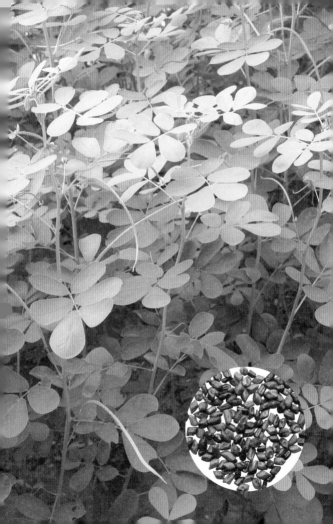

# 苦参

**基　原**　本品为豆科植物苦参 *Sophora flavescens* Ait. 的干燥根。

**生境分布**　我国各地均产。生长于沙地或向阳山坡草丛中及溪沟边。

**采收加工**　春、秋二季采挖，除去根头和小支根，洗净，干燥，或趁鲜切片，干燥。

**性味归经**　苦，寒。归心、肝、胃、大肠、膀胱经。

**功效主治**　清热燥湿，杀虫，利尿。用于热痢，便血，黄疸尿闭，赤白带下，阴肿阴痒，湿疹，湿疮，皮肤瘙痒，疥癣麻风；外治滴虫阴道炎。

**用法用量**　4.5～9g。外用：适量，煎汤洗患处。

**临床应用**　**1.急性细菌性痢疾**　苦参30～45g。水煎浓缩至60～90ml，每次服20～30ml，每日3次。腹痛较重者，可用苦参配黄柏、白芍各9g，甘草6g。或服用苦参流浸膏片（每片0.5g），每次5片，每日2次；亦可用针剂肌注或静注。**2.阿米巴痢疾**　可单味煎服；或配伍其他药。**3.急性肠炎**　可单味煎服；亦可同马齿苋、车前草等各适量配用。**4.急性传染性肝炎**　可用苦参制剂；黄疸明显者，常与栀子、龙胆各适量合用。

**使用注意**　不宜与藜芦同用。

苦参

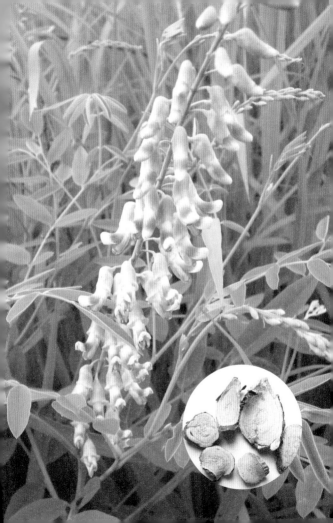

# 苦杏仁

**基　　原**　本品为蔷薇科植物杏 *Prunus armeniaca* L.或山杏 *Prunus armeniaca* L. var. *ansu* Maxim.、西伯利亚杏 *Prunus sibirica* L.、东北杏 *Prunus mandshurica* (Maxim.) Koehne 的干燥成熟种子。

**生境分布**　多栽培于低山地或丘陵山地。我国大部分地区均产，分布于东北各省，以内蒙古、辽宁、河北、吉林产量最大。山东产者质优。

**采收加工**　夏季采收成熟果实，除去果肉及核壳，取出种子，晒干。

**性味归经**　苦，微温；有小毒。归肺、大肠经。

**功效主治**　降气止咳平喘，润肠通便。用于咳嗽气喘，胸满痰多，肠燥便秘。

**用法用量**　5～10g，生品入煎剂后下。

**临床应用**　**1.慢性气管炎**　取带皮苦杏仁与等量冰糖研碎混合，制成杏仁糖，早、晚各服9g，10日为1个疗程，总有效率为96.8%。对咳、痰、喘都有治疗作用，一般服药后3～4日见效。**2.急、慢性呼吸道感染**　苦杏仁、生半夏各等份。研细末，制成糊状药，外敷两足涌泉穴，用胶布固定，早、晚各更换1次，对急性上呼吸道感染、急慢性气管炎有一定效果。**3.流行性感冒（对于风热咳嗽者）**　亦可用桑菊饮。

**使用注意**　内服不宜过量，以免中毒。

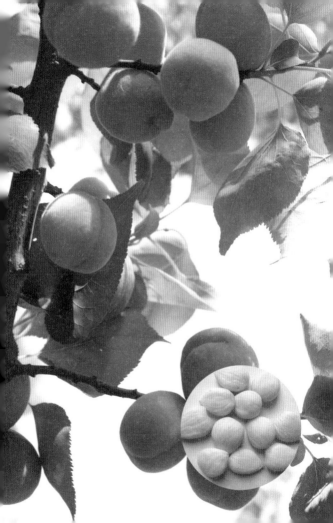

# 款冬花

KUAN DONG HUA

**基　　原**　本品为菊科植物款冬 *Tussilago farfara* L. 的干燥花蕾。

**生境分布**　栽培或野生于河边、沙地。分布于河南、甘肃、山西、陕西等地。甘肃灵台产者称"灵台冬花"，品质最优。

**采收加工**　12月或地冻前当花尚未出土时采挖，除去花梗及泥沙，阴干。本品不宜日晒，不可见雾、露、雨和雪，否则不易保持色泽鲜艳。

**性味归经**　辛、微苦，温。归肺经。

**功效主治**　润肺下气，止咳化痰。用于新久咳嗽，喘咳痰多，劳嗽咯血。

**用法用量**　5～10g。

**临床应用**　1.慢性阻塞性肺病（用于慢性支气管炎、支气管哮喘、肺气肿，以及慢性支气管炎急性发作，证属寒饮咳嗽、气促痰鸣者）　常配伍麻黄、细辛、紫菀、射干、款冬花、五味子、半夏、生姜、大枣各适量，如《金匮要略》射干麻黄汤。2.急性气管炎（对咳嗽痰多者）　可用本品配伍杏仁、知母、桑白皮等各适量。3.肺结核（对于咳嗽，痰中带血者）　本品与百合各适量同用，如《济生方》百花丸。

**使用注意**　大便溏泄者不宜用。

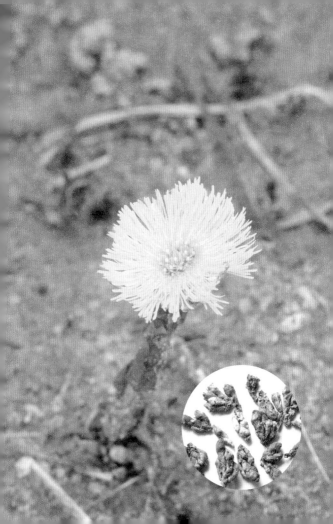

# 雷丸

**基　　原**　本品为白蘑科真菌雷丸 *Omphalia lapidescens* Schroet. 的干燥菌核。

**生境分布**　多寄生于病竹根部。分布于长江流域以南各省及甘肃、陕西、湖北、河南等地。主要分布于四川、贵州、云南、湖北、广西、陕西。此外，浙江、湖南、广东、安徽、福建等地也有分布。

**采收加工**　秋季采挖，洗净，晒干。

**性味归经**　微苦，寒。归胃、大肠经。

**功效主治**　杀虫消积。用于绦虫病，钩虫病，蛔虫病，虫积腹痛，小儿疳积。

**用法用量**　15～21g，不宜入煎剂。一般研粉服，每次5～7g，饭后用温水调服，每日3次，连服3日。

**临床应用**　**绦虫病**　单用雷丸粉30g。空腹凉开水调末吞服。徐氏用雷丸粉剂每次18～20g，或用雷丸素每次0.3g，皆每日3次，连用3日，治疗本病54例，证实雷丸对绦虫有较强的驱除作用。吴氏结合西藏习惯，将雷丸粉20g，加适量糌粑、白糖，空腹服，每日3次，连服3日，治疗数百例效果满意。单用雷丸粉末，加白糖调匀服下，每次15～20g，每日3次，连用3日。亦可装胶囊中吞服，或与槟榔、木香等配用。

**使用注意**　有虫积而脾胃虚寒者慎服。

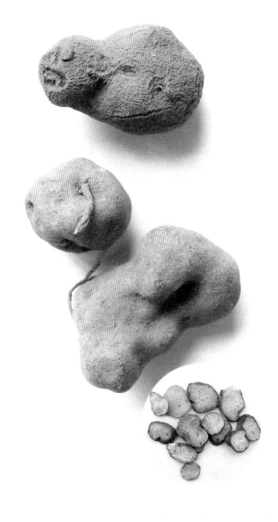

# 荔枝核

**基　　原**　本品为无患子科植物荔枝 *Litchi chinensis* Sonn. 的干燥成熟种子。

**生境分布**　多栽培于果园。分布于福建、广东、广西等地。

**采收加工**　夏季采摘成熟果实，除去果皮及肉质假种皮，洗净，晒干。

**性味归经**　甘、微苦，温。归肝、肾经。

**功效主治**　行气散结，散寒止痛。用于寒疝腹痛，睾丸肿痛。

**用法用量**　5～10g。

**临床应用**　**1.糖尿病**　将荔枝核水煎浓缩至厚浸膏，干燥，制粒、压片，每片0.3g。每次4～6片，每日3次，连服3个月为1个疗程。服药期间不再同时服用其他药物。适当控制饮食，维持原来食量（一般主食每日为250～350g）。接受治疗的30例糖尿病患者中，显效9例，有效10例，改善6例。**2.浅表性胃炎**　采用理中丸加味（荔枝核、党参、干姜、炙甘草、白术、茯苓、丁香、小茴香、藿香等组成）治疗浅表性胃炎60例，总有效率为91.6%。提示本方具有健脾补气作用。

**使用注意**　无寒湿气滞者慎服。

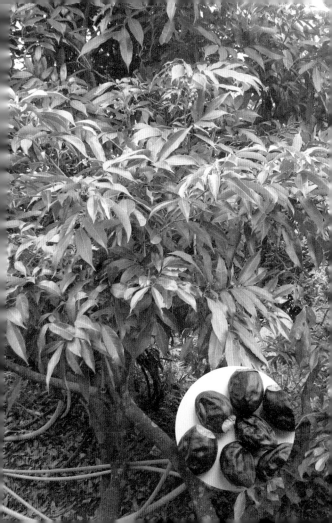

# 连钱草

**基　　原**　本品为唇形科植物活血丹 *Glechoma longituba* (Nakai) Kupr. 的干燥地上部分。

**生境分布**　生长于田野、林缘、路边、林间草地、溪边河畔或村旁阴湿草丛中。除西北、内蒙古外，全国各地均产。

**采收加工**　春至秋季采收，除去杂质，晒干。

**性味归经**　辛、微苦，微寒。归肝、肾、膀胱经。

**功效主治**　利湿通淋，清热解毒，散瘀消肿。用于热淋，石淋，湿热黄疸，疮痈肿痛，跌打损伤。

**用法用量**　15～30g。外用：适量，煎汤洗。

**临床应用**　**1.膀胱结石**　连钱草、龙须草、车前草各15g。水煎服。或连钱草、藕节各100g。水煎服。**2.肾及输尿管结石**　连钱草120g。煎水冲蜂蜜，每日服2次。**3.肾炎性水肿**　连钱草、萹蓄各30g，荠菜花15g。水煎服。

**使用注意**　血虚者及孕妇禁服。

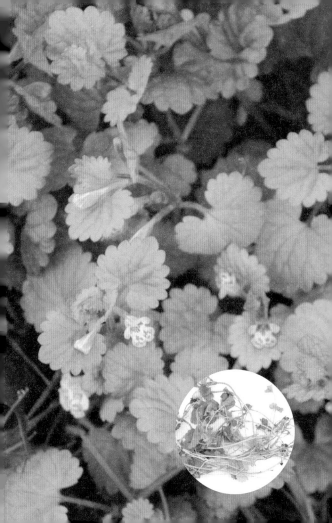

# 连翘

**基　　原**　本品为木犀科植物连翘 *Forsythia suspensa* (Thunb.) Vahl 的干燥果实。

**生境分布**　生长于山野荒坡或栽培。主要分布于山西、河南、陕西等地。

**采收加工**　秋季果实初熟尚带绿色时采收，除去杂质，蒸熟，晒干，习称"青翘"；果实熟透时采收，晒干，除去杂质，习称"老翘"。

**性味归经**　苦，微寒。归肺、心、小肠经。

**功效主治**　清热解毒，消肿散结，疏散风热。用于痈疽，瘰疬，乳痈，丹毒，风热感冒，温病初起，温热入营，高热烦渴，神昏发斑，热淋涩痛。

**用法用量**　6～15g。

**临床应用**　1.流行性感冒、流行性脑脊髓膜炎、腮腺炎　常与金银花、大青叶、板蓝根等各适量配用。对温热病热陷心包，见高热、脱水、烦躁、神昏、谵语者，与犀角、玄参、莲子心、淡竹叶、麦冬各适量配用，如清官汤。2.白喉、上呼吸道感染（治疗局限性咽白喉、轻度中毒性白喉和急性咽炎、急性扁桃体炎等上呼吸道感染）　连翘、黄芩各1871g，玄参1560g，麦冬935g。制成合剂，每次服10～15ml，每日4次。如清喉饮。

**使用注意**　脾胃虚寒及气虚脓清者不宜用。

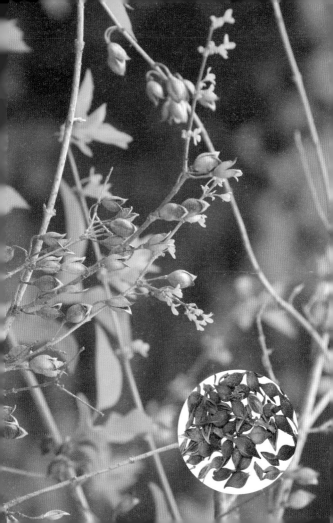

# 莲子

**基　　原**　本品为睡莲科植物莲 *Nelumbo nucifera* Gaertn. 的干燥成熟种子。

**生境分布**　生长于池塘、湿润的田野中。分布于湖南（湘莲）、福建（建莲）、江苏（湖莲）、浙江等南方各地池沼湖塘中。

**采收加工**　秋季果实成熟时采割莲房，取出果实，除去果皮，干燥。

**性味归经**　甘、涩，平。归脾、肾、心经。

**功效主治**　补脾止泻，止带，养心安神，益肾固精。用于脾虚泄泻，带下，遗精，心悸失眠。

**用法用量**　6～15g。

**临床应用**　**1.消化不良**　多与人参、白术、茯苓、山药等各适量同用，如《太平惠民和剂局方》参苓白术散；亦可单味为末服。**2.遗精，滑精**　常配沙苑子、菟丝子、莲须、鹿茸等各适量同用。**3.神经衰弱**　常配麦冬、远志、茯神、柏子仁等清心安神药各适量同用。

**使用注意**　中满痞胀及大便燥结者忌服。

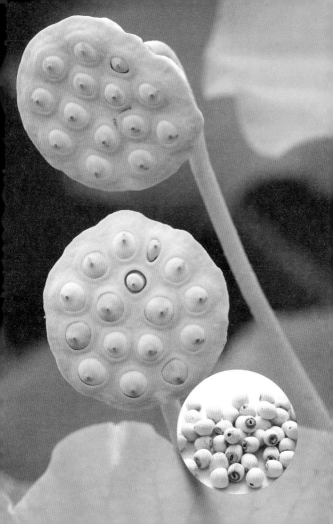

# 两面针

**基　　原**　本品为芸香科植物两面针 *Zanthoxylum nitidum* (Roxb.) DC. 的干燥根。

**生境分布**　生长于山野。分布于华南各省及台湾、云南各地。

**采收加工**　全年可采挖，洗净，切片或段，晒干。

**性味归经**　苦、辛，平；有小毒。归肝、胃经。

**功效主治**　活血化瘀，行气止痛，祛风通络，解毒消肿。用于跌扑损伤，胃痛，牙痛，风湿痹痛，毒蛇咬伤；外治烧烫伤。

**用法用量**　5～10g。外用：适量，研末调敷或煎水洗患处。

**临床应用**　**1.麻醉**　两面针用于表面麻醉、局部麻醉，用于口腔科手术可代替氯乙烷。制成0.5%溶液可行局部麻醉，用于一般门诊小手术、输卵管结扎术、扁桃体切除术、阑尾切除术等。应用共62例，麻醉效果稳定，无不良反应，亦无肝、肾损害作用，注射后经3～6分钟即产生麻醉作用。**2.牙本质过敏症**　临床上采用中草药两面针总生物碱浸膏（用乙醇作提取液）治疗牙本质过敏症，效果满意。采用热透疗法：用小棉球蘸取两面针浸膏涂布敏感区，即用烤热的充填器头置于棉球上，使产生气雾，以病员可以耐受为度，重复2～3次。用热透法每周1次，3次为1个疗程，1次治疗后症状消失，可不再治疗；经3次治疗症状无改善，属无效，终止治疗。

**使用注意**　不能过量服用；忌与酸味食物同服。

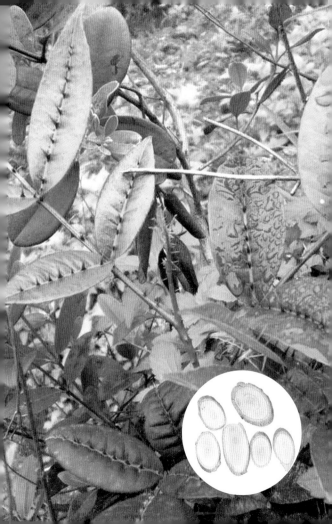

# 灵芝

**基　原**　本品为多孔菌科真菌赤芝 *Ganoderma lucidum* (Leyss. ex Fr.) Karst. 或紫芝 *Ganoderma sinense* Zhao，Xu et Zhang 的干燥子实体。

**生境分布**　全国大部分地区有栽培，南方庐山最为出名。

**采收加工**　全年采收，除去杂质，剪除附有朽木、泥沙或培养基质的下端菌柄，阴干或在40～50 ℃烘干。

**性味归经**　甘，平。归心、肺、肝、肾经。

**功效主治**　补气安神，止咳平喘。用于心神不宁，失眠心悸，肺虚咳喘，虚劳短气，不思饮食。

**用法用量**　6～12g。

**临床应用**　1.神经衰弱与神经衰弱候群（治疗神经衰弱及多种疾病所致的失眠、多梦、心悸、怔忡、健忘、呆滞等，证属心气虚、心血虚者）　单用灵芝适量；或配龙眼肉、桑椹等各适量。2.高脂血症　单用灵芝适量煎服；或制成片剂（每片相当于干燥灵芝1g），每次服3片，每日3次。亦可服用糖浆剂或醇剂。3.冠状动脉粥样硬化性心脏病心绞痛　单用灵芝适量煎服；或服用2%灵芝酊剂。4.潜在型及慢性克山病　子实体糖浆对潜在型者疗效较好，孢子糖浆对慢性者疗效较好，可明显改善症状、心脏功能和心电图。

**使用注意**　实证患者慎服。

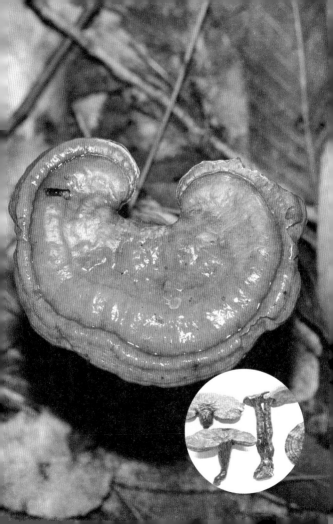

# 龙胆

**基　　原**　本品为龙胆科植物龙胆 *Gentiana scabra* Bge.、条叶龙胆 *Gentiana manshurica* Kitag.、三花龙胆 *Gentiana triflora* Pall. 或坚龙胆 *Gentiana rigescens* Franch. 的干燥根和根茎。

**生境分布**　生长于山坡草丛、灌木丛中及林缘。分布于黑龙江、吉林、辽宁、内蒙古、河北、山东、江苏、安徽、浙江、福建、江西、湖南、湖北、贵州、四川、广东、广西等地。

**采收加工**　春、秋二季采挖，洗净，干燥。

**性味归经**　苦，寒。归肝、胆经。

**功效主治**　清热燥湿，泻肝胆火。用于湿热黄疸，阴肿阴痒，带下，湿疹瘙痒，肝火目赤，耳鸣耳聋，胁痛口苦，强中，惊风抽搐。

**用法用量**　3～6g。

**临床应用**　1.急性传染性肝炎、胆囊炎（对胸胁疼痛、湿热黄疸者）　常与茵陈、栀子各适量同用。2.泌尿生殖系统感染（治疗急性肾盂肾炎、膀胱炎、尿道炎、急性睾丸炎、阴囊局部感染、睾丸肿痛、阴痒湿痒、白带症）　常与黄芩、栀子、车前子、泽泻、木通、柴胡、当归、生地黄、甘草各适量配伍，如龙胆泻肝汤；又常与苦参、黄柏各适量配伍。治疗膀胱炎，亦可用龙胆配海金沙、滑石各9g，石韦15g，甘草6g。水煎服。

**使用注意**　脾胃虚弱作泄及无湿热实火者忌服。

　**龙胆**

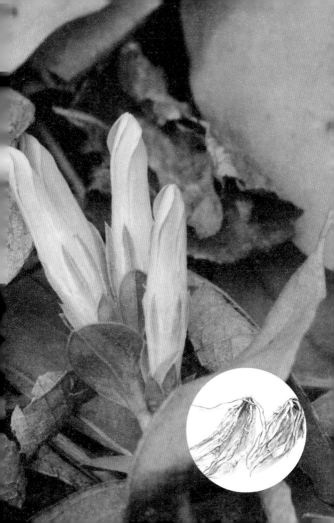

# 龙眼肉

LONG YAN ROU

**基　　原**　本品为无患子科植物龙眼 *Dimocarpus longan* Lour. 的假种皮。

**生境分布**　生长于低山丘陵台地半常绿季雨林。分布于福建、广西、台湾、广东等地，云南、贵州、四川等地也有栽培。

**采收加工**　夏、秋二季采收成熟果实，干燥，除去壳、核，晒至干爽不黏。

**性味归经**　甘，温。归心、脾经。

**功效主治**　补益心脾，养血安神。用于气血不足，心悸怔忡，失眠健忘，血虚萎黄。

**用法用量**　9～15g。

**临床应用**　**1.血液病（治疗再生障碍性贫血，血小板减少性紫癜，心脾两虚者）**　可与当归、白术、茯神、黄芪、酸枣仁、党参、木香、炙甘草、当归、远志各适量配伍，如归脾汤。**2.神经官能症（治疗神经衰弱，神经性心悸亢进症，失眠、健忘、心悸，属心脾两虚者）**　也可用归脾汤治疗；或单用本品，每次30～60g。**3.虚证（用于病后体虚，产后血虚，或脑力减退）**　可单用本品，持续服用。**4.颅脑损伤后遗症**　龙眼肉、女贞子、核桃仁各15g，生、熟地黄各18g，何首乌、枸杞子、补骨脂、全当归各10g，芝麻20g，桑椹30g。水煎服。

**使用注意**　湿阻中满及有停饮者不宜用。

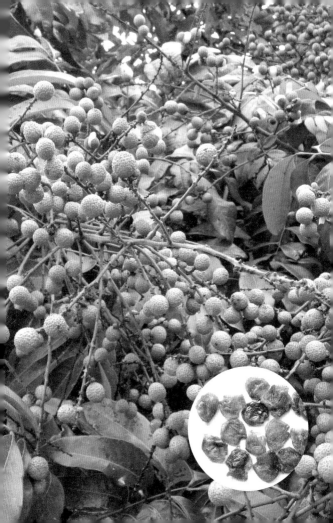

# 漏芦

**基　　原**　本品为菊科植物祁州漏芦 *Rhaponticum uniflorum* (L.) DC. 的干燥根。

**生境分布**　生长于向阳的草地、路旁、山坡。祁州漏芦分布于河北、辽宁、山西等地；禹州漏芦分布于湖北、安徽、河南等地。

**采收加工**　春、秋二季采挖，除去须根及泥沙，晒干。

**性味归经**　苦，寒。归胃经。

**功效主治**　清热解毒，消痈，下乳，舒筋通脉。用于乳痈肿痛，痈疽发背，瘰疬疮毒，乳汁不通，湿痹拘挛。

**用法用量**　5~9g。

**临床应用**　**1.肥胖症**　漏芦、决明子、泽泻、荷叶、汉防己各15g，生地黄、黑豆、水牛角、黄芪各30g，红参6g，蜈蚣2条。水煎浓缩至100ml，口服，每次50ml，每日2次。体重在90kg以上者每次可加至75ml。**2.乳腺囊性增生病**　漏芦、鹿角霜各15g，柴胡3g，郁金、山慈菇、皂角刺各10g。上药制成冲剂3包，每次1包，每日3次，1个月为1个疗程。月经期间停药。另可用消癖散（漏芦、王不留行、制香附各200g，瓜蒌仁、全当归各300g，薏苡仁500g，乳香、没药、甘草各10g，共为细末），每次10g，每日2次，开水送服，1个月为1个疗程。

**使用注意**　孕妇慎用。

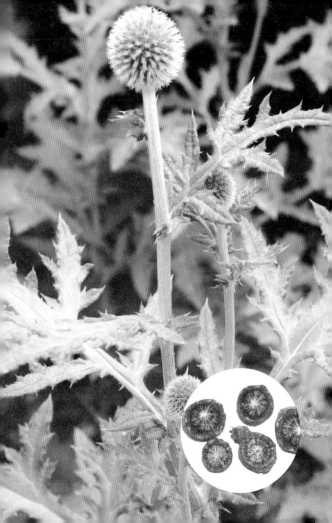

# 芦荟

**基　　原**　本品为百合科植物库拉索芦荟 *Aloe barbadensis* Miller、好望角芦荟 *Aloe ferox* Miller 或其他同属近缘植物叶的汁液浓缩干燥物。

**生境分布**　生长于排水性能良好、不易板结的疏松土质中。福建、台湾、广东、广西、四川、云南等地有栽培。

**采收加工**　全年可采，割取植物的叶片，收集流出的液汁，置锅内熬成稠膏，倾入容器，冷却凝固后即得。

**性味归经**　苦，寒。归肝、胃、大肠经。

**功效主治**　泻下通便，清肝泻火，杀虫疗疳。用于热结便秘，惊痫抽搐，小儿疳积；外治癣疮。

**用法用量**　2～5g，宜入丸、散。外用：适量，研末敷患处。

**临床应用**　**1.便秘（用于治疗热积便秘）**　一般服用本品8～12小时即可通便。**2.外科感染（对痈肿、扭伤、烧伤）**　以鲜芦荟叶适量。捣碎外敷或绞汁涂患处，对局部炎症有消散止痛作用，促进软组织再生，加速愈合，不留瘢痕。**3.急性病毒性肝炎（对于转氨酶持续不降、兼见便秘、头晕、头痛、耳鸣、烦躁等，证属肝经实热者）**　常配龙胆、栀子、青黛、当归、黄连、黄柏、黄芩、大黄、木香、麝香各适量，如《宣明论》当归龙荟丸。

**使用注意**　孕妇慎用。

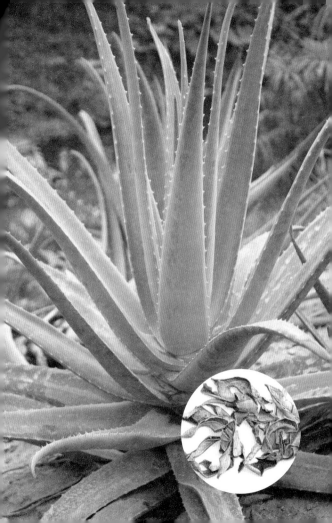

# 炉甘石

**基　原**　本品为碳酸盐类矿物方解石族菱锌矿，主含碳酸锌（$ZnCO_3$）。

**生境分布**　分布于广西、湖南、四川、云南等地。

**采收加工**　采挖后洗净，晒干，除去杂石。

**性味归经**　甘，平。归肝、脾经。

**功效主治**　解毒明目退翳，收湿止痒敛疮。用于目赤肿痛，睑弦赤烂，翳膜遮睛，胬肉攀睛，溃疡不敛，脓水淋漓，湿疮瘙痒。

**用法用量**　外用：适量。

**临床应用**　**1.缺锌症**　炉甘石（醋制）600mg。加水100ml，糖20g，制成糖浆口服，每次10ml，每日3次，（成人每日量2～10g）。用于治疗儿童缺锌症，经临床初步观察，取得明显疗效。**2.外痔**　炉甘石30g。研细末，与香油15g调成稠糊，均匀涂于大瓷碗内，再用艾叶30g点燃烟熏上药糊，熏后调入冰片末3g。根据痔核大小，用本药1～2g，香油调成糊状涂擦患处，每晚1次。结果：患者60例，治愈56例，好转2例，无效2例，治愈率约为93.3%。**3.结膜炎、睑缘炎**（用于目赤翳障，烂弦风眼）　以本品同黄连、黄柏、冰片合用。配制成炉甘石散，外用点眼。治疗目赤肿痛，可用本品火煅经黄连汁淬，并配伍珍珠粉、朱砂各适量，外用点眼，如玉华丹。

**使用注意**　本品宜炮制后使用，专作外用，不作内服。

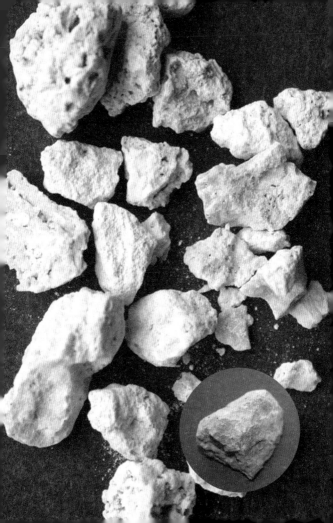

# 鹿茸

**基　　原**　本品为鹿科动物梅花鹿 *Cervus nippon* Temminck 或马鹿 *Cervus elaphus* Linnaeus 的雄鹿未骨化密生茸毛的幼角。前者习称"花鹿茸"，后者称"马鹿茸"。

**生境分布**　梅花鹿主产于吉林、辽宁、内蒙古；马鹿主产于黑龙江、吉林、青海、新疆、四川、福建等省区。

**采收加工**　夏、秋二季锯取鹿茸，经加工后，阴干或烘干。

**性味归经**　甘、咸，温。归肝、肾经。

**功效主治**　壮肾阳，益精血，强筋骨，调冲任，托疮毒。用于肾阳不足，精血亏虚，阳痿滑精，宫冷不孕，羸瘦，神疲，畏寒，眩晕，耳鸣，耳聋，腰膝冷痛，筋骨痿软，崩漏带下，阴疽不敛。

**用法用量**　1～2g，研末冲服。

**临床应用**　**1.性功能减退（用于肾阳虚衰，对阳痿不举者）**　可单用研末服；或配山药酒浸服。对阳痿遗精、尿频者，常与山茱萸、杜仲、熟地黄、枸杞子、五味子、山药、牛膝、菟丝子、麦冬各适量配伍，以补肾壮阳，固精涩尿，如十补丸。**2.神经衰弱（用于气虚阳衰，体弱、肢冷、疲劳、腰酸、阳痿、脉迟无力）**　常与人参各适量配伍。**3.贫血（用于重度贫血，属于精血不足，阳气衰弱者）**　可与当归、鸡血藤、黄芪等各适量配伍。

**使用注意**　高血压、肝炎、肾炎患者忌用。不宜与降糖药、水杨酸类药物合用。

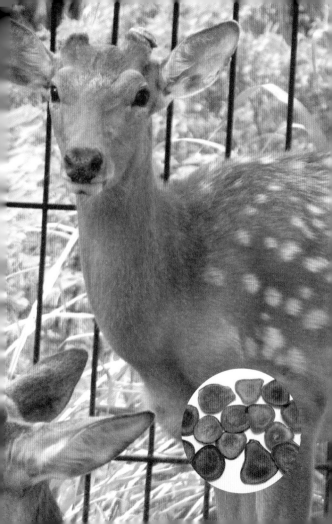

# 罗布麻叶

LUO BU MA YE

**基　　原**　本品为夹竹桃科植物罗布麻 *Apocynum venetum* L. 的干燥叶。

**生境分布**　生长于河岸、山沟、山坡的沙质地。分布于我国东北、西北、华北等地。

**采收加工**　夏季采收，除去杂质，干燥。

**性味归经**　甘、苦，凉。归肝经。

**功效主治**　平肝安神，清热利水。用于肝阳眩晕，心悸失眠，浮肿尿少。

**用法用量**　6～12g。

**临床应用**　1.高脂血症　罗布麻胶囊。每次4粒，每日3次，结果：患者83例，显效46例，有效17例，无效20例，总有效率约为75.9％。2.慢性气管炎　罗布麻叶制成罗布麻雪茄烟（内含罗布麻叶30％，晒烟叶70％，并加入少量冰片，甲级香料等）。每次以半支燃吸，每日不超过5支，停吸其他一切杂烟，观察时间为1～1.5个月。结果：患者106例，好转67例，显效34例，无效5例，总有效率约为95.3％。3.感冒　罗布麻500g。加水500ml，煎至250ml，加防腐剂，口服，每次50～100ml，每日2次。或制成50％注射液，每次2ml，每日2～3次，肌注。

**使用注意**　脾胃虚寒者，不宜长期服用。

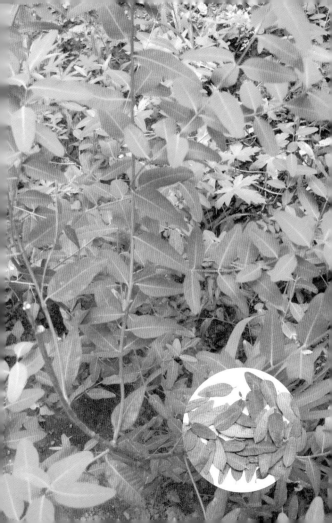

# 罗汉果

LUO HAN GUO

**基　原**　本品为葫芦科植物罗汉果 *Siraitia grosvenorii* (Swingle) C. Jeffrey ex A. M. Lu et Z. Y. Zhang 的干燥果实。

**生境分布**　生长于海拔300～500m的山区；有栽培。主产广西地区，多为栽培品。

**采收加工**　秋季果实由嫩绿色变深绿色时采收，晾数日后，低温干燥。

**性味归经**　甘，凉。归肺、大肠经。

**功效主治**　清热润肺，利咽开音，滑肠通便。用于肺热燥咳，咽痛失音，肠燥便秘。

**用法用量**　9～15g。

**临床应用**　1.祛痰、镇咳　罗汉果的传统用法是泡水饮用，民间将罗汉果用开水泡或用水煎，其功效为祛痰、镇咳等。罗汉果浸出液可抑制变链菌的致龋作用。2.慢性咽炎　配合其他中药制成罗汉果复方药物。临床应用表明，以罗汉果为主要成分，配以其他中药制成的复方药物已得到广泛应用，主要用于镇咳祛痰、治疗慢性咽喉炎等。如镇咳祛痰合剂，内含罗汉果、望江南、枇果、款冬花、甘草等，具有镇咳、祛痰、抗炎及抑菌作用。又如法半夏罗汉果川贝枇杷膏的镇咳祛痰作用明显。罗汉果咽喉片有抗炎，还有显著镇痛、抑菌，临床观察应用于121例慢性咽炎患者，总有效率为97.5%。

**使用注意**　脾胃虚寒者忌服。

**罗汉果**

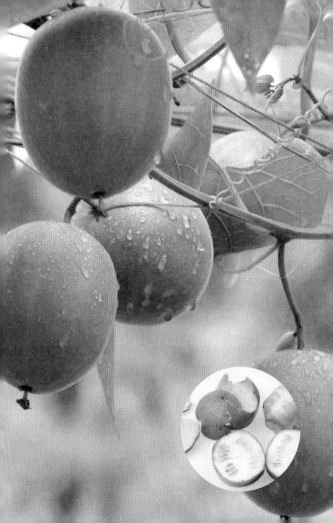

# 麻黄

**基　　原**　本品为麻黄科植物草麻黄 *Ephedra sinica* stapf、中麻黄 *Ephedra intermedia* Schrenk et C. A. Mey.或木贼麻黄 *Ephedra equisetina* Bge. 的干燥草质茎。

**生境分布**　生长于干燥的山冈、高地、山田或干枯的河床中。分布于吉林、辽宁、内蒙古、河北、河南、山西等地。

**采收加工**　秋季采割绿色草质茎，晒干。

**性味归经**　辛、微苦，温。归肺、膀胱经。

**功效主治**　发汗解表，宣肺平喘，利水消肿。用于风寒感冒，胸闷喘咳，风水浮肿。蜜麻黄润肺止咳。多用于表证已解，气喘咳嗽。

**用法用量**　2~10g。

**临床应用**　**1.泌尿系结石**　自拟方（麻黄10g，木贼12g，金钱草60g，黄芪、海金沙、赤小豆各30g，鸡内金6g，猪苓、茯苓各15g）治疗右输尿管下端结石1例显效；以麻黄附子细辛汤治疗肾结石疼痛，半小时疼痛减轻，1小时疼痛消失。**2.过敏性皮肤病**（治疗急、慢性荨麻疹、血管神经性水肿、湿疹、药疹、漆过敏等）　麻黄4.5g，蝉蜕、浮萍各9g，槐花6g，黄连、甘草各3g。水煎2次，分早、晚服，可缓解过敏反应的皮肤黏膜症状。

**使用注意**　本品发散力强，多汗、虚喘者当慎用。本品能升高血压、兴奋中枢神经系统，故高血压、失眠患者也需慎用。

**麻黄**

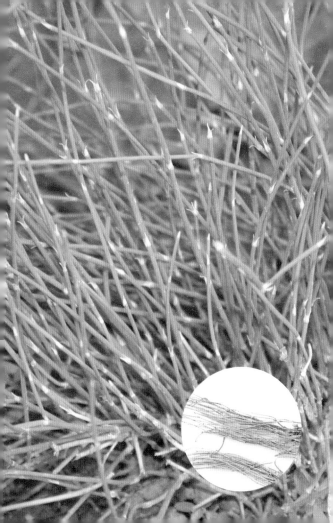

# 马勃

**基　原**　本品为灰包科真菌脱皮马勃 *Lasiosphaera fenzlii* Reich.、大马勃 *Calvatia gigantea* (Batsch. ex Pers.) Lloyd 或紫色马勃 *Calvatia lilacina* (Mont. et Berk.) Lloyd 的干燥子实体。

**生境分布**　生长于旷野草地上。分布于内蒙古、甘肃、吉林、辽宁等地。

**采收加工**　夏、秋二季子实体成熟时及时采收，除去泥沙，干燥。

**性味归经**　辛，平。归肺经。

**功效主治**　清肺利咽，止血。用于风热郁肺咽痛，音哑，咳嗽。外治鼻衄，创伤出血。

**用法用量**　2～6g。外用：适量，敷患处。

**临床应用**　**上消化道出血**　马勃100g。用水浸泡2小时后加水1000ml，煎煮至300ml时加入大黄50g，煎至200ml时取出，用4层纱布滤过，加入甘油15ml置冰箱内保存。治疗时，先注射硫酸阿托品0.5mg和哌替啶25mg，通过纤维胃镜找到出血病灶后，即由活检钳插入塑料管，抵达病灶定位，经管喷洒复方液进行局部止血。有报道治疗17例均获得满意的止血效果，即刻有效率为100%；止血成功者16例，无效1例。

**使用注意**　风寒伏肺咳嗽失音者禁服。

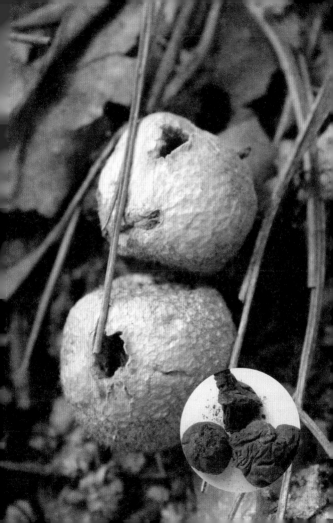

# 马钱子

**基　原**　本品为马钱科植物马钱 *Strychnos nux-vomica* L. 的干燥成熟种子。

**生境分布**　生长于山地林中。原产于印度、越南、缅甸、泰国等地，我国云南、广东、海南等省也有分布。

**采收加工**　冬季采收成熟果实，取出种子，晒干。

**性味归经**　苦，温；有大毒。归肝、脾经。

**功效主治**　通络止痛，散结消肿。用于跌打损伤，骨折肿痛，风湿顽痹，肢体拘挛，麻木瘫痪，外伤肿痛，痈疽疮毒，咽喉肿痛。

**用法用量**　0.3～0.6g。炮制后入丸、散。

**临床应用**　坐骨神经痛　马钱子300g、炙麻黄、制川乌、制草乌、炒牛膝、炒苍术、制乳香、制没药、炒僵蚕、炒全蝎、炙甘草各35g。制成胶囊，每粒0.25g，每晚睡前服1次，成人4～6粒，重者可服至10粒，用白酒或黄酒为引。以服药30～60分钟肢体出现轻度不自主抽动为宜。15日为1个疗程。共治疗33例，结果：痊愈24例，显效7例，无效2例。

**使用注意**　服药期间忌食猪肉、茶叶、秋南瓜；注意避风；孕妇禁用；不宜多服久服及生用；运动员慎用；有毒成分能经皮肤吸收，外用不宜大面积涂敷。

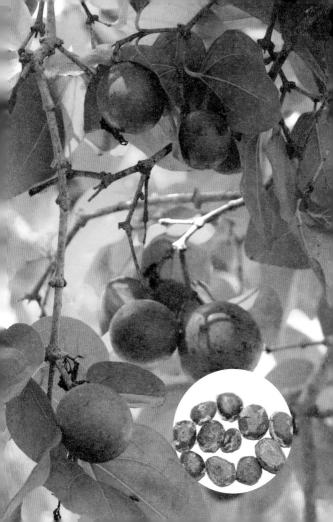

# 麦冬

**基　原**　本品为百合科植物麦冬 *Ophiopogon japonicus* (L.f.) Ker-Gawl. 的干燥块根。

**生境分布**　生长于土质疏松、肥沃、排水良好的壤土和沙质土壤。分布于浙江、四川等地。

**采收加工**　夏季采挖，洗净，反复暴晒，堆置，至七八成干，除去须根，干燥。

**性味归经**　甘、微苦，微寒。归心、肺、胃经。

**功效主治**　养阴生津，润肺清心。用于肺燥干咳，阴虚劳嗽，喉痹咽痛，津伤口渴，内热消渴，心烦失眠，肠燥便秘。

**用法用量**　6～12g。

**临床应用**　**1.肝炎**　麦冬、北沙参、当归、生地黄、枸杞子、炙甘草各10g，大枣、小麦各20g。随症加减，水煎服，每日1剂。治疗肝炎后综合证，病情好转后改隔日1剂。**2.肺结核**　麦冬、天冬、沙参、干地黄、山药、川贝母、川百合、阿胶（烊化）各10g，百部、白及各6g，三七粉（冲服）3g，牡蛎15g。每日1剂，水煎分2次服。**3.肺炎**　用沙参麦冬饮（北沙参、麦冬、百合、浙贝母、玉竹各15g，枇杷叶、瓜蒌壳、炙马兜铃、薤白、生甘草各10g）治疗间质性肺炎，效果满意。

**使用注意**　脾胃虚寒，大便溏薄及感冒风寒或痰饮湿浊咳嗽者忌服。

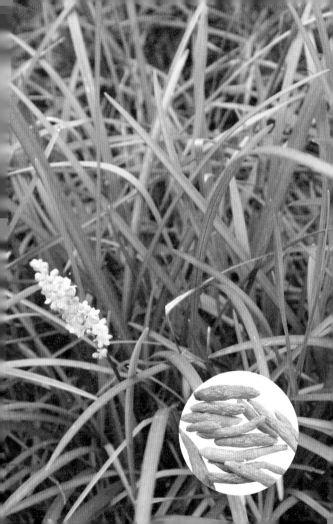

# 蔓荆子

**基　　原**　本品为马鞭草科植物蔓荆 *Vitex trifolia* L. 或单叶蔓荆 *Vitex trifolia* L. var. *simplicifolia* Cham.的干燥成熟果实。

**生境分布**　生长于海边、河湖沙滩上。分布于山东、江西、浙江、福建等地。

**采收加工**　秋季果实成熟时采收，除去杂质，晒干。

**性味归经**　辛、苦，微寒。归膀胱、肝、胃经。

**功效主治**　疏散风热，清利头目。用于风热感冒头痛，齿龈肿痛，目赤多泪，目暗不明，头晕目眩。

**用法用量**　5～10g。

**临床应用**　**1.血管性头痛**　蔓荆子汤（蔓荆子、菊花、钩藤、川芎各15g，薄荷、甘草各6g，白芷10g，细辛3～6g，恶心呕吐者，加旋覆花、赭石各适量；痰浊重者，加半夏、陈皮各适量；血瘀者，加红花、桃仁各适量；有心烦者，加栀子、淡豆豉各适量；自汗恶风者加生黄芪、防风各适量；兼气虚者，去薄荷，加党参适量）。水煎服，每日1剂。**2.偏头痛**　蔓荆子、荆芥、川芎、细辛、白芷各适量，水煎服或以单味蔓荆子研末布包，浸酒内服，治疗偏头痛偏于风热者，效果理想。**3.头痛眩晕**　蔓荆子、菊花、薄荷、夏枯草、钩藤等组方各适量。水煎服，每日1剂，对感冒、高血压之头痛、眩晕，效果较好。

**使用注意**　青光眼患者禁服。

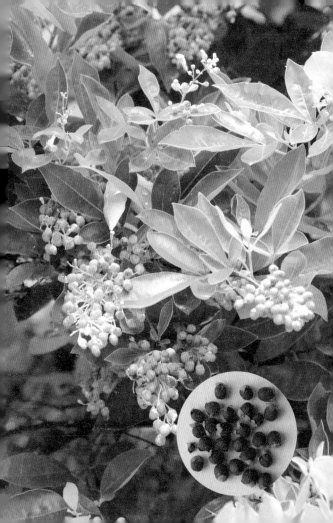

# 猫爪草

**基　原**　本品为毛茛科植物小毛茛 *Ranunculus ternatus* Thunb. 的干燥块根。

**生境分布**　生长于平原湿草地、田边荒地或山坡草丛中。主要分布于浙江、江苏等地。

**采收加工**　春季采挖，除去须根和泥沙，晒干。

**性味归经**　甘、辛，温。归肝、肺经。

**功效主治**　化痰散结，解毒消肿。用于瘰疬痰核，疔疮肿毒，蛇虫咬伤。

**用法用量**　内服：煎汤，9～15g。外用：适量，研末敷。

**临床应用**　颈淋巴结结核　以内服猫爪草煎剂（或酊剂）为主，辅以补气养血中药，结合外科切开引流、搔爬手术，局部敷用各种猫爪草制剂，治疗单纯型、混合感染型、溃疡型、瘘管型颈淋巴结结核180例，经2～3个月的治疗，获临床治愈者134例，显著有效者32例，好转者14例。

**使用注意**　有小毒。

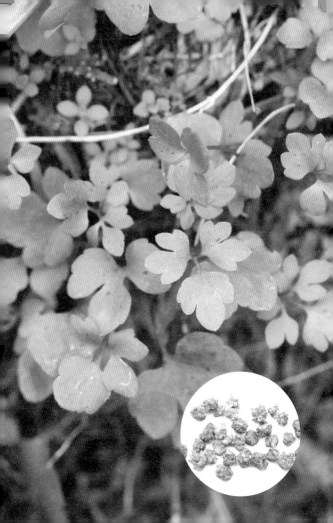

# 毛诃子

**基　　原**　本品系藏族习用药材。为使君子科植物毗黎勒 *Terminalia bellirica* (Gaertn.) Roxb. 的干燥成熟果实。

**生境分布**　生长于海拔540～1350m向阳山坡和树林中。主要分布于云南南部。越南、老挝、泰国、柬埔寨、缅甸、印度、马来西亚、印度尼西亚亦有分布。

**采收加工**　冬季果实成熟时采收，除净杂质、晒干。

**性　　味**　甘、涩，平。

**功效主治**　清热解毒，收敛养血，调和诸药。用于各种热证，泻痢，黄水病，肝胆病，病后虚弱。

**用法用量**　3～9g，多入丸、散服。

**临床应用**　**1.大叶性肺炎**　诃子、瓜蒌各15g，百部9g。为1日量，水煎分2次服。治大叶性肺炎20例，多数均能在1～3日内退热，3～6日内白细胞降至正常，6～11日内炎症吸收。**2.细菌性痢疾**　用20%诃子液作保留灌肠。每次10～40ml，每日2次，同时口服诃子肠溶胶囊，每次1粒，每日3～4次，饭前2小时服。症状好转后减半，再服3～4次。治细菌性痢疾25例，23例痊愈，其中体温恢复正常、腹痛及里急后重消失平均为2.9日。用诃子片，每片含生药5g，口服，每次5～8片，每日3次，治急性细菌性痢疾100例，临床治愈86例，好转8例，无效6例，平均治愈天数为5日。

**使用注意**　外感咳嗽、急性肠炎、痢疾早期患者不宜用。

**毛诃子**

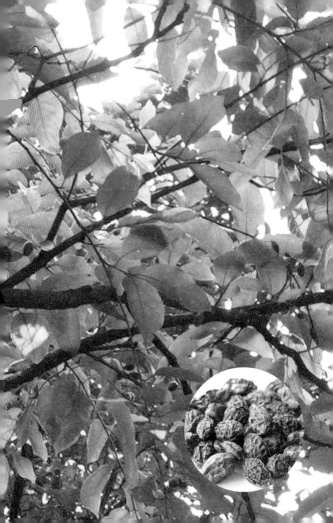

# 密蒙花

MI MENG HUA

**基　原**　本品为马钱科植物密蒙花 *Buddleja officinalis* Maxim. 的干燥花蕾和花序。

**生境分布**　生长于山坡、杂木林地、河边和丘陵地带，通常为半阴生。分布于湖北、四川、陕西、河南、广东、广西、云南等地。

**采收加工**　春季花未开放时采收，除去杂质，干燥。

**性味归经**　甘，微寒。归肝经。

**功效主治**　清热泻火，养肝明目，退翳。用于目赤肿痛，多泪羞明，目生翳膜，肝虚目暗，视物昏花。

**用法用量**　3～9g。

**临床应用**　**1.目生障翳**　密蒙花、黄柏各30g。研为细末，蜜丸如梧子大，每次服10～15丸（《圣济总录》密蒙花丸）。**2.慢性球后视神经炎**　密蒙花、党参、决明子、牡丹皮各12g，当归、赤芍、茯苓、黄芪、川芎、柴胡各6g，升麻3g，丹参15g。水煎服，每日1剂，随证加减。**3.慢性泪囊炎**　密蒙花、龙胆、当归各6～15g，黄连3～12g，枸杞子9～15g，菊花、谷精草、青葙子各10g。水煎服，每日1剂。

**使用注意**　肝经风热目疾者不宜用。

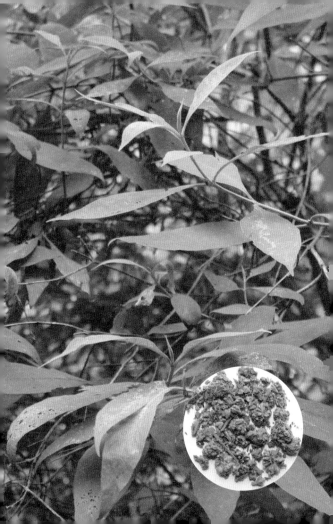

# 明党参

**基　　原**　本品为伞形科植物明党参 *Changium smyrnioides* Wolff 的干燥根。

**生境分布**　生长于山野稀疏灌木林下土壤肥厚的地方。分布于江苏、安徽、浙江、四川等地。

**采收加工**　4～5月采挖，除去须根，洗净，置沸水中煮至无白心，取出，刮去外皮，漂洗，干燥。

**性味归经**　甘、微苦，微寒。归肺、脾、肝经。

**功效主治**　润肺化痰，养阴和胃，平肝，解毒。用于肺热咳嗽，呕吐反胃，食少口干，目赤眩晕，疔毒疮疡。

**用法用量**　6～12g。

**临床应用**　**白带、梅毒**　明党参（切片）90g。用陈绍酒饭上蒸熟，分3次服，治疗白带初起有良效。明党参以酒煎服，治疗梅毒有较好效果。

**使用注意**　气虚下陷、精关不固者及孕妇慎服。外感咳嗽无汗者不宜用。

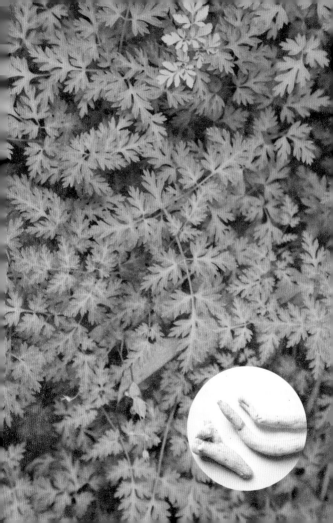

# 墨旱莲

**基　　原**　本品为菊科植物鳢肠 *Eclipta prostrata* L. 的干燥地上部分。

**生境分布**　生长于路边草丛、沟边、湿地或田间。全国大部分地区均有出产。

**采收加工**　花开时采割，晒干。

**性味归经**　甘、酸，寒。归肝、肾经。

**功效主治**　滋补肝肾，凉血止血。用于肝肾阴虚，牙齿松动，须发早白，眩晕耳鸣，腰膝酸软，阴虚血热吐血、衄血、尿血，血痢，崩漏下血，外伤出血。

**用法用量**　6～12g。

**临床应用**　1.早期衰老症（用于肝肾阴虚，头昏目眩、牙齿松动、须发早白等证）　常与女贞子、桑椹等各适量配伍。2.出血性疾病（治疗咯血、衄血、尿血、便血，如急性出血性肠炎等）　单用墨旱莲30g。水煎服，每日2次。或再配荷叶15g，侧柏叶9g。水煎分3次服。治疗尿血，也可同车前草捣汁服。治疗胃、十二指肠溃疡出血，用墨旱莲配灯心草各30g。水煎服。治疗功能性子宫出血，用鲜墨旱莲配鲜仙鹤草各30g。水煎冲服血余炭和槟榔各3克（研粉）。治疗外伤出血，可用鲜品捣敷；或用干品研末撒布患处。

**使用注意**　脾胃虚寒、大便泄泻者不宜服。肾气虚寒者也不宜服。

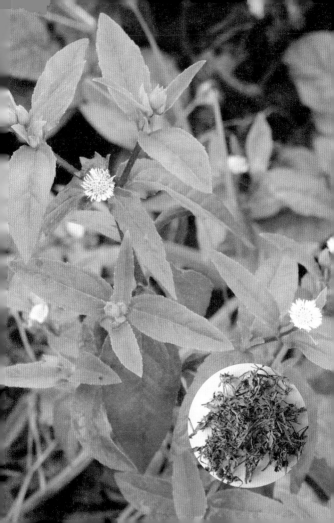

# 牡丹皮

**基　　原**　本品为毛茛科植物牡丹 *Paeonia suffruticosa* Andr. 的干燥根皮。

**生境分布**　生长于向阳、不积水的斜坡、沙质地。分布于河南、安徽、山东等地，以安徽凤凰山等地产者质量最佳。

**采收加工**　秋季采挖根部，除去细根和泥沙，剥取根皮，晒干或刮去粗皮，除去木心，晒干。前者习称"连丹皮"，后者习称"刮丹皮"。

**性味归经**　苦、辛，微寒。归心、肝、肾经。

**功效主治**　清热凉血，活血化瘀。用于热入营血，温毒发斑，吐血衄血，夜热早凉，无汗骨蒸，经闭痛经，跌扑伤痛，痈肿疮毒。

**用法用量**　6～12g。

**临床应用**　1.皮肤病　5%丹皮酚霜外用治疗湿疹类皮肤病和皮肤瘙痒症，均取得一定疗效。丹皮酚注射液肌注治疗慢性湿疹、皮肤瘙痒症、神经性皮炎等也有效。2.原发性血小板减少性紫癜　重用牡丹皮（30g）所组复方治疗该病，其中多数患者显效。3.原发性高血压　复方丹皮片由丹皮浸膏加入丹皮酚及珍珠粉组成，治疗原发性高血压有一定疗效。

**使用注意**　孕妇慎用。

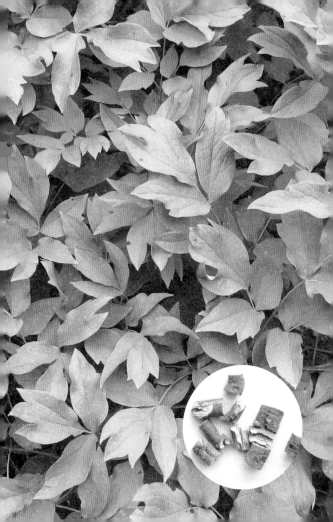

# 牡荆叶

**基　　原**　本品为马鞭草科植物牡荆 *Vitex negundo* L. var. *cannabifolia* (Sieb. et Zucc.) Hand. -Mazz. 的新鲜叶。

**生境分布**　生长于低山向阳的山坡路边或灌木丛中。分布于华东及河北、湖南、湖北、广东、广西、四川、贵州。

**采收加工**　夏、秋二季叶茂盛时采收，除去茎枝。

**性味归经**　微苦、辛，平。归肺经。

**功效主治**　祛痰，止咳，平喘。用于咳嗽痰多。

**用法用量**　鲜用，供提取牡荆油用。

**临床应用**　**慢性气管炎**　用牡荆挥发油胶丸（每丸含挥发油17mg）或乳剂，每次1丸，每日3次，症重者则每次服2丸，乳剂用量与胶丸相同，部分病例配合辨证用药。肺虚咳痰型加黄芪、沙参各适量；脾虚痰湿型加苍术、知母各适量；肾虚喘型加淫羊藿、枸杞子各适量。共治疗慢性气管炎589例，其中叶油胶丸245例，叶油低沸点部分乳剂25例，显效率均为60%，有效率为90%。临床观察证明，牡荆挥发油止咳作用显著，且有平喘作用，对慢性气管炎有较好的近期疗效及一定的远期疗效。

**使用注意**　孕妇及身体虚弱者慎用。

356 | 357　中国道地药材速认速查小红书　　　　　　　　**牡荆叶**

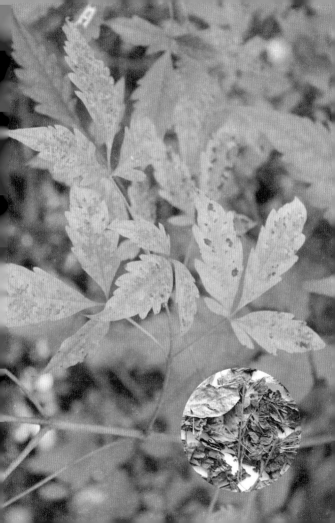

# 牡蛎

**基　　原**　本品为牡蛎科动物长牡蛎 *Ostrea gigas* Thunberg、大连湾牡蛎 *Ostrea talienwhanensis* Crosse 或近江牡蛎 *Ostrea rivularis* Gould 的贝壳。

**生境分布**　生活于低潮线附近至水深7米左右的江河入海近处，适盐度为10%~25%。我国沿海均有分布，山东、福建、广东沿海已人工养殖。

**采收加工**　全年均可捕捞，去肉，洗净，晒干。

**性味归经**　咸，微寒。归肝、胆、肾经。

**功效主治**　重镇安神，潜阳补阴，软坚散结。用于惊悸失眠，眩晕耳鸣，瘰疬痰核，癥瘕痞块。煅牡蛎收敛固涩，制酸止痛。用于自汗盗汗，遗精滑精，崩漏带下，胃痛吞酸。

**用法用量**　9~30g，先煎。

**临床应用**　1.胃及十二指肠溃疡、胃酸过多症　单用牡蛎适量；或配伍甘草各适量，研末服。2.癫痫、惊厥（对于肝风内动，四肢抽搐者）　常配用龟甲、鳖甲等各适量。3.原发性高血压（对于头晕、目眩、耳鸣、烦躁不安、心悸、失眠等，证属阴虚阳亢者）　可与龙骨、龟甲、白芍等各适量配伍。4.佝偻病（用于小儿因钙质缺乏而引起的佝偻病）　本品与苍术各适量同用，效果良好。

**使用注意**　本品多服久服，易引起消化不良。

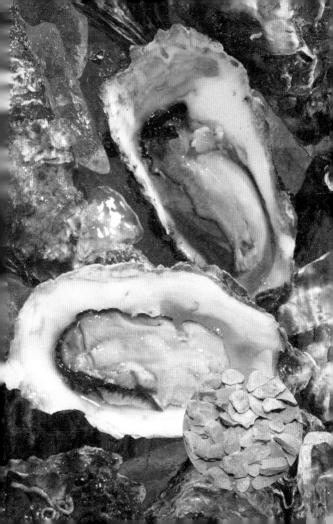

# 木鳖子

**基　　原**　本品为葫芦科植物木鳖 *Momordica cochinchinensis* (Lour.) Spreng.的干燥成熟种子。

**生境分布**　生长于山坡、林缘，土层较深厚的地方。分布广西、四川、湖北、河南、安徽、浙江、福建、广东、贵州、云南等地。

**采收加工**　冬季采收成熟果实，剖开，晒至半干，除去果肉，取出种子，干燥。

**性味归经**　苦、微甘，凉；有毒。归肝、脾、胃经。

**功效主治**　散结消肿，攻毒疗疮。用于疮疡肿毒，乳痈，瘰疬，痔瘘，干癣，秃疮。

**用法用量**　0.9～1.2g。外用：适量，研末，用油或醋调涂患处。

**临床应用**　**1.流行性腮腺炎**　木鳖子适量去壳取仁。用粗瓷碗或碟，把木鳖子仁加少许清水磨成糊状，以棉签蘸涂于患处。每日10余次，干后即涂，保持湿润，治疗18例，均在3日内痊愈。
**2.面神经麻痹**　取多角形本品9枚，三角形者1枚，去壳取仁，加适量蜂蜜及陈醋捣烂呈泥糊状。外敷于患者面部麻痹一侧，每日2次，患侧应避风寒或戴口罩。病情严重者，外加用1只蜈蚣（去头尾），同捣成泥为药。10日为1个疗程。结果：患者19例，痊愈14例，无效5例。

**使用注意**　孕妇慎用。

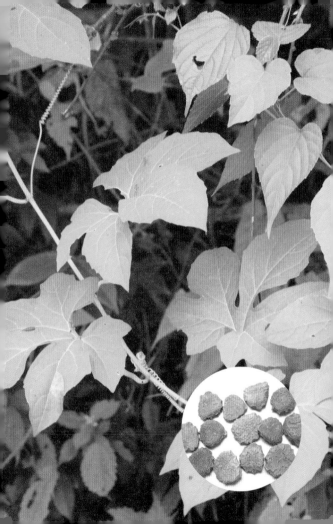

# 木瓜

MU GUA

**基　原**　本品为蔷薇科植物贴梗海棠 *Chaenomeles speciosa* (Sweet) Nakai 的干燥近成熟果实。

**生境分布**　生长于山坡地、田边地角、房前屋后。主要分布于山东、河南、陕西、安徽、江苏、湖北、四川、浙江、江西、广东、广西等地。

**采收加工**　夏、秋二季果实绿黄时采摘，置沸水中烫至外皮灰白色，对半纵剖，晒干。

**性味归经**　酸，温。归肝、脾经。

**功效主治**　舒筋活络，和胃化湿。用于湿痹拘挛，腰膝酸软，关节酸重疼痛，暑湿吐泻，转筋挛痛，脚气水肿。

**用法用量**　6～9g。

**临床应用**　**综合治疗腰椎增生性关节炎**　取穴：肾俞、绝骨、增生腰椎棘突下及相应夹脊穴。止痛活血膏组成：木瓜、羌活、独活、威灵仙各9g，桂枝、细辛各6g，红花、当归、丹参、川芎各12g，海风藤、鸡血藤各20g。将上药研成细末，用姜汁合基质（蛋清、蜂蜜、香油）调制成软膏。结果：经1～4个疗程治疗，临床痊愈19例，显效10例，无效1例。

**使用注意**　本品味酸收敛，凡表证未解，痢疾初期，或胃酸过多者不宜用。

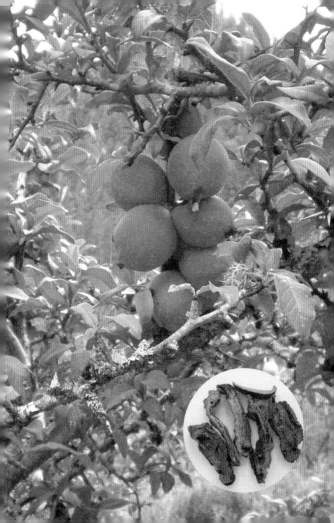

# 木蝴蝶

**基　　原**　本品为紫葳科植物木蝴蝶 *Oroxylum indicum* (L.) Vent. 的干燥成熟种子。

**生境分布**　生长于山坡、溪边、山谷及灌木丛中。分布于云南、广西、贵州等地。

**采收加工**　秋、冬二季采摘成熟果实，暴晒至果实开裂，取出种子，晒干。

**性味归经**　苦、甘，凉。归肺、肝、胃经。

**功效主治**　清肺利咽，疏肝和胃。用于肺热咳嗽，喉痹咽痛，音哑，肝胃气痛。

**用法用量**　1～3g。

**临床应用**　**1.咳嗽**　单味本品。小儿每日5～10g，成人每日12～20g，水煎服。结果：患者85例，显效52例，有效29例，无效4例。**2.声带息肉**　木蝴蝶、甘草各5g，北沙参、人参叶各8g，僵蚕、玄参、昆布各6g，乌梅3g，随症加减。治疗1例，经服18剂药，历时19日痊愈。**3.咽炎**　木蝴蝶、粉甘草各3g，金银花、麦冬各15g，杭菊花、桔梗各10g，胖大海3枚。开水冲泡代茶频饮，10日为1疗程。结果：患者170例，治愈118例，好转46例。**4.梅核气**　木蝴蝶、紫苏梗各8g，桔梗9g，枳壳、旋覆花各12g，郁金、射干各15g，威灵仙20g。治疗数十例，效佳。

**使用注意**　本品苦寒，脾胃虚弱者慎用。

**木蝴蝶**

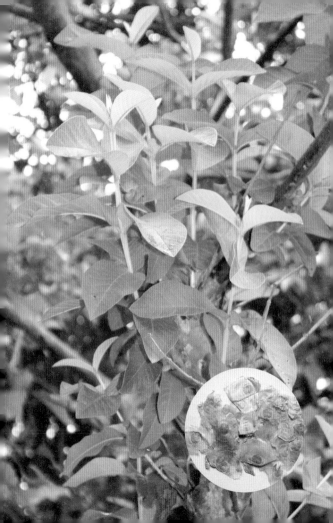

# 木通

**基　原**　本品为木通科植物木通 *Akebia quinata* (Thunb.) Decne.、三叶木通 *Akebia trifoliata* (Thunb.) Koidz. 或白木通 *Akebia trifoliata* (Thunb.) Koidz. var. *australis* (Diels) Rehd. 的干燥藤茎。

**生境分布**　生长于山林灌木丛。分布于江苏、湖南、湖北、四川、浙江、安徽等地。

**采收加工**　秋季采收，截取茎部，除去细枝，阴干。

**性味归经**　苦，寒。归心、小肠、膀胱经。

**功效主治**　利尿通淋，清心除烦，通经下乳。用于淋证，水肿，小便赤涩，胸中烦热，喉痹咽痛，口舌生疮，妇女经闭，乳汁不通，湿热痹痛。

**用法用量**　3～6g。

**临床应用**　1.小儿心热（小肠有火，便亦淋痛，面赤狂躁，口糜舌疮，咬牙口渴）　木通、生地黄、甘草（生）各9g，淡竹叶适量。同研为末，加水500ml，同煎至250ml，饭后温服，每日1剂。2.尿血　木通、牛膝、生地黄、天冬、麦冬、五味子、黄柏、甘草各适量。同煎服。3.水气，小便涩，身体虚肿　木通（锉）、槟榔各30g，乌桕60g。上几味药，捣细罗为散，每次服不计时候，以粥饮下6g。

**使用注意**　肾气虚，心气弱，汗不彻，口舌燥者，皆禁用。

366　｜　367　中国道地药材速认速查小红书

**木通**

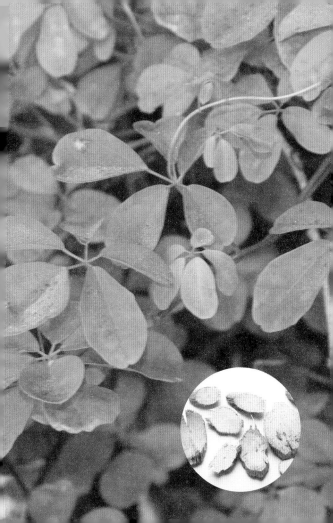

# 木香

MU XIANG

**基　原**　本品为菊科植物木香 *Aucklandia lappa* Decne. 的干燥根。

**生境分布**　生长于高山草地和灌木丛中。木香分布于云南、广西者，称为云木香，分布于印度、缅甸者，称为广木香。川木香主产四川、西藏等地。

**采收加工**　秋、冬二季采挖，除去泥沙及须根，切段，大的再纵剖成瓣，干燥后撞去粗皮。

**性味归经**　辛、苦、温。归脾、胃、大肠、三焦、胆经。

**功效主治**　行气止痛，健脾消食。用于胸胁、脘腹胀痛，泻痢后重，食积不消，呃逆呕吐，不思饮食。煨木香实肠止泻。用于泄泻腹痛。

**用法用量**　3～6g。

**临床应用**　**1.功能性消化不良**　用自制胃舒颗粒（木香、黄连各10g，赤芍、丹参、佛手、枳壳、当归、九香虫各15g）。每日3次。治疗3周，停用其他助消化药物。共治疗100例，结果：痊愈41例，显效31例，有效23例，无效5例。**2.慢性浅表性胃炎**　采用四方胃片（木香、海螵蛸、浙贝母、黄连、川楝子、柿霜等）治疗40例患者，疗程为1个月。结果：中医症候改善的总有效率为90%。

**使用注意**　阴虚、津液不足者慎用。

**木香**

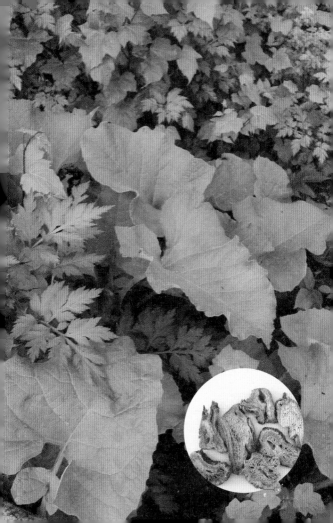

# 南沙参

**基　原**　本品为桔梗科植物沙参 *Adenophora stricta* Miq. 或轮叶沙参 *Adenophora tetraphylla* (Thunb.) Fisch.的干燥根。

**生境分布**　多生长于山野的阳坡草丛中。分布于安徽、江苏、浙江、贵州等地,四川、河南、甘肃、湖南、山东等地也产。

**采收加工**　春、秋二季采挖,除去须根,洗后趁鲜刮去粗皮,洗净,干燥。

**性味归经**　甘,微寒。归肺、胃经。

**功效主治**　养阴清肺,益胃生津,化痰,益气。用于肺热燥咳,阴虚劳嗽,干咳痰黏,胃阴不足,食少呕吐,气阴不足,烦热口干。

**用法用量**　9～15g。

**临床应用**　**1.慢性支气管炎,干咳无痰或痰少而黏**　南沙参、杏仁、川贝母、枇杷叶各9g,麦冬10g。每日1剂,水煎服。**2.百日咳**　南沙参、百部各9g,麦冬10g。每日1剂,水煎服。有缓解痉挛性咳嗽作用。**3.肺结核,干咳无痰**　南沙参9g,麦冬6g,甘草3g。开水冲泡,代茶饮服。有强壮止咳作用。**4.胃阴不足,胃部隐痛**　南沙参、玉竹、麦冬、白芍各10g,佛手、延胡索各5g。水煎服,每日1剂。现代可用于慢性胃炎和胃神经症。

**使用注意**　不宜与藜芦同用。

　　　　　　　　**南沙参**

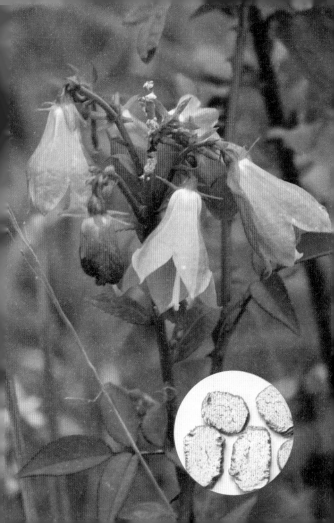

# 牛膝

**基　　原**　本品为苋科植物牛膝 *Achyranthes bidentata* Bl. 的干燥根。

**生境分布**　生长于海拔200～1750m的地区，常生长在山坡林下。分布于除东北外全国各地。

**采收加工**　冬季茎叶枯萎时采挖，除去须根和泥沙，捆成小把，晒至干皱后，将顶端切齐，晒干。

**性味归经**　苦、甘、酸，平。归肝、肾经。

**功效主治**　逐瘀通经，补肝肾，强筋骨，利尿通淋，引血下行。用于经闭，痛经，腰膝酸痛，筋骨无力，淋证，水肿，头痛，眩晕，牙痛，口疮，吐血，衄血。

**用法用量**　5～12g。

**临床应用**　1.风湿性关节炎（对于湿热下注，腰膝踝关节红肿疼痛）　常与黄柏、薏苡仁各适量同用；对于下肢关节疼痛较重者，可与威灵仙、南五加皮、木瓜、萆薢等药各适量同用。2.风湿性肌炎、肌纤维组织炎、坐骨神经痛（对于腰腿疼痛，软弱无力，属肝肾不足者）　常用牛膝与杜仲、续断、狗脊、桑寄生、木瓜等各适量配用。3.小儿麻痹后遗症、膝关节结核、卒中后遗症（对于筋骨痿软而属肝肾阳亏者）　可与虎骨、锁阳、龟甲、熟地黄、当归、黄柏、白芍、知母、陈皮各适量配用，如《丹溪心法》虎潜丸。

**使用注意**　孕妇慎用。

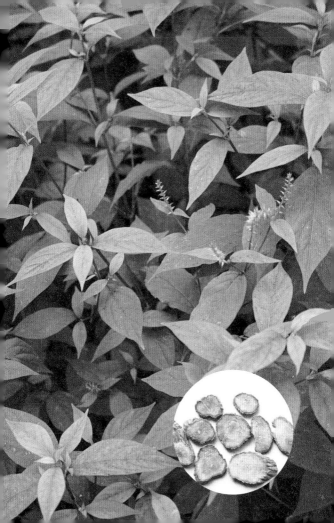

# 女贞子

**基　　原**　本品为木犀科植物女贞 *Ligustrum lucidum* Ait. 的干燥成熟果实。

**生境分布**　生长于湿润、背风、向阳的地方，尤适合深厚、肥沃、腐殖质含量高的土壤中。我国各地均有栽培。

**采收加工**　冬季果实成熟时采收，除去枝叶，稍蒸或置沸水中略烫后，干燥；或直接干燥。

**性味归经**　甘、苦，凉。归肝、肾经。

**功效主治**　滋补肝肾，明目乌发。用于肝肾阴虚，头晕目眩，耳鸣耳聋，腰膝酸软，须发早白，目暗不明，内热消渴，骨蒸潮热。

**用法用量**　6～12g。

**临床应用**　**糖尿病**　女贞子、黄芪、葛根、高丽参、丹参、玄参、龙眼肉、黄芪、五味子、山药等组成消渴降糖丹1号。每粒含生药0.45g，每次服5粒，每日4次，3个月为1个疗程，对气阴两虚型糖尿病的口渴喜饮、倦怠乏力、五心烦热、心悸失眠、自汗盗汗等有效。结果：患者232例，显效118例，约占51%，治疗后多种症状基本消失，尿糖持续阴性或血糖较治疗前下降40%以上；有效93例，约占40%，治疗后症状明显改善，血糖较治疗前下降30%以上；无效21例，占9%。

**使用注意**　脾胃虚寒泄泻及阳虚者忌服。

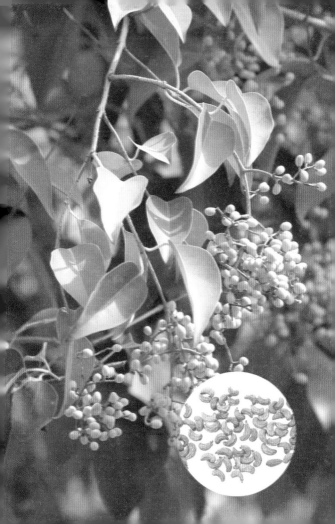

# 胖大海

**基　　原**　本品为梧桐科植物胖大海 *Sterculia lychnophora* Hance 的干燥成熟种子。

**生境分布**　生长于热带地区。分布于越南、印度、马来西亚、泰国、印度尼西亚等热带地区。我国广东、海南也有出产。

**采收加工**　果实成熟时分批采摘成熟果荚，晒干、打出种子，除净杂质及果荚，再晒干。

**性味归经**　甘，寒。归肺、大肠经。

**功效主治**　清热润肺，利咽开音，润肠通便。用于肺热声哑，干咳无痰，咽喉干痛，热结便闭，头痛目赤。

**用法用量**　2～3枚，沸水泡服或煎服。

**临床应用**　**小儿急性化脓性扁桃体炎**　采用乳蛾清消饮（胖大海、金银花、玄参、大青叶、蒲公英等各适量）治疗42例患者，总有效率为95.2%。

**使用注意**　感冒者禁用。

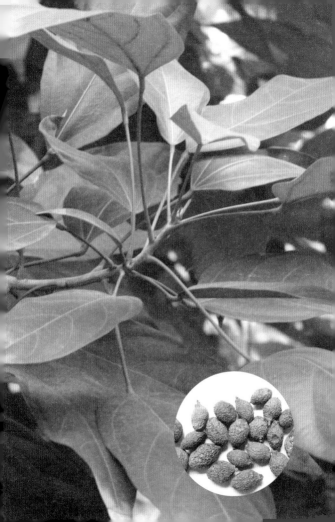

# 蒲黄

**基　原**　本品为香蒲科植物水烛香蒲 *Typha angustifolia* L.、东方香蒲 *Typha orientalis* Presl 或同属植物的干燥花粉。

**生境分布**　生长于水池、沼泽、浅水中。全国大部分地区有产。分布于江苏、浙江、安徽、山东等地。

**采收加工**　夏季采收蒲棒上部黄色雄花序，晒干碾轧、筛出花粉。

**性味归经**　甘，平。归肝、心包经。

**功效主治**　止血，化瘀，通淋。用于吐血，衄血，咯血，崩漏，外伤出血，经闭痛经，胸腹刺痛，跌扑肿痛，血淋涩痛。

**用法用量**　5～10g，包煎。外用：适量，敷患处。

**临床应用**　**1.冠状动脉粥样硬化性心脏病、心绞痛**　用生蒲黄浸膏烘干为末，制成每粒含生药0.3g的胶囊，每次6粒，每日3次，治疗气滞血瘀型冠状动脉粥样硬化性心脏病心绞痛患者168例。2个月后，有效率为91.67%；心电图变化，有效率47.02%。**2.产后恶露**　生蒲黄12g，马齿苋30g。水煎服，每日1次，连服5日，治疗产后恶露不尽20例，各项指标均优于益母草膏组。**3.直肠炎**　用蒲黄粉通过直肠镜直接撒粉治疗溃疡性直肠炎46例。15日后，痊愈和有效数为29例和12例，无效数5例。

**使用注意**　孕妇忌服。

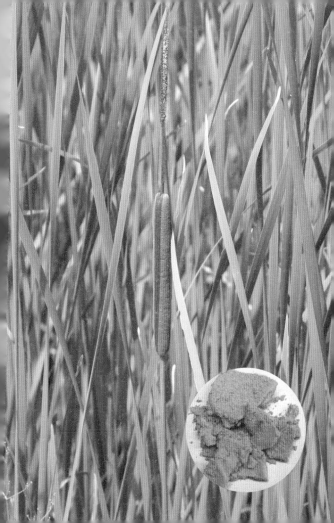

# 蕲蛇

**基　原**　本品为蝰科动物五步蛇 *Agkistrodon acutus* (Guenther) 的干燥体。

**生境分布**　生长于山地森林中，常盘踞落叶下或岩洞内。分布于湖北、湖南、江西、浙江、四川等地。产自湖北蕲州者质佳，故名蕲蛇。

**采收加工**　夏、秋二季捕捉，剖开腹部，除去内脏，洗净，用竹片撑开腹部，盘成圆盘状，干燥后拆除竹片。

**性味归经**　甘、咸，温；有毒。归肝经。

**功效主治**　祛风，通络，止痉。用于风湿顽痹，麻木拘挛，中风口眼㖞斜，半身不遂，抽搐痉挛，破伤风，麻风，疥癣。

**用法用量**　3～9g；研末吞服，每次1～1.5g，每日2～3次。

**临床应用**　原发性肝癌　每条蛇约400～1200g。先将一块面积约10cm×10cm大小的纱布塞进蛇的咽喉部，然后杀死此蛇。生吞蛇胆，再将蛇肉用适量大蒜炒后煮熟，分1～3次在1日内吃完。同时取出蛇口腔内纱布晾干存放，再把蛇头、皮、尾、内脏等一起烘干，连同含毒汁的纱布分4等份。隔1日水煎服1份。可以1周或2周服1条蛇，亦可同时配合中药辨证施治。以此治疗4例原发性肝癌，2例存活在2年以上，1例6年，1例达14年以上。

**使用注意**　本品性温有毒，如属阴亏血虚或内热生风之症，则当忌用。

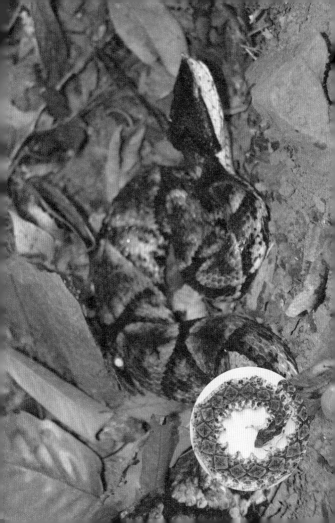

# 千金子

**基　　原**　本品为大戟科植物续随子 Euphorbia lathyris L. 的干燥成熟种子。

**生境分布**　生长于向阳山坡，各地也有野生。主要分布于河南、浙江、河北、四川、辽宁、吉林等地。

**采收加工**　夏、秋二季果实成熟时采收，除去杂质，干燥。

**性味归经**　辛，温；有毒。归肝、肾、大肠经。

**功效主治**　泻下逐水，破血消癥；外用疗癣蚀疣。用于二便不通，痰饮，水肿，积滞胀满，血瘀经闭；外治顽癣，赘疣。

**用法用量**　1～2g，去壳，去油用，多入丸、散服。外用：适量，捣烂敷患处。

**临床应用**　**1.晚期血吸虫病腹水**　取新鲜千金子去黑捣成泥装入胶囊，用量根据腹围大小决定。腹围大者，每次6～10g，早晨空腹服，5日服药1次。服药后30分钟有头晕、呕吐，继而有肠鸣腹泻。**2.尿道疾病**　通关利尿散：千金子、大黄各20g，黑丑、蝼蛄各30g。共焙干研细末，每次服2～5g，6小时1次，以温开水调服。治疗前列腺肿大，尿路感染，产后尿闭，术后癃闭，效果显著。**3.食管癌梗阻**　用紫金锭（千金子、山慈菇、红大戟、五倍子、朱砂、雄黄、麝香制成，每颗3g）5片。研极细末，含咽（不可用水送）、分4～6次服完。

**使用注意**　孕妇及体虚便溏者忌服。

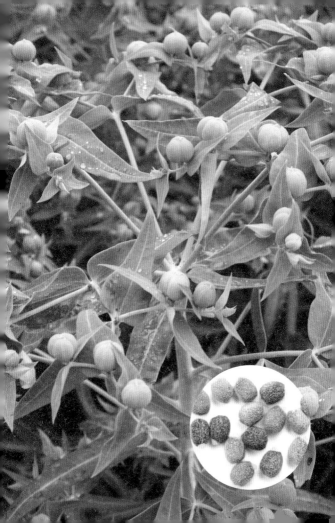

# 千年健

**基　　原**　本品为天南星科植物千年健 *Homalomena occulta* (Lour.) Schott 的干燥根茎。

**生境分布**　生长于树木繁茂的阔叶林下、土质疏松肥沃的坡地、河谷或溪边阴湿地。主要分布于广西、云南等地。

**采收加工**　春、秋二季采挖，洗净，除去外皮，晒干。

**性味归经**　苦、辛，温。归肝、肾经。

**功效主治**　祛风湿，壮筋骨。用于风寒湿痹，腰膝冷痛，拘挛麻木，筋骨痿软。

**用法用量**　5～10g。

**临床应用**　**1.中风关节肿痛**　千年健、伸筋草、当归尾、落得打、木瓜各20g，忍冬藤、土鳖虫、红花各15g，丝瓜络12g。煎煮取汁，放入治疗巾中敷于患处，每次20～30分钟，每日2次，20日为1个疗程。治疗44例，结果：痊愈7例，显效20例，好转15例，无效2例。**2.骨折迟缓愈合**　千年健、熟地黄、当归、白芍、党参、黄芪、肉苁蓉、枸杞子各9g，白术、补骨脂、陈皮各5g，鹿角片12g。每日1剂，水煎服。上肢加桑枝，下肢加牛膝。治疗20例，结果：患者10例，愈合9例，无效1例。**3.胃寒疼痛（本品有温胃止痛之功）**　可单用本品适量。研细粉冲服，每次服3g左右，有较好的止痛作用。

**使用注意**　因本品辛温，故对阴虚内热者，不宜用。

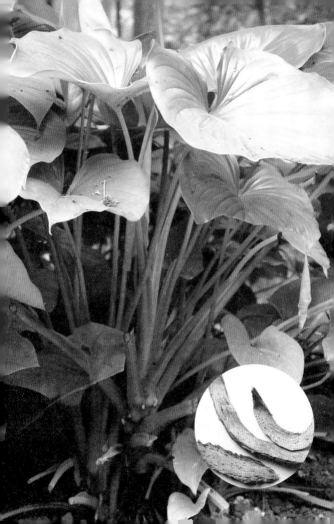

# 前胡

**基　原**　本品为伞形科植物白花前胡 *Peucedanum praeruptorum* Dunn 的干燥根。

**生境分布**　生长于向阳山坡草丛中。分布于浙江、湖南、四川等地。

**采收加工**　冬季至次春茎叶枯萎或未抽花茎时采挖，除去须根，洗净，晒干或低温干燥。

**性味归经**　苦、辛，微寒。归肺经。

**功效主治**　降气祛痰，散风清热。用于痰热喘满，咯痰黄稠，风热咳嗽痰多。

**用法用量**　3～10g。

**临床应用**　咳嗽　采用宣降止咳汤：紫菀、白前、桔梗、北杏仁各15g，百部12g，前胡10g，甘草5g。外感咳嗽者加荆芥、防风、紫苏叶、陈皮、法半夏各适量；内伤咳嗽者加瓜蒌皮、浙贝母各适量；痰多者加豆蔻仁、薏苡仁、石菖蒲各适量。清水煎服，每日1剂，复诊时适当加减直至痊愈。治疗178例，结果：痊愈149例，好转21例，无效8例。其中服药3剂以内痊愈者112例，服药4～6剂后痊愈者25例，服药7～10剂痊愈者12例，无效的8例中6例为浸润型肺结核，2例为慢性气管炎合并肺气肿。

**使用注意**　阴虚气弱咳嗽者慎服。

386　|　387　　中国道地药材速认速查小红书　　　　　　　　前胡

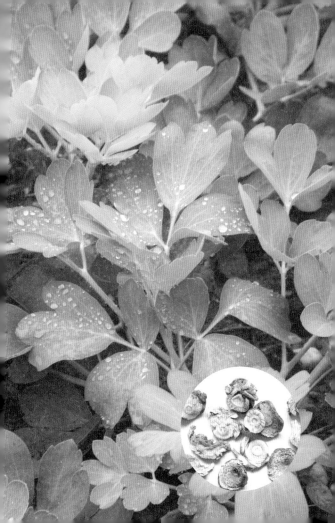

# 芡实

**基　原**　本品为睡莲科植物芡 *Euryale ferox* Salisb. 的干燥成熟种仁。

**生境分布**　生长于池沼湖泊中。主产湖南、江苏、安徽、山东等地。

**采收加工**　秋末冬初采收成熟果实，除去果皮，取出种子，洗净，再除去硬壳（外种皮），晒干。

**性味归经**　甘、涩。平。归脾、肾经。

**功效主治**　益肾固精，补脾止泻，除湿止带。用于遗精滑精，遗尿尿频，脾虚久泻，白浊，带下。

**用法用量**　9～15g。

**临床应用**　1.遗精、早泄（治疗梦遗、早泄）　生芡实、生牡蛎、生龙骨、生莲子各30g，知母、麦冬各20g，五味子15克。夫妻分居或未婚者，加滑石30g，淡竹叶10g，以引火从小便出；肝肾不足者，加炒黄柏10g，生杭芍20g；精关不固较重者，加生山药45g，菟丝子20g。水煎2次，每次约50分钟，两次药液混合，每日分3次温服，每日1剂，有良好疗效。治疗肾虚遗精，可与金樱子同用，如《洪氏集验方》水陆二仙丹。2.乳糜尿、泌尿系炎症、结核、肿瘤（治疗白浊）　用本品同茯苓为蜜丸服。治疗尿频，可与桑螵蛸、益智仁等各适量配伍。

**使用注意**　芡实为滋补敛涩之品，故大小便不利者不宜用。

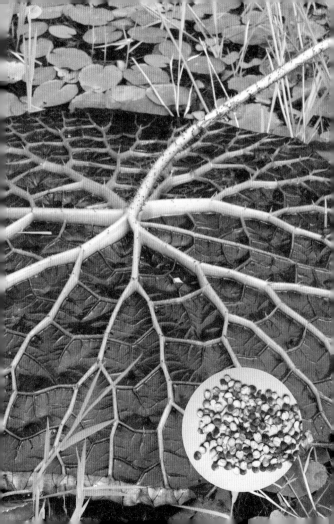

# 羌活

**基　　原**　本品为伞形科植物羌活 *Notopterygium incisum* Ting ex H. T. Chang 或宽叶羌活 *Notopterygium franchetii* H. de Boiss. 的干燥根茎和根。

**生境分布**　生长于海拔2600～3500m的高山、高原之林下、灌木丛、林缘、草甸。分布于四川、甘肃、青海、云南等地。

**采收加工**　春、秋二季采挖，除去须根及泥沙，晒干。

**性味归经**　辛、苦、温。归膀胱、肾经。

**功效主治**　解表散寒，祛风除湿，止痛。用于风寒感冒，头痛项强，风湿痹痛，肩背酸痛。

**用法用量**　3～10g。

**临床应用**　**1.感冒（治疗普通感冒和流行性感冒，发热恶寒、头身疼痛等）**　常与防风、白芷、苍术、细辛、川芎、生地黄、黄芩、甘草各适量配用，如九味羌活汤。对急性感冒发热，亦可用羌活15g，板蓝根30g。水煎服，有一定疗效。**2.顽固性头痛（对证属风寒者）**　常与川芎、细辛等各适量配用。**3.颜面神经麻痹**　用羌活煎剂或酒浸剂。

**使用注意**　本品气味浓烈，温燥性强，易耗阴血，故表虚汗出、阴虚外感、血虚痹痛者需慎用。过量应用，易致呕吐，脾胃虚弱者不宜服用。

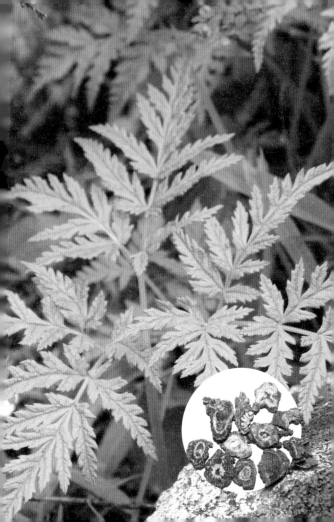

# 秦艽

**基　　原**　本品为龙胆科植物秦艽 *Gentiana macrophylla* Pall.、麻花秦艽 *Gentiana straminea* Maxim.、粗茎秦艽 *Gentiana crassicaulis* Duthie ex Burk.或小秦艽 *Gentiana dahurica* Fisch. 的干燥根。前三种按性状不同分别习称"秦艽"和"麻花艽"，后一种习称"小秦艽"。

**生境分布**　生长于山地草甸、林缘、灌木丛与沟谷中。分布于陕西、甘肃等地。

**采收加工**　春、秋二季采挖，除去泥沙。秦艽及麻花艽晒软，堆置"发汗"至表面呈红黄色或灰黄色时，摊开晒干，或不经"发汗"直接晒干；小秦艽趁鲜时擦去黑皮，晒干。

**性味归经**　辛、苦，平。归胃、肝、胆经。

**功效主治**　祛风湿，清湿热，止痹痛，退虚热。用于风湿痹痛，中风半身不遂，筋脉拘挛，骨节酸痛，湿热黄疸，骨蒸潮热，小儿疳积发热。

**用法用量**　3～10g。

**临床应用**　**1.肩周炎**　秦艽10～15g，天麻、羌活、陈皮、当归、川芎、桑枝各10g，炙甘草5g，生姜3片。水煎服。气虚者加党参、黄芪各15g，有外伤史者加红花5g。治疗52例，结果：痊愈36例，显效14例，有效2例。**2.小儿急性黄疸型肝炎**　以秦艽为主，配黄芩、苍术各适量，治疗小儿急性黄疸型肝炎20例，均取得较好疗效。

**使用注意**　久痛虚羸、溲多、便滑者忌服。

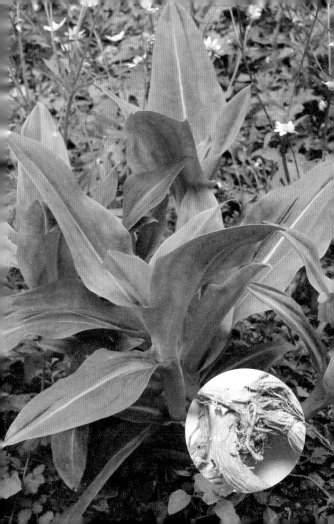

# 秦皮

**基　原**　本品为木犀科植物苦枥白蜡树 *Fraxinus rhynchophylla* Hance、白蜡树 *Fraxinus chinensis* Roxb.、尖叶白蜡树 *Fraxinus szaboana* Lingelsh.或宿柱白蜡树 *Fraxinus stylosa* Lingelsh. 的干燥枝皮或干皮。

**生境分布**　生长于山沟、山坡及丛林中。分布于陕西、河北、河南、吉林、辽宁等地。

**采收加工**　春、秋二季剥取，晒干。

**性味归经**　苦、涩，寒。归肝、胆、大肠经。

**功效主治**　清热燥湿，收涩止痢，止带，明目。用于湿热泻痢，赤白带下，目赤肿痛，目生翳膜。

**用法用量**　6～12g。外用：适量，煎洗患处。

**临床应用**　1.细菌性痢疾　常与白头翁、黄连、黄柏各适量配伍，如白头翁汤。对于慢性痢疾，亦可用秦皮12g，生地榆、椿皮、黄柏各9g。水煎服。对于小儿细菌性痢疾，可单用秦皮适量，煎服。2.肠炎　可与其他抗感染及止泻药配伍。3.急性结膜炎、睑腺炎（对目赤肿痛，或目生翳障者）　秦皮5～15g，或配草决明、木贼等药适量。水煎过滤后洗眼。又常与黄连、淡竹叶各适量煎汁洗眼。亦可配大黄各9g。水煎服。4.风湿性关节炎　秦皮水煎服有一定疗效。

**使用注意**　胃虚食少者不宜用。

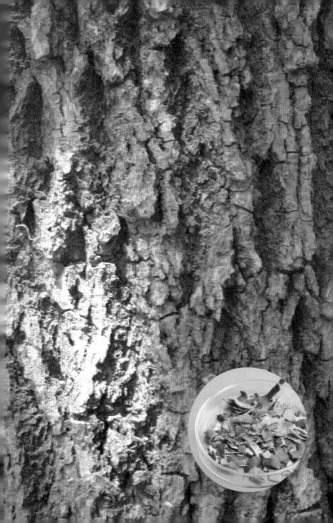

# 青黛

**基　　原**　本品为十字花科植物菘蓝 *Isatis indigotica* Fort.、蓼科植物蓼蓝 *Polygonum tinctorium* Ait. 或爵床科植物马蓝 *Baphicacanthus cusia* (Nees) Bremek. 的叶或茎叶经加工制得的干燥粉末、团块或颗粒。

**生境分布**　生长于路旁、山坡、草丛及林边潮湿处。分布于福建、江苏、安徽等地，以福建所产者质量最佳。

**采收加工**　秋季采收以上植物的落叶，加水浸泡，至叶腐烂，叶落脱皮时，捞去落叶，加适量石灰乳，充分搅拌至浸液由乌绿色转为深红色时，捞取液面泡沫，晒干而成。

**性味归经**　咸，寒。归肝经。

**功效主治**　清热解毒，凉血消斑，泻火定惊。用于温毒发斑，血热吐衄，胸痛咳血，口疮，痄腮，喉痹，小儿惊痫。

**用法用量**　1~3g，宜入丸剂服用。外用：适量。

**临床应用**　**1.慢性非特异性溃疡性结肠炎**　青黛2g，黄柏1.5g，儿茶1g，枯矾0.5g。为1次量，研成粉加水50ml，保留灌肠，每晚1次。**2.各种腹泻**　青黛10g，白矾150g。分别研粉，过60目筛，混匀后装胶囊（平均每个药量为0.5±0.02g）。治疗各种腹泻475例，总治愈率为98.9%。

**使用注意**　胃寒者慎用。

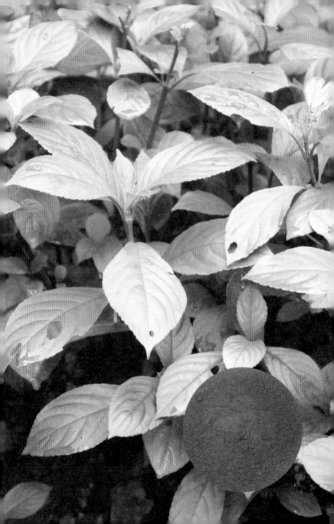

# 青果

**基　　原**　本品为橄榄科植物橄榄 *Canarium album* Raeusch. 的干燥成熟果实。

**生境分布**　生长于低海拔的杂木林中，有栽培。主要分布在福建、广东（多属乌榄），其次广西、台湾，此外还有四川、云南、浙江南部。

**采收加工**　秋季果实成熟时采收，干燥。

**性味归经**　甘、酸，平。归肺、胃经。

**功效主治**　清热解毒，利咽，生津。用于咽喉肿痛，咳嗽痰黏，烦热口渴，鱼蟹中毒。

**用法用量**　5～10g。

**临床应用**　**1.咽痒干咳**　青果、前胡、百部、杏仁、桔梗、甘草各10g，蒲公英、重楼各15g，安南子4枚。随症加减，水煎服，每日2次，疗程3～7日。结果：患者50例，痊愈43例，无效7例。
**2.咽喉炎**　30%清咽雾化液（含青果、大黄、玄参、郁金、牛蒡子、硼砂等）20ml，治疗95例。对照组27例用庆大霉素16万单位加注射用水10ml，均行超声雾化吸入，每日1次。急性炎症3日、慢性炎症6日为1个疗程，治疗2个疗程。结果：两组临床治愈分别约为29（30.53%）、8（29.63%）例，显效48、14例，有效18、5例。IgC比较有显著性差异P<0.05。

**使用注意**　阴虚火旺，咳痰带血者禁用。

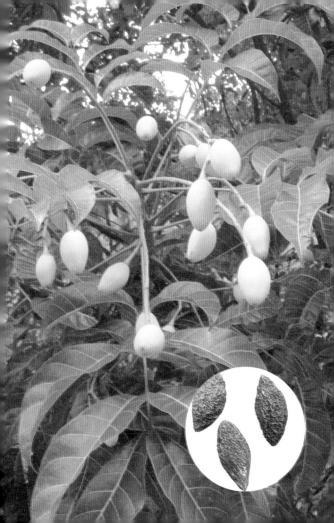

# 青皮

**基　原**　本品为芸香科植物橘 *Citrus reticulata* Blanco 及其栽培变种的干燥幼果或未成熟果实的果皮。

**生境分布**　栽培于丘陵、低山地带、江河湖泊沿岸或平原。主产广东、福建、四川、浙江、江西等地。

**采收加工**　5～6月收集幼果，晒干，习称"个青皮"；7～8月采收未成熟的果实，在果皮上纵剖成四瓣至基部，除尽瓤瓣，晒干，习称"四花青皮"。

**性味归经**　苦、辛，温。归肝、胆、胃经。

**功效主治**　疏肝破气，消积化滞。用于胸胁胀痛，疝气疼痛，乳癖，乳痛，食积气滞，脘腹胀痛。

**用法用量**　3～10g。

**临床应用**　**1.急性乳腺炎**　以牛蒡青皮汤（青皮15g，牛蒡子30g）。每日1剂，水煎服。以立效散（青皮、当归、瓜蒌子各10g，制乳香、制没药、生甘草各6g）。每日1剂。**2.支气管哮喘**　本品对哮喘有一定疗效，但其作用强度比异丙肾上腺素、氨茶碱差。
**3.消化不良和术后腹胀**　青皮配山楂、麦芽、神曲等各适量可治消化不良。用枳朴二陈汤（枳壳、厚朴、青皮、青木香各适量）作为腹部手术后患者的常规服用汤药，临床观察了30例，全部病例均于24小时内自动排气。

**使用注意**　本品性峻烈，易耗损正气，故气虚者慎用。

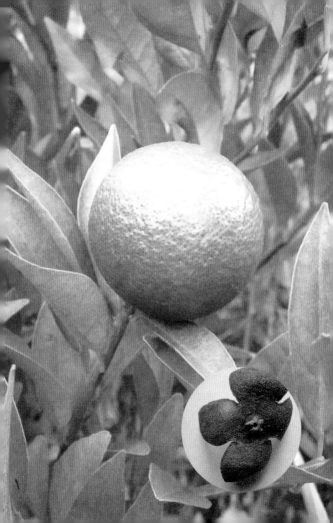

# 全蝎

**基　原**　本品为钳蝎科动物东亚钳蝎 *Buthus martensii* Karsch 的干燥体。

**生境分布**　生长于阴暗潮湿处。分布于河南、山东、湖北、安徽等地。

**采收加工**　春末至秋初捕捉，除去泥沙，置沸水或沸盐水中，煮至全身僵硬，捞出，置通风处，阴干。

**性味归经**　辛，平；有毒。归肝经。

**功效主治**　息风镇痉，通络止痛，攻毒散结。用于肝风内动，痉挛抽搐，小儿惊风，中风口㖞，半身不遂，破伤风，风湿顽痹，偏正头痛，疮疡，瘰疬。

**用法用量**　3～6g。

**临床应用**　**1.癫痫、惊厥（治疗癫痫、小儿惊厥）**　全蝎配天麻、钩藤、山羊角各适量。对于小儿因吐泻过度或一些严重慢性疾患后期所出现的四肢厥冷，手足蠕动或抽搐、缓慢无力，时发时止，神倦懒言等，证属脾虚慢惊者，常配党参、白术、天麻等药各适量。**2.破伤风**　中西医结合治疗150例，中医方药用息风汤、止痉散（全蝎、蜈蚣、僵蚕各适量），西药用抗毒素及抗感染素对症治疗。治疗150例，结果：痊愈137例，治愈率约为91.3%，死亡13例，死亡率约为8.7%。五虎追风散加味治疗重症破伤风5例，亦获满意效果，该散由全蝎、蝉蜕、天南星、天麻、僵蚕各适量组成。

**使用注意**　孕妇禁用。

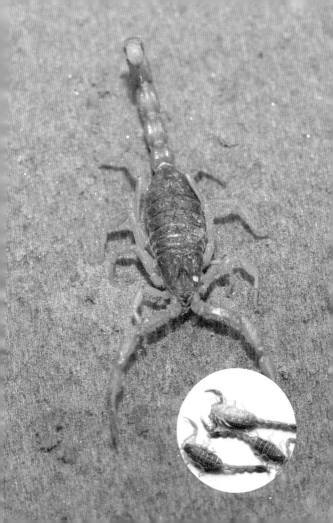

# 人参

**基　　原**　本品为五加科植物人参 *Panax ginseng* C. A. Mey. 的干燥根和根茎。

**生境分布**　生长于昼夜温差小海拔500～1100m的山地缓坡或斜坡地的针阔混交林或杂木林中。主要分布于吉林、辽宁、黑龙江。以吉林抚松县产量最大，质量最好，称吉林参。

**采收加工**　多于秋季采挖，洗净经晒干或烘干。栽培的俗称"园参"；播种在山林野生状态下自然生长的称"林下山参"，习称"籽海"。

**性味归经**　甘、微苦，微温。归脾、肺、心、肾经。

**功效主治**　大补元气，复脉固脱，补脾益肺，生津养血，安神益智。用于体虚欲脱，肢冷脉微，脾虚食少，肺虚喘咳，津伤口渴，内热消渴，气血亏虚，久病虚羸，惊悸失眠，阳痿宫冷。

**用法用量**　3～9g，另煎兑服；也可研粉吞服，每次2g，每日2次。

**临床应用**　**1.冠状动脉粥样硬化性心脏病**　人参注射液（100mg/ml）。每日6～10ml，10日为1个疗程。治疗心脏病301例，其中对冠状动脉粥样硬化性心脏病患者的疗效最佳。**2.慢性阻塞性肺病**　用人参蛤蚧复方治疗100例，对咳痰喘的总有效率为95.74%。

**使用注意**　不宜与藜芦、五灵脂同用。

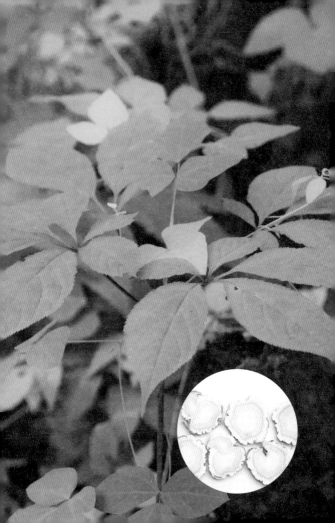

# 肉苁蓉

ROU CONG RONG

**基　原**　本品为列当科植物肉苁蓉 *Cistanche deserticola* Y. C. Ma 或管花肉苁蓉 *Cistanche tubulosa* (Schenk) Wight 的干燥带鳞叶的肉质茎。

**生境分布**　肉苁蓉生长于盐碱地、干河沟沙地、戈壁滩一带。寄生在红沙、盐爪爪、着叶盐爪、珍珠、西伯利亚白刺等植物的根上。分布内蒙古、陕西、甘肃、宁夏、新疆等地。管花肉苁蓉生于水分较充足的柽柳丛中及沙丘地，常寄生长于柽柳属植物的根上。广泛分布于非洲北部、阿拉伯半岛、巴基斯坦、印度等。

**采收加工**　春季苗刚出土或秋季冻土之前采挖，除去茎尖。切段，晒干。

**性味归经**　甘、咸，温。归肾、大肠经。

**功效主治**　补肾阳，益精血，润肠通便。用于肾阳不足，精血亏虚，阳痿不孕，腰膝酸软，筋骨无力，肠燥便秘。

**用法用量**　6~10g。

**临床应用**　**1.子宫肌瘤**　用肉苁蓉治疗子宫肌瘤效果显著。
**2.功能性子宫出血**　肉苁蓉丸加味治疗功能性子宫出血58例，疗效满意。

**使用注意**　药力和缓，用量宜大。助阳滑肠，故阳事易举、精滑不固者，腹泻便溏者均忌服。实热便秘者不宜服用。

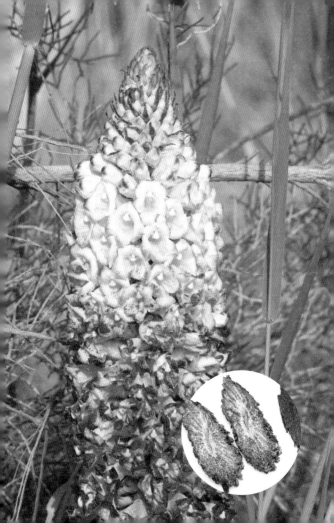

# 肉豆蔻

**基　　原**　本品为肉豆蔻科植物肉豆蔻 *Myristica fragrans* Houtt. 的干燥种仁。

**生境分布**　在热带地区广为栽培。分布于马来西亚、印度尼西亚；我国广东、广西、云南等地也有栽培。

**采收加工**　每年4~6月及11~12月各采1次。早晨摘取成熟果实，剖开果皮、剥去假种皮，再敲脱壳状的种皮，取出种仁用石灰乳浸1日，小火焙干。

**性味归经**　辛，温。归脾、胃、大肠经。

**功效主治**　温中行气，涩肠止泻。用于脾胃虚寒，久泻不止，脘腹胀痛，食少呕吐。

**用法用量**　3~10g。

**临床应用**　1.**慢性腹泻**　煨肉豆蔻、炒五味子各60g，煨木香、诃子肉各12g，炒吴茱萸15g。共研细末，每次6g，每日2次，开水调服。治疗慢性腹泻28例，结果：痊愈23例，显效4例，无效1例。2.**慢性肠炎，慢性结肠炎、过敏性结肠炎、肠结核（对脾肾虚寒，五更泄泻者）**　常与补骨脂、吴茱萸、五味子、生姜、大枣各适量配用，如《证治准绳》四神丸。3.**慢性消化不良（对于久泻不止，气滞腹胀者）**　可与木香等药适量配伍。

**使用注意**　凡湿热泻痢者忌用。

408 | 409　中国道地药材速认速查小红书　　**肉豆蔻**

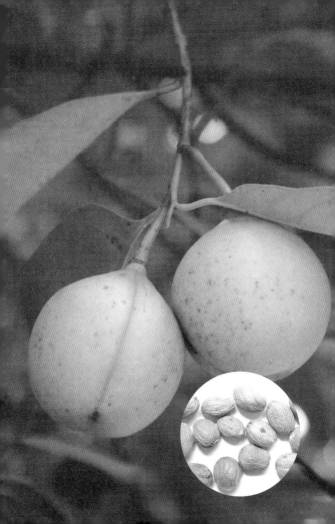

# 肉桂

**基　　原**　本品为樟科植物肉桂 *Cinnamomum cassia* Presl 的干燥树皮。

**生境分布**　大多都为栽培品。主要分布于广东、海南、云南等地。

**采收加工**　多于秋季剥取，阴干。

**性味归经**　辛、甘，大热。归肾、脾、心、肝经。

**功效主治**　补火助阳，引火归元，散寒止痛，温通经脉。用于阳痿宫冷，腰膝冷痛，肾虚作喘，虚阳上浮，眩晕目赤，心腹冷痛，虚寒吐泻，寒疝腹痛，痛经经闭。

**用法用量**　1～5g。

**临床应用**　1.胃肠功能紊乱、消化不良、慢性肠炎（对于肾阳不足，脾胃虚寒，症见畏寒肢冷，食少便溏、完谷不化者）　常配伍附子、干姜、豆蔻、木香、丁香、茯苓各适量，如《三因方》桂苓丸。对于胃肠受寒，腹痛腹泻者，亦可用肉桂配丁香各等份。共研细粉，每次服0.6～1.5g，每日3次；或用少许放膏药上贴肚脐处。对于胃肠痉挛，脘腹冷痛者，亦可单用肉桂粉，每次服5g，每日2次，或与干姜、吴茱萸各适量同用，水煎服。2.急性细菌性痢疾　肉桂0.9g。研为细末，开水送服0.45g，1小时后再服0.45g，片刻取大黄粉15g，分3次服，每隔3小时服1次，一般需要连用1～2日，如军桂散。

**使用注意**　有出血倾向者及孕妇慎用；不宜与赤石脂同用。

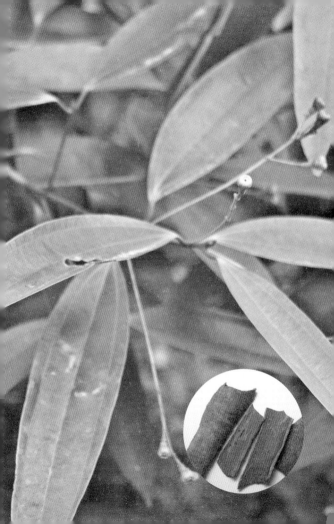

# 三棱

**基　　原**　本品为黑三棱科植物黑三棱 *Sparganium stoloniferum* Buch. -Ham. 的干燥块茎。

**生境分布**　生长于池沼或水沟等处。主要分布于河北、辽宁、江西、江苏等地。

**采收加工**　冬季至次年春采挖，洗净泥土，削去外皮，晒干。

**性味归经**　辛、苦，平。归肝、脾经。

**功效主治**　破血行气，消积止痛。用于癥瘕痞块，胸痹心痛，痛经，瘀血经闭，食积胀痛。

**用法用量**　5～10g。

**临床应用**　**1.中风**　三棱、莪术、丹参各20g，川芎、地龙各适量。适当辨证加减，一般服药7日，患肢开始有自主活动，2～4周可下床扶杖行走，上肢功能也随之恢复。**2.阑尾周围脓肿**　用三棱、莪术各适量为主配，以丹参、败酱草等各适量治疗阑尾脓肿25例，结果：痊愈22例，有效2例，无效1例。有效率为96%。

**使用注意**　孕妇禁用；不宜与芒硝、玄明粉同用。

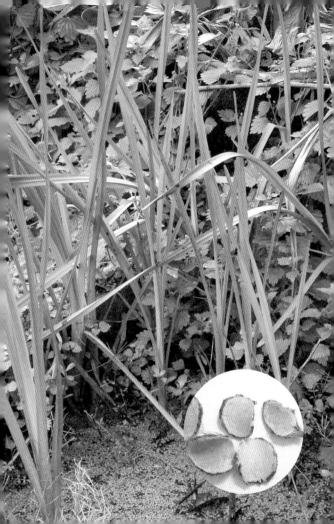

**SAN QI**

**基　原**　本品为五加科植物三七 *Panax notoginseng* (Burk.) F. H. Chen 的干燥根和根茎。

**生境分布**　生长于山坡丛林下。主要分布于云南、广西等地。

**采收加工**　秋季开花前采挖，洗净，分开主根、支根及根茎，干燥。支根习称"筋条"，茎基习称"剪口"。

**性味归经**　甘、微苦，温。归肝、胃经。

**功效主治**　散瘀止血，消肿定痛。用于咯血、吐血、衄血、便血，妇人崩漏，胸腹刺痛，外伤出血，跌扑肿痛。

**用法用量**　3～9g。研粉吞服，每次1～3g。外用：适量。

**临床应用**　**1.脑梗死**　于发病后1周内用三七总皂苷注射液200mg。加生理盐水500ml静滴，每日1次，用药2周，同时并用脱水剂及对症处理。结果：三七总皂苷制剂对急性脑梗死患者疗效显著，能明显改善脑梗死患者的神经功能缺损程度，提高其日常生活能力，促进纤维蛋白原溶解，降低血液黏稠度及血脂含量，改善脑血液循环。三七总皂苷片，每次服2片（含三七总皂苷50mg），每日3次，饭后开水送服。治疗脑梗死32例，结果：痊愈3例，显效10例，有效16例，无效3例。**2.脑血管病**　三七粉5～10g。口服给药，重者鼻饲，不论脑出血还是脑血栓，均有良好疗效。对外伤引起的顽固性头痛亦有效。

**使用注意**　孕妇慎用。

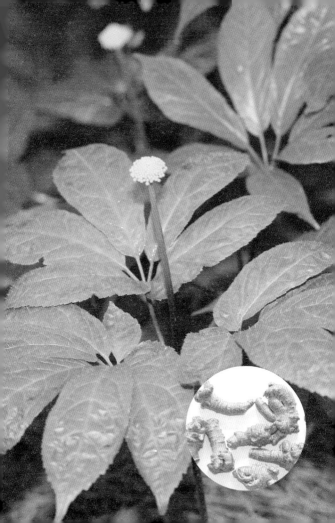

# 桑白皮

**基　　原**　本品为桑科植物桑 *Morus alba* L. 的干燥根皮。

**生境分布**　生长于丘陵、山坡、村旁、田野等处，各地均有栽培。以南部各省育蚕区产量较大。

**采收加工**　秋末落叶时至次春发芽前挖根部，刮去黄棕色粗皮，纵向剖开，剥取根皮，晒干。

**性味归经**　甘，寒。归肺经。

**功效主治**　泻肺平喘，利水消肿。用于肺热喘咳，水肿胀满尿少，面目肌肤浮肿。

**用法用量**　6~12g。

**临床应用**　1.小儿麻疹初期、气管炎（对发热、咳嗽、气促属肺热者）　常与地骨皮、甘草、粳米各适量同用，如《小儿药证直诀》泻白散。治疗急性气管炎，亦可用桑白皮配杏仁、黄芩、贝母、枇杷叶、桔梗、地骨皮各9g。水煎服。2.小儿肺炎、肺气肿　亦可用泻白散。3.支气管扩张咯血　桑白皮15~20g，地骨皮、血余炭各10g，甘草5g，花蕊石15g，三七粉（冲）3g。水煎服，轻症每日1剂，重症每日2剂。4.急慢性肾炎性水肿、心脏病性水肿、妊娠水肿　常与大腹皮、茯苓皮、生姜皮、陈皮各适量配伍，如《中藏经》五皮饮（五皮散）。

**使用注意**　肺虚无火喘嗽者慎服。

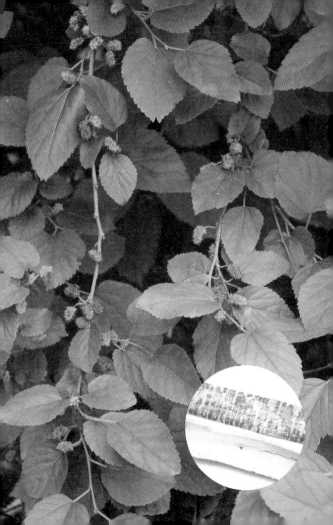

# 桑寄生

**基　原**　本品为桑寄生科植物桑寄生 *Taxillus chinensis* (DC.) Danser 的干燥带叶茎枝。

**生境分布**　寄生于构、槐、榆、木棉、朴等树上。分布于福建、台湾、广东、广西、云南等地。

**采收加工**　冬季至次春采割，除去粗茎，切段，干燥，或蒸后干燥。

**性味归经**　苦、甘，平。归肝、肾经。

**功效主治**　祛风湿，补肝肾，强筋骨，安胎元。用于风湿痹痛，腰膝酸软，筋骨无力，崩漏经多，妊娠漏血，胎动不安，头晕目眩。

**用法用量**　9～15g。

**临床应用**　**1.风湿性关节炎、风湿性坐骨神经痛（对肝肾虚损者）**　常与独活、牛膝、杜仲、当归、秦艽、防风、赤芍、茯苓、地黄、川芎、人参、细辛、肉桂、甘草各适量配伍，如独活寄生汤。亦可以本品配独活、秦艽、当归各9g。水煎服。**2.原发性高血压（对头痛、头晕者）**　以本品配夏枯草、草决明各15g。水煎服。或配伍臭梧桐、钩藤各9g。水煎服。对高血压、血管硬化性舌謇、肢麻，可用20%的槲寄生酊剂，每次服20～40滴，每日2～3次。

**使用注意**　体质偏寒者慎用。风寒表证未解时不宜用。

　　　　**桑寄生**

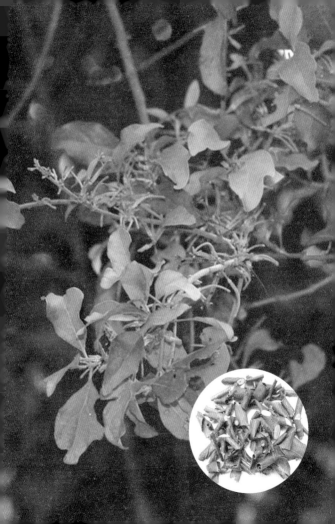

# 桑叶

**基　　原**　本品多桑科植物桑 *Morus alba* L. 的干燥叶。

**生境分布**　见"桑白皮"项下。

**采收加工**　初霜后采收，除去杂质，晒干。

**性味归经**　甘、苦，寒。归肺、肝经。

**功效主治**　疏散风热，清肺润燥，平肝明目。用于风热感冒，肺热燥咳，头晕头痛，目赤昏花。

**用法用量**　5～10g。

**临床应用**　1.上呼吸道感染（用于咳嗽少痰、鼻咽干燥，证属燥热者）　常用蜜炙桑叶与杏仁、浙贝母、沙参、淡豆豉、山栀皮、梨皮各适量配伍，如桑杏汤；或与杏仁、炙枇杷叶、麦冬、生石膏、党参、阿胶、亚麻子、甘草各适量配伍，如清燥救肺汤。2.流行性感冒、急性支气管炎（对发热、头痛，咽喉肿痛、咳嗽等证）　常与菊花、薄荷、连翘、桔梗、杏仁、芦根、甘草各适量配用，如桑菊饮。3.百日咳　亦可用桑杏汤，一般1～3剂可显效。4.沙眼　用本品煎液温洗。肝经风热或实火所致的目赤涩痛多泪等证，可配伍菊花、决明子、车前子各适量煎服。若属肝阴不足，眼目昏花，兼有肝热者，可配黑芝麻适量，炼蜜为丸服，如桑麻丸。5.夜盲　桑叶有维生素A样作用，可与其他药物配伍。6.烫伤　用桑叶烧炭调涂。

**使用注意**　风寒咳嗽患者勿用。

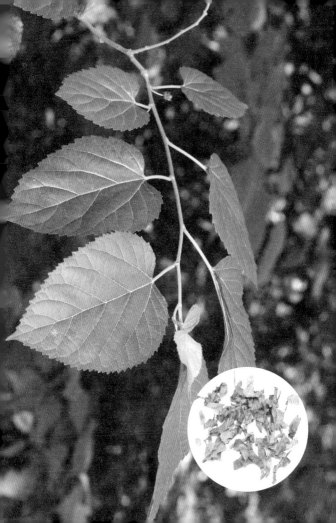

# 桑枝

**基　　原**　本品为桑科植物桑 *Morus alba* L. 的干燥嫩枝。

**生境分布**　见"桑白皮"项下。

**采收加工**　春末夏初采收，去叶，晒干；或趁鲜切片，晒干。

**性味归经**　微苦，平。归肝经。

**功效主治**　祛风湿，利关节。用于风湿痹痛，肩臂、关节酸痛麻木。

**用法用量**　9～15g。

**临床应用**　**1.风湿性关节炎**　桑枝500g。浓煎去渣，入蜜50g，温火煎成膏，口服，每次20g，每日2次。**2.风湿性肌炎（对肌体疼痛者）**　桑枝30g，秦艽、防己各9g。水煎服，每日1剂。风湿性肩臂痛者，用桑枝30g，姜黄、威灵仙各9g。水煎服。亦可单用桑枝水煎服或熬膏服。**3.肩关节炎**　桑枝与桂枝、羌活、防己各适量配伍。**4.原发性高血压**　桑枝与枸杞子、女贞子、磁石、珍珠母、鸡血藤各适量配用。**5.慢性布鲁菌属病**　桑枝、柳枝、老鹳草、五加皮、当归、没药、木瓜、红花、防风各适量。水煎服，如桑柳汤。

**使用注意**　本品性寒，不宜用于风寒湿所致的关节冷痛、肌肉酸痛，也不宜用于肝肾亏损的虚劳骨痛、腰膝酸软乏力。

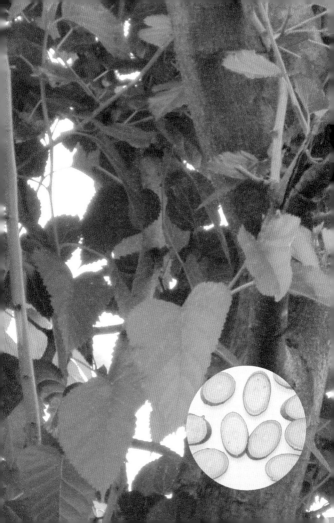

# 沙棘

**基　　原**　本品系蒙古族、藏族习用药材。为胡颓子科植物沙棘 *Hippophae rhamnoides* L. 的干燥成熟果实。

**生境分布**　生长于海拔800～3600m的阳坡、沙漠地区河谷阶地、平坦沙地和砾石质山坡。分布于华北、西北及四川等地。

**采收加工**　秋、冬二季果实成熟或冻硬时采收，除去杂质，干燥或蒸后干燥。

**性味归经**　酸、涩、温。归脾、胃、肺、心经。

**功效主治**　健脾消食，止咳祛痰，活血散瘀。用于脾虚食少，食积腹痛，咳嗽痰多，胸痹心痛，瘀血经闭，跌扑瘀肿。

**用法用量**　3～10g。

**临床应用**　**1.慢性气管炎**　沙棘精，口服，每次15ml，每日3次。3周为1个疗程。有较好疗效，有效率近80％。**2.慢性肝炎**　沙棘糖浆，口服，每次30ml，每日3次。冲剂，每次15g，每日3次，温开水冲服，小儿剂量酌减。结果：用沙棘糖浆治疗81例，治愈72例，约占88.9％；好转8例，约占9.9％；无效1例，总有效率约为98.8％。沙棘冲剂治疗75例，治愈65例，约占86.7％；好转8例，约占10.7％；无效2例，总有效率约为97.3％。

**使用注意**　身体虚者慎用。

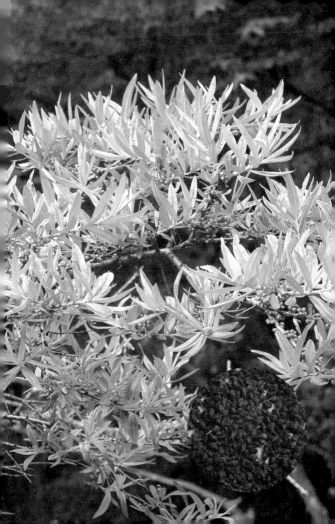

# 沙苑子

**基　　原**　本品为豆科植物扁茎黄芪 *Astragalus complanatus* R. Br. 的干燥成熟种子。

**生境分布**　生长于山野、路旁；多栽培。主产陕西大荔、兴平等地。四川也有出产。

**采收加工**　秋末冬初果实成熟尚未开裂时采割植株，晒干，打下种子，除去杂质，晒干。

**性味归经**　甘，温。归肝、肾经。

**功效主治**　补肾助阳，固精缩尿，养肝明目。用于肾虚腰痛，遗精早泄，遗尿尿频，白浊带下，眩晕，目暗昏花。

**用法用量**　9～15g。

**临床应用**　1.遗精、尿频（用于肾虚不固，遗精、滑精、小便频数）　常与芡实、莲须、龙骨等药各适量配用。2.腰背痛（用于肾虚腰背酸痛）　可单用沙苑子15g。水煎服。3.视力减退（用于目昏眼花、视力减退）　可与枸杞子、菟丝子、楮实子等各适量配伍。4.白癜风　沙苑子10g，研为末；猪肝1具煮熟后切成片，蘸药末1日服完。轻者1～2剂获效；重者3～4剂获效。5.虚损劳乏　可单用沙苑子或配伍人参、黄芪、熟地黄等药各适量。

**使用注意**　本品为温补固涩之品，阴虚火旺及小便不利者忌服。

**沙苑子**

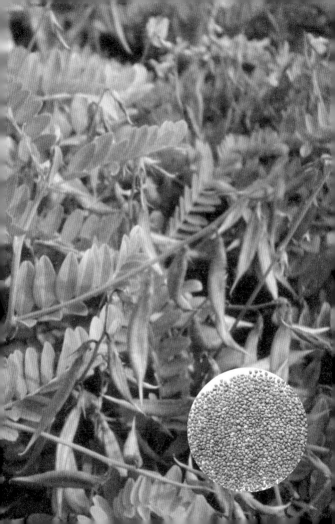

# 砂仁

**基 原** 本品为姜科植物阳春砂 *Amomum villosum* Lour.、绿壳砂 *Amomum villosum* Lour. var. *xanthioides* T. L. Wu et Senjen 或海南砂 *Amomum longiligulare* T. L. Wu 的干燥成熟果实。

**生境分布** 生长于气候温暖、潮湿、富含腐殖质的山沟林下阴湿处。阳春砂主要分布于我国广东、广西等地。海南砂主要分布于我国海南、广东及湛江地区。缩砂分布于越南、泰国、印度尼西亚等地。以阳春砂质量为优。

**采收加工** 夏、秋二季果实成熟时采收，晒干或低温干燥。

**性味归经** 辛，温。归脾、胃、肾经。

**功效主治** 化湿开胃，温脾止泻，理气安胎。用于湿浊中阻，脘痞不饥，脾胃虚寒，呕吐泄泻，妊娠恶阻，胎动不安。

**用法用量** 3~6g，后下。

**临床应用** 1.慢性胃炎、胃和十二指肠溃疡、消化不良（对于胸腹满闷，腹胀食少，证属湿阻中焦，脾胃气滞者） 常与陈皮、木香、枳壳等药各适量同用；对于呕吐，腹满不适，食少消瘦，症属脾虚湿滞者，常配伍木香、陈皮、半夏、党参、白术、茯苓、甘草各适量，如《和剂局方》香砂六君子汤。2.慢性腹泻（治疗慢性肠炎、肠结核、胃肠神经功能紊乱等引起的慢性腹泻，证属脾胃虚寒者） 多与干姜、熟附子、陈皮等药各适量同用。

**使用注意** 阴虚内热者禁服。

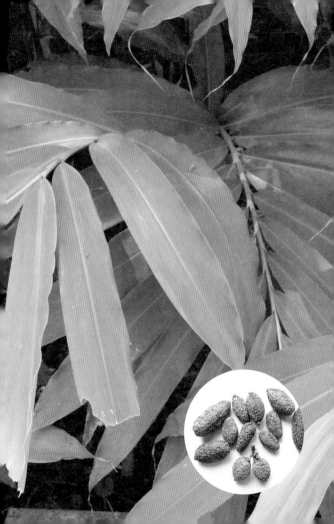

# 山慈菇

**基　　原**　本品为兰科植物杜鹃兰 *Cremastra appendiculata* (D.Don) Makino、独蒜兰 *Pleione bulbocodioides* (Franch.) Rolfe 或云南独蒜兰 *Pleione yunnanensis* Rolfe 的干燥假鳞茎。前者习称"毛慈菇"，后二者习称"冰球子"。

**生境分布**　生长于山坡及林下阴湿处。分布于长江流域以南地区及山西、陕西、甘肃等地。

**采收加工**　夏、秋二季采挖，除去地上部分及泥沙，分开大小置沸水锅内蒸煮至透心，干燥。

**性味归经**　甘、微辛，凉。归肝、脾经。

**功效主治**　清热解毒，化痰散结。用于痈肿疔毒，瘰疬痰核，癥瘕痞块，蛇虫咬伤。

**用法用量**　3～9g。外用：适量。

**临床应用**　**1.恶性肿瘤**　对乳腺癌疗效显著，对宫颈癌、食管癌、肺癌、胃癌等亦有一定疗放。据报道，用复方秋水仙碱治疗20余种肿瘤327例，对其中265例临床分析认为，乳腺癌疗效较好，宫颈癌次之。秋水仙胺软膏外敷可治疗转移的皮肤癌。

**2.迁延性和慢性肝炎**　秋水仙碱用于治疗迁延性肝炎和慢性肝炎均有一定疗效。口服秋水仙碱片，每次1片，每日3次，至症状消失为止。

**使用注意**　气虚体弱者慎用。

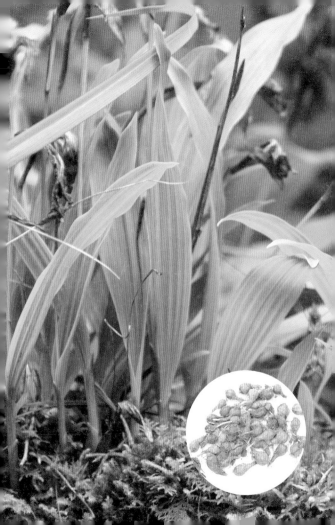

# 山豆根

**基　　原**　本品为豆科植物越南槐 *Sophora tonkinensis* Gagnep. 的干燥根和根茎。

**生境分布**　生长于坡地、平原等地。分布于广西、广东、江西、贵州等地。

**采收加工**　秋季采挖，除去杂质，洗净，干燥。

**性味归经**　苦，寒；有毒。归肺、胃经。

**功效主治**　清热解毒，消肿利咽。用于火毒蕴结，喘满热咳，乳蛾喉痹，咽喉肿痛，牙龈肿痛，口舌生疮。

**用法用量**　3～6g。

**临床应用**　**1.子宫颈糜烂**　将山豆根研成细粉，高压消毒。先以1∶1000苯扎溴铵消毒子宫颈，后用棉球蘸山豆根粉涂子宫颈糜烂处，每1～3日1次，10日为1个疗程。**2.钩端螺旋体病**　山豆根15g，大青叶100g，生甘草15g。加4倍量的水浸渍半日，煎2次，滤液合并，每日分4次服。**3.急性扁桃体炎、咽炎**　山豆根12g，玄参9g，桔梗、薄荷（后下）、生甘草各6g。水煎服。**4.支气管哮喘和喘息性慢性气管炎**　分别用含苦参碱和氢化苦参碱为主的胶囊剂口服、气雾剂喷雾。

**使用注意**　本品大苦大寒，过量服用易引起呕吐、腹泻、胸闷、心悸等副作用，故用量不宜过大。脾胃虚寒者慎用。

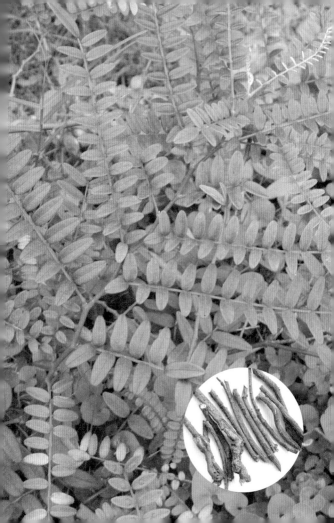

# 山柰

**基　　原**　本品为姜科植物山柰 *Kaempferia galanga* L. 的干燥根茎。

**生境分布**　分布于台湾、广东、广西、云南等地。

**采收加工**　冬季采挖，洗净，除去须根，切片，晒干。

**性味归经**　辛，温。归胃经。

**功效主治**　行气温中，消食，止痛。用于胸膈胀满，脘腹冷痛，饮食不消。

**用法用量**　6～9g。

**临床应用**　**1.心腹冷痛**　山柰、丁香、当归、甘草各等份。研细末，醋糊丸如梧桐子大，每次30丸，酒下。**2.风火牙痛**　肥皂荚（去穣）1个，纳入山柰、甘松各0.9g，花椒、盐不拘多少（以塞满为度）。用面包裹，炼红，研末，每日擦牙。（《摄生众妙方》）**3.食道骨鲠**　复方砂姜汤：山柰、威灵仙各30g，桔梗、乌梅、山楂各15g，甘草4g，砂仁5g。水煎徐徐含服，同时含嚼橄榄5～6枚。治疗食道骨鲠153例，服药1～3剂治愈132例。

**使用注意**　阴虚血亏、胃有郁火者忌用。

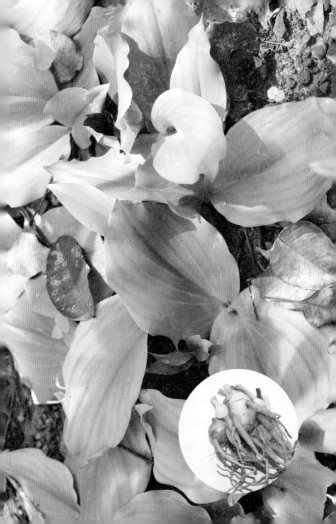

# 山药

**基　　原**　本品为薯蓣科植物薯蓣 *Dioscorea opposita* Thunb. 的干燥根茎。

**生境分布**　生长于排水良好、疏松肥沃的壤土中。全国各地均有栽培。分布于河南焦作市，习称怀山药，质量最佳。

**采收加工**　冬季（11～12月）茎叶枯萎后采挖，切去根头，洗净，除去外皮及须根，干燥，称为"毛山药"；或除去外皮，趁鲜切厚片，干燥，称为"山药片"；也有选择肥大顺直的干燥山药，置清水中，浸至无干心，闷透，切齐两端，用木板搓成圆柱状，晒干，打光，习称"光山药"。

**性味归经**　甘，平。归脾、肺、肾经。

**功效主治**　补脾养胃，生津益肺，补肾涩精。用于脾虚食少，食欲不振，倦怠无力，久泻不止，肺虚喘咳，肾虚遗精，尿频，带下，腰膝酸软，虚热消渴。麸炒山药补脾健胃。用于脾虚食少，泄泻便溏，白带过多。

**用法用量**　15～30g。

**临床应用**　**1.腹水**　山药、生薏苡仁各50g。煮粥食用，每日2次，服用半年，治疗肝硬化腹水或肝硬化腹水伴低蛋白血症有明显疗效。**2.癫痫**　山药2g，青黛0.3g，硼砂1g。共研细粉，每次3g，每日3次，治疗癫痫有效。

**使用注意**　本品养阴而兼涩性，能助湿，故湿盛中满或有积滞者不宜单独使用。实热邪实者忌用。

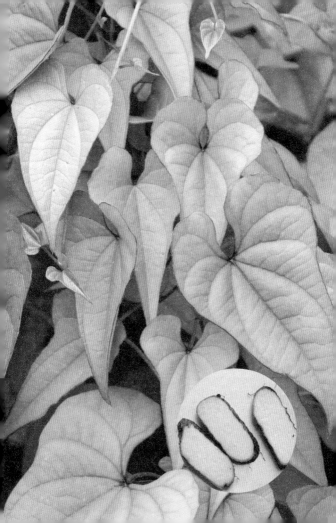

# 山楂

**基 原** 本品为蔷薇科植物山楂 *Crataegus pinnatifida* Bge. 或山里红 *Crataegus pinnatifida* Bge. var. *major* N. E. Br. 的干燥成熟果实。

**生境分布** 生长于山谷或山地灌木丛中。全国大部分地区均产。

**采收加工** 秋季果实成熟后采收，切片，干燥。

**性味归经** 酸、甘，微温。归脾、胃、肝经。

**功效主治** 消食健胃，行气散瘀，化浊降脂。用于肉食积滞，胃脘胀满，泻痢腹痛，瘀血经闭，产后瘀阻，心腹刺痛，胸痹心痛，疝气疼痛，高脂血症。焦山楂消食导滞作用增强。用于肉食积滞，泻痢不爽。

**用法用量** 9～12g。

**临床应用** **1.阳痿** 山楂25～30g，韭菜子20g，泥鳅2条。加适量食盐调味，每日1剂，水煎服，并吃泥鳅，早、晚各1次，7日为1个疗程。结果：患者32例，显效19例，好转9例，无效4例，总有效率为87.5%。**2.高血脂** 由山楂、决明子、何首乌、泽泻、制大黄、当归、枸杞子等组成的降脂胶囊用于治疗180例，总有效率约为93.33%，各项疗效指标均明显优于对照组。用新鲜山楂切片晾干，取5～15g泡水当茶饮，个别人加用大枣2～3枚，每日数次，服用3个月至1年。结果：患者23例，显效11例，有效9例，无效3例。

**使用注意** 对胃酸过多、胃溃疡患者慎用；脾胃虚弱无积滞者慎用。

438 | 439　中国道地药材速认速查小红书　　　**山楂**

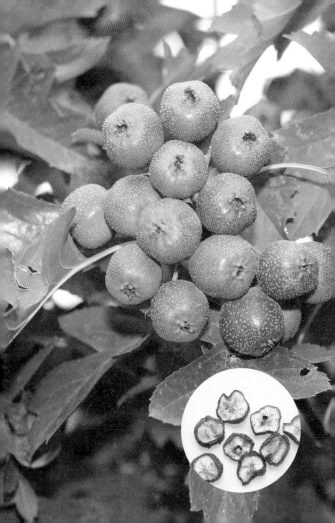

# 山茱萸

SHAN ZHU YU

**基　原**　本品为山茱萸科植物山茱萸 *Cornus officinalis* Sieb. et Zucc. 的干燥成熟果肉。

**生境分布**　生长于山沟、溪旁或较湿润的山坡。分布于浙江、安徽、河南、陕西等地。

**采收加工**　秋末冬初果实成熟变红后采摘，用小火焙烘或置沸水中略烫后，及时除去果核，干燥。

**性味归经**　酸、涩，微温。归肝、肾经。

**功效主治**　补益肝肾，收涩固脱。用于眩晕耳鸣，腰膝酸痛，阳痿遗精，遗尿尿频，崩漏带下，大汗虚脱，内热消渴。

**用法用量**　6～12g。

**临床应用**　**1.骨质疏松**　补肾密骨丸由山茱萸、杜仲、淫羊藿等12味中药组成，按工艺要求制成水泛丸。口服，每次9g，每日3次，3个月为1个疗程，共服2个疗程。结果：患者54例，显效14例，有效25例，无效15例。**2.术后自汗**　山茱萸30g。分3日煎服。3日后予山茱萸15g，龙骨、牡蛎、太子参各20g，麦冬10g，五味子6g。共服4剂，而自汗愈，夜寐安。**3.房室阻滞**　升陷汤加味：山茱萸15g，黄芪30g，升麻、柴胡、桔梗各6g，知母10g。上方服3剂后，心率即由每分钟30次升到每分钟35次。共服本方1个月余，患者心率升到每分钟60～65次，未再下降。

**使用注意**　本品酸涩收敛，实邪、湿热证患者不宜用。

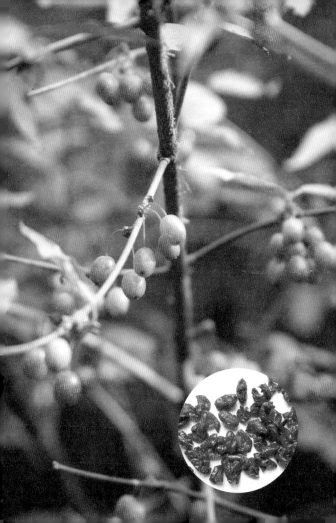

# 商陆

**基　　原**　本品为商陆科植物商陆 *Phytolacca acinosa* Roxb. 或垂序商陆 *Phytolacca americana* L. 的干燥根。

**生境分布**　生长于路旁疏林下或栽培于庭园。分布于全国大部分地区。

**采收加工**　秋季至次春采挖，除去须根及泥沙，切成块或片，晒干或阴干。

**性味归经**　苦，寒；有毒。归肺、脾、肾、大肠经。

**功效主治**　逐水消肿，通利二便；外用解毒散结。用于水肿胀满，二便不通；外治痈肿疮毒。

**用法用量**　3～9g。外用：适量，煎汤熏洗。

**临床应用**　1.慢性肾小球肾炎水肿、心脏病水肿（对于表里俱实，遍身水肿，水湿重者）　商陆9g。捣烂敷脐。或配伍茯苓皮、槟榔、赤小豆、羌活、秦艽、大腹皮、生姜皮、椒目、木通、泽泻各等份。共为细末，每日开水送服6～9g，如《济生方》疏凿饮子。2.肝硬化腹水晚期血吸虫病腹水　可用疏凿饮子。或以商陆配绿豆、大米各适量。煮稀粥服食，有消除腹水之功。3.胸腔积液、心包积液（对于喘息口渴，二便不利，水湿实证）　亦可用疏凿饮子。对兼有虚证者，可用商陆同糯米煮粥或同鲤鱼煮食，以攻补兼施。

**使用注意**　孕妇禁用。

442　|　443　　中国道地药材速认速查小红书　　　　　　　　　　商陆

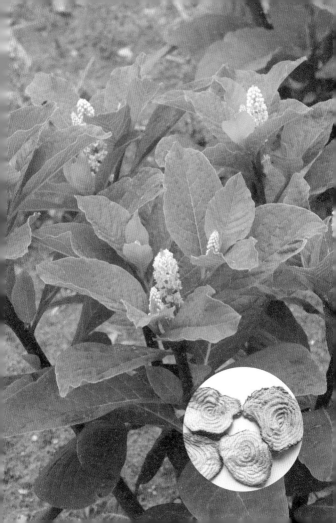

# 蛇床子

SHE CHUANG ZI

**基　原**　本品为伞形科植物蛇床 *Cnidium monnieri* (L.) Cuss. 的干燥成熟果实。

**生境分布**　生长于弱碱性稍湿的草甸子、河沟旁、碱性草原、田间路旁。分布于广东、广西、安徽、江苏等地。

**采收加工**　夏、秋二季果实成熟时采收，除去杂质，晒干。

**性味归经**　辛、苦，温；有小毒。归肾经。

**功效主治**　燥湿祛风，杀虫止痒，温肾壮阳。用于阴痒带下，湿疹瘙痒，湿痹腰痛，肾虚阳痿，宫冷不孕。

**用法用量**　3～10g。外用：适量，多煎汤熏洗，或研末调敷。

**临床应用**　**1. 不育症**　蛇床子、山茱萸、枸杞子、何首乌、覆盆子各12g，肉苁蓉、巴戟天各10g，淫羊藿15g，甘草5g。水煎服，治疗男性不育，疗效满意。以本品配合五味子、石菖蒲、路路通、白芍各15g，穿山甲、王不留行、薏苡仁各30g，柴胡、莪术各12g，车前子、酸枣仁粉（冲服）各10g。每日1剂，水煎睡前顿服，15日为1个疗程，治疗不射精症。以蛇床子、肉苁蓉、益母草、大枣皮、补骨脂、桑寄生、泽泻、覆盆子各15g，当归18g，菟丝子25g，赤芍、泽兰各12g，川芎、红花、丹参各10g。每日1剂，水煎服。正值经期第1日开始服药，18日为1个疗程，一般需连续服用2～3个疗程，治疗女性不孕症642例，治愈率为46.2%。

**使用注意**　肾阴不足，相火易动，精关不固，下焦湿热者不宜服用。

　　　　**蛇床子**

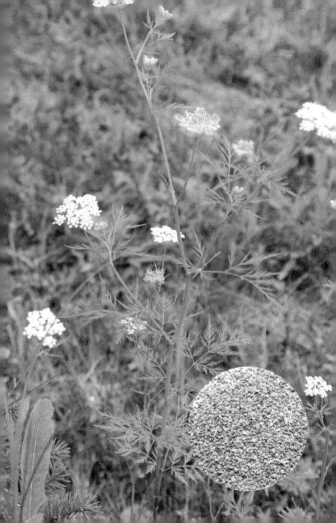

# 射干

**基　　原**　本品为鸢尾科植物射干 *Belamcanda chinensis* (L.) DC. 的干燥根茎。

**生境分布**　生长于林下或山坡。分布于湖北、河南、江苏、安徽等地。

**采收加工**　春初刚发芽或秋末茎叶枯萎时采挖，除去须根及泥沙，干燥。

**性味归经**　苦，寒。归肺经。

**功效主治**　清热解毒，消痰，利咽。用于热毒痰火郁结，咽喉肿痛，痰涎壅盛，咳嗽气喘。

**用法用量**　3～10g。

**临床应用**　**1.乳糜尿**　射干15g。水煎，加入白糖适量，口服，每日分3次；或制成水丸，每次4g，每日3次，饭后服。以10日为1个疗程，治疗104例乳糜尿，除个别病例外，多经1个疗程治疗，结果：痊愈者94例，约占90.4%，但其中9例为临床治愈，16个月又发现乳糜尿，继续服药1个疗程后未再复发；无效者10例，约占9.6%。**2.慢性支气管炎**　以射干麻黄汤为主方，随症加减治疗106例慢性支气管炎急性发作患者，其中痊愈68例，有效31例，总有效率为93.3%。

**使用注意**　孕妇忌用或慎用。

# 麝香

**基　原**　本品为鹿科动物林麝 *Moschus berezovskii* Flerov、马麝 *Moschus sifanicus* Przewalski 或原麝 *Moschus moschiferus* Linnaeus 成熟雄体香囊中的干燥分泌物。

**生境分布**　栖息于多岩石的针叶林和针、阔混交林中。分布于四川、西藏、云南、陕西、内蒙古等地。

**采收加工**　野麝多在冬季至次春猎取，猎获后，割取香囊，阴干，习称"毛壳麝香"；剖开香囊，除去囊壳，习称"麝香仁"。家麝直接从其香囊中取出麝香仁，阴干或用干燥器密闭干燥。

**性味归经**　辛，温。归心、脾经。

**功效主治**　开窍醒神，活血通经，消肿止痛。用于热病神昏，中风痰厥，气郁暴厥，中恶昏迷，经闭，癥瘕，难产死胎，胸痹心痛，心腹暴痛，跌扑伤痛，痹痛麻木，痈肿瘰疬，咽喉肿痛。

**用法用量**　0.03～0.1g，多入丸、散使用。外用：适量。

**临床应用**　**1.血管性头痛**　麝香酮含片（1.5mg）治疗血管性头痛，个别病情严重者加用合成麝香酮注射剂1ml，每日1～2次。
**2.足癣**　麝香、乳香、没药、血竭、桂油、桉油、薄荷油等各适量。制成麝香风湿油，涂擦足癣患处，每日1～2次。

**使用注意**　孕妇禁用。

448　|　449　　中国道地药材速认速查小红书　　　　**麝香**

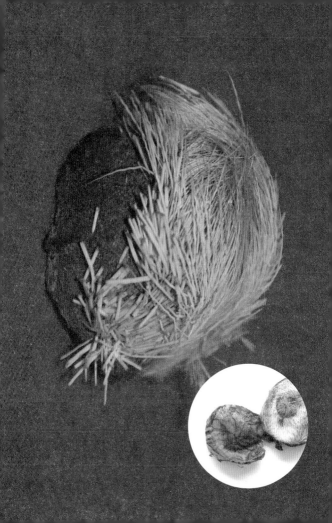

# 升麻

**基　原**　本品为毛茛科植物升麻 Cimicifuga foetida L. 大三叶升麻 Cimicifuga heracleifolia Kom.或兴安升麻Cimicifuga dahurica (Turcz.) Maxim. 的干燥根茎。

**生境分布**　生长在山坡、沙地。大三叶升麻的根茎为药材关麻，分布于辽宁、吉林、黑龙江；兴安升麻的根茎为药材北升麻，分布于辽宁、黑龙江、河北、山西；升麻的根茎为药材西升麻或称川升麻，分布于陕西、四川。

**采收加工**　秋季采挖，除去泥沙，晒至须根干时，燎去或除去须根，晒干。

**性味归经**　辛、微甘，微寒。归肺、脾、胃、大肠经。

**功效主治**　发表透疹，清热解毒，升举阳气。用于风热感冒，头痛，齿痛，口舌生疮，咽喉肿痛，麻疹不透，阳毒发斑，脱肛，子宫脱垂。

**用法用量**　3～10g。

**临床应用**　1.带状疱疹、单纯性疱疹（对瘙痒疼痛，时有渗液，伴有发冷发热，不能安眠者）　用升麻配葛根、赤芍、紫草、甘草等各适量，效果良好。2.腮腺炎　可在辨证施治的基础上重用升麻。

**使用注意**　麻疹疹出已透，阴虚火旺，肝阳上亢，上盛下虚者忌用。

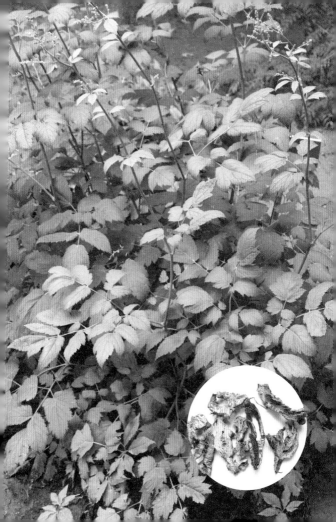

# 生姜

**基　原**　本品为姜科植物姜 *Zingiber officinale* Rosc. 的新鲜根茎。

**生境分布**　生长于阳光充足、排水良好的沙质地。全国各地均产，其中以四川、广东、山东、陕西为主产地。

**采收加工**　秋、冬二季采挖，除去须根和泥沙。

**性味归经**　辛，微温。归肺、脾、胃经。

**功效主治**　解表散寒，温中止呕，化痰止咳，解鱼蟹毒。用于风寒感冒，咳嗽痰多，胃寒呕吐，鱼蟹中毒。

**用法用量**　3～10g。

**临床应用**　**1.重症呕吐**　以鲜姜敷内关穴，治疗重症呕吐10余例，有良效。**2.胃和十二指肠溃疡**　鲜姜煎煮口服可治疗胃和十二指肠溃疡，但限于缓解症状，不能根治。**3.痢疾**　以鲜生姜75g，红糖50g。制成姜糖糊，治疗痢疾有效。**4.蛔虫病**　以生姜榨汁调蜜服，治疗蛔虫性肠梗阻64例，解除梗阻有效率为8%，驱蛔有效率为61.3%；用同法治疗胆道蛔虫98例，总有效率为95.92%。**5.遗尿**　纪氏拟方（生姜30g，炮附子6g，补骨脂12g）。敷脐治疗小儿遗尿25例，结果：痊愈20例，显效3例，无效2例。**6.水火烫伤**　将生姜榨汁外用。无论水泡已破未破均获效。**7.牙痛**　程氏拟方（生姜、淡竹叶、盐、苍耳子各适量）。研细末，外用治疗牙痛获效。

**使用注意**　阴虚内热者忌服。

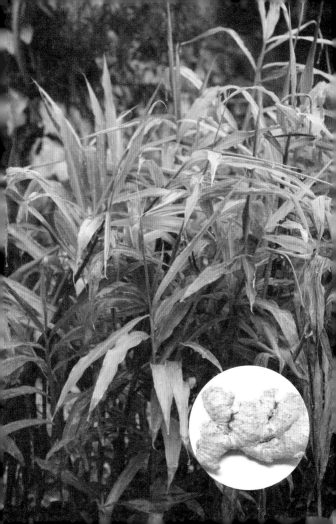

# 石菖蒲

**基　　原**　本品为天南星科植物石菖蒲 *Acorus tatarinowii* Schott. 的干燥根茎。

**生境分布**　生长于阴湿环境，在郁密度较大的树下也能生长。分布于四川、浙江、江苏等地。

**采收加工**　秋、冬二季采挖，除去叶、须根及泥沙，晒干。

**性味归经**　辛、苦，温。归心、胃经。

**功效主治**　开窍豁痰，醒神益智，化湿开胃。用于脘痞不饥，噤口下痢，神昏癫痫，耳鸣耳聋，健忘失眠。

**用法用量**　3～10g。

**临床应用**　**1.神经性呕吐**　石菖蒲适量。捣碎以纱布包之，加水500ml左右，小火煮沸腾15分钟后取汁，每次以10～20g为宜（1日量），取汁后宜少量频饮，分次进药，每日10～30次，用于治疗神经性呕吐，效果满意。**2.小儿久咳不愈**　石菖蒲6～9g。水煎取液，治疗78例久咳不愈的小儿，结果有效率为89.7%。**3.咽喉疾病**　石菖蒲适量（鲜品为佳，无鲜品时用干品亦可）。每日10～15g，切片泡水，小口频服，效果满意。**4.心律不齐**　石菖蒲、炙远志各3g。泡汤送服刺五加片治疗心肌炎或冠状动脉粥样硬化性心脏病心律不齐，心悸怔忡，挟有痰浊，苔白腻者，效果满意。**5.不寐、郁证**　石菖蒲10g，水煎服，以通脑醒神，睡前服以怡心宁神；治郁证，尤其是状如脏燥证者，用石菖蒲与甘麦大枣汤相配，可增其疗效。

**使用注意**　凡阴亏血虚及精滑多汗者不宜用。

454　I　455　中国道地药材速认速查小红书　　　**石菖蒲**

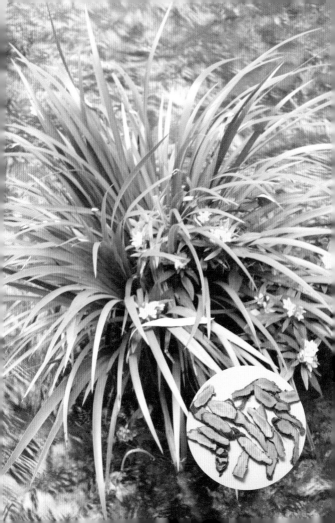

# 石膏

**基　　原**　本品为硫酸盐类矿物硬石膏族石膏，主含含水硫酸钙（CaSO$_4$·2H$_2$O）。

**生境分布**　生长于海湾盐湖和内陆湖泊中形成的沉积岩中。分布极广，几乎全国各省区皆有蕴藏，主产湖北、甘肃及四川，以湖北应城产者最佳。

**采收加工**　采挖后，除去杂石及泥沙。

**性味归经**　甘、辛，大寒。归肺、胃经。

**功效主治**　清热泻火，除烦止渴。用于外感热病，高热烦渴，肺热喘咳，胃火亢盛，头痛，牙痛。

**用法用量**　15～60g，先煎。

**临床应用**　**发热**　生石膏、板蓝根各30g。治疗流行性感冒高热15例，疗效满意。石膏120g，麻黄、桂枝各3g。研细末，为1日量，水煎多次分服。治疗本病200例，有效181例。又报道用单味生石膏150g左右。兼便秘者加大黄适量；兼手足瘈疭者加钩藤适量；兼烦躁者加知母或栀子适量；兼咳者加杏仁适量。生石膏应以武火单味速煎，待药温时频频饮服（口干渴即服），热退为止。

**使用注意**　脾胃虚寒及阴虚内热者忌用。

456 ｜ 457　中国道地药材速认速查小红书　　　　　　　石膏

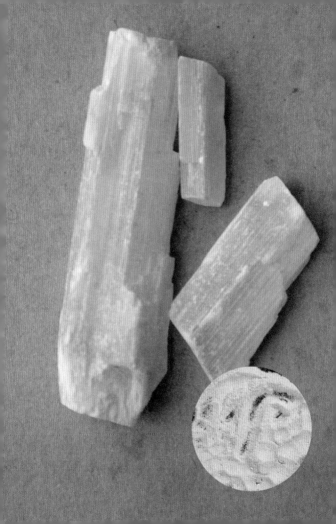

# 石斛

**基　　原**　本品为兰科植物金钗石斛 *Dendrobium nobile* Lindl.、鼓槌石斛 *Dendrobium chrysotoxum* Lindl. 或流苏石斛 *Dendrobium fimbriatum* Hook. 的栽培品及其同属植物近似种的新鲜或干燥茎。

**生境分布**　生长于海拔100～3000m，常附生于树上或岩石上。分布于四川、云南、贵州、广东、广西、湖北等地。陕西、河南、江西等地也产。

**采收加工**　全年均可采收，鲜用者除去根及泥沙；干用者采收后，除去杂质，用开水略烫或烘软，再边搓边烘晒，至叶鞘搓净，干燥。

**性味归经**　甘，微寒。归胃、肾经。

**功效主治**　益胃生津，滋阴清热。用于热病津伤，口干烦渴，胃阴不足，食少干呕，病后虚热，虚劳消瘦，阴虚火旺，骨蒸劳热，目暗不明，筋骨痿软。

**用法用量**　6～12g；鲜品15～30g。

**临床应用**　慢性咽炎　生石斛、熟地黄、天冬、枳壳、枇杷叶、甘草、黄芩各10g，麦冬24g，茵陈6g，生地黄15g。水煎服。

**使用注意**　本品有敛邪之弊，故温热病初期不宜用，又味甘除湿，湿温未化燥者忌用。

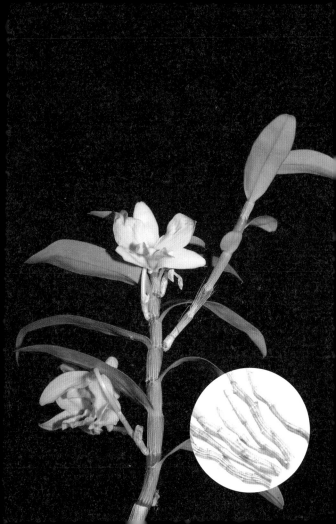

# 石决明

**基　　原**　本品为鲍科动物杂色鲍 *Haliotis diversicolor* Reeve、皱纹盘鲍 *Haliotis discus* hannai Ino、羊鲍 *Haliotis ovina* Gmelin、澳洲鲍 *Haliotis ruber* (Leach)、耳鲍 *Haliotis asinina* Linnaeus 或白鲍 *Haliotis laevigata* (Donovan) 的贝壳。

**生境分布**　杂色鲍生活于暖海低潮线附近至10m左右深的岩礁或珊瑚礁质海底，以盐度较高、水清和藻类丛生的环境栖息较多，用宽大的腹足爬行或牢固地吸附于岩石上或潜伏于礁缝内。当摄食时将齿舌先端伸出来，于岩石表面舔食硅、红、褐等藻类。分布于浙江（南部）、福建、台湾、广东、海南、广西等地。为我国南方优良养殖种类之一。皱纹盘鲍喜生活于潮流通畅、透明度高、褐藻繁茂的水域，栖息于水深3～15m处，于低潮线附近或20m以下的深水区则数量较少。幼体主食硅藻，成体多以褐、红藻类为食，也食有孔虫和桡足类、多毛类等小动物。分布于辽宁、山东及江苏连云港等地，为我国鲍属中个体最大，产量最多的良种。现不仅适应于我国北方沿海养殖，且已南移到福建沿海人工养殖获得成功。羊鲍生活于暖海低潮线以下的岩石、珊瑚礁及藻类丛生的海底，其足部肌肉特别肥厚，运动力强，足后部有一深的纵沟，常把足部翻转上来包埋整个贝壳。肉质细嫩、鲜美，为名贵的海产品之一，唯产量远不如杂色鲍多。分布于海南岛和西沙、东沙群岛及台湾海峡。澳洲鲍生活于潮下带岩石、珊瑚礁及藻类较多的海底。分布与耳鲍相同，但产量不多。

**石决明**

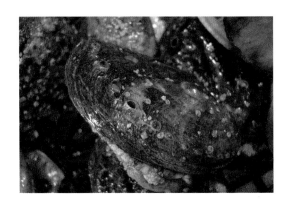

**采收加工**　夏、秋二季捕捞，去肉，洗净，干燥。

**性味归经**　咸，寒。归肝经。

**功效主治**　平肝潜阳，清肝明目。用于肝阳上亢，头痛眩晕，目赤翳障，视物昏花，青盲雀目。

**用法用量**　6～20g，先煎。

**临床应用**　**1.烧烫伤**　石决明100g。洗净晒干，研细末，过滤去渣，撒于已清理之创面上，勿包扎，每隔12小时重复用药1次。疗效满意。**2.偏头痛**　石决明汤：石决明（先煎）30g，白蒺藜、枸杞子、川芎、白芷各15g，栀子、牡丹皮、全当归、防风、菊花各10g，生地黄12g，薄荷（后下）6g。每日1剂，水煎，分2次服，5日为1个疗程，连续治疗1～3个疗程，忌生冷及油腻刺激性食物。结果：患者45例，效果满意，总有效率为95.5%。

**使用注意**　本品咸寒易伤脾胃，故脾胃虚寒，食少便溏者慎用。

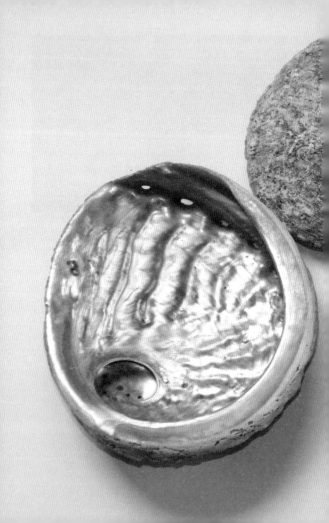

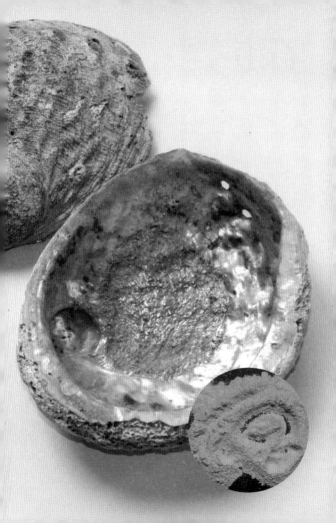

# 石韦

**基　　原**　本品为水龙骨科植物石韦 *Pyrrosia lingua* (Thunb.) Farwell、庐山石韦 *Pyrrosia sheareri* (Bak.) Ching 或有柄石韦 *Pyrrosia petiolosa* (Christ) Ching 的干燥叶。

**生境分布**　生长于山野的岩石上或树上。主要分布于长江以南各地。

**采收加工**　全年均可采收，除去根茎及根，晒干或阴干。

**性味归经**　甘、苦，微寒。归肺、膀胱经。

**功效主治**　利尿通淋，清肺止咳，凉血止血。用于热淋，血淋，石淋，小便不通，淋沥涩痛，肺热喘咳，吐血，衄血，尿血，崩漏。

**用法用量**　6～12g。

**临床应用**　**1.白细胞减少**　石韦30g，大枣10枚。对原因不明的慢性特发性中性粒细胞减少症，有较明显的疗效，多数患者在服用8剂后，可使白细胞有明显的升高，同时使伴随症状好转。**2.泌尿系结石**　石韦汤治疗泌尿系结石62例，疗效满意。方药：石韦30g，瞿麦15g，金钱草30～60g，冬葵子20g，车前草15～30g，鸡内金12～15g，滑石20g，甘草梢10g，硝石（研末冲服）3g。加水1000ml浸泡30分钟，大火煎至沸后小火煎25分钟。连煎2次，分早、晚2次服。服药10日为1个疗程，治疗2个疗程统计疗效。总有效率为87.10%。

**使用注意**　阴虚及无湿热者忌服。

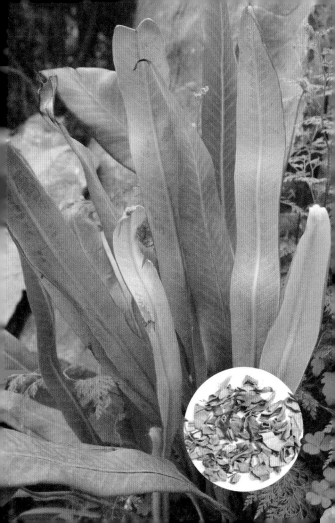

# 使君子

**基　原**　本品为使君子科植物使君子 *Quisqualis indica* L. 的干燥成熟果实。

**生境分布**　生长于山坡、平地、路旁等向阳灌木丛中，也有栽培。分布于四川、广东、广西、云南等地。

**采收加工**　秋季果皮变紫黑色时采收。晒干，去壳，取种仁生用或炒香用。

**性味归经**　甘，温。归脾、胃经。

**功效主治**　杀虫消积。用于蛔虫病，蛲虫病，虫积腹痛，小儿疳积。

**用法用量**　使君子9～12g，捣碎入煎剂；使君子仁6～9g，多入丸、散或单用，作1～2次分服。小儿每岁1～1.5粒，炒香嚼服，1日总量不超过20粒。

**临床应用　蛔虫病**　使君子酸钾0.125g，口服，不加服泻药驱虫有效，其效力稍逊于山道年。使君子与哌吡嗪半量合用驱治蛔虫病140例，排虫率达92.1%，取得满意效果。

**使用注意**　服药时忌饮浓茶。

**使君子**

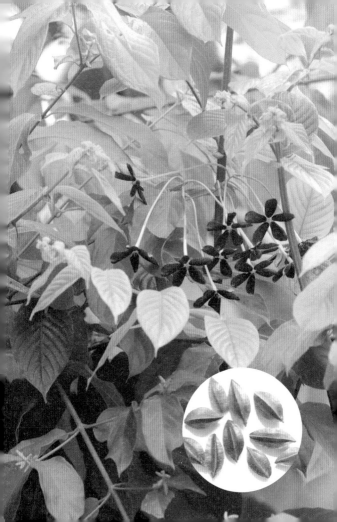

# 水蛭

**基　　原**　本品为水蛭科动物水蛭 *Hirudo nipponica* Whitman、蚂蟥 *Whitmania pigra* Whitman或柳叶蚂蟥 *Whitmania acranulata* Whitman 的干燥全体。

**生境分布**　生长于稻田、沟渠、浅水污秽坑塘等处。全国大部分地区均有出产，多属野生。主要分布于我国南部地区。

**采收加工**　夏、秋二季捕捉，用沸水烫死，晒干或低温干燥。

**性味归经**　咸、苦，平；有小毒。归肝经。

**功效主治**　破血通经，逐瘀消癥。用于血瘀经闭，癥瘕痞块，腹痛，痈肿丹毒，中风偏瘫，跌扑损伤。

**用法用量**　1～3g。

**临床应用**　**脑血栓**　用水蛭口服液（生药水蛭3g/ml）。每次100ml，每日3次，30日为1个疗程，治疗脑血栓患者50例，经3个月观察，痊愈10例，显效28例，有效11例，无效1例。头颅CT扫描好转率为66.5%，脑血流图复查脑血容量改善者占87%，优于低分子右旋糖酐加丹参组（P＜0.05）。用水蛭胶囊或煎剂治疗303例高血压动脉硬化引起的脑梗死，1个月后基本痊愈125例，显效94例，有效78例，无效6例，总有效率约98%。

**使用注意**　孕妇禁用。

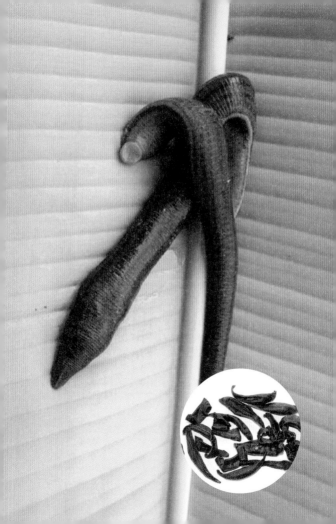

# 苏合香

**基　　原**　本品为金缕梅科植物苏合香树 *Liquidambar orientalis* Mill. 的树干渗出的香树脂经加工精制而成。

**生境分布**　喜生于湿润肥沃的土壤。分布于非洲、印度及土耳其等地，我国广西有栽培。

**采收加工**　初夏时将树皮击伤或割破，深达木部，使香树脂渗入树皮内。至秋季剥下树皮，榨取香树脂，即为普通苏合香。如将其溶解于乙醇中，过滤，蒸去乙醇，则为精制苏合香。

**性味归经**　辛，温。归心、脾经。

**功效主治**　开窍，辟秽，止痛。用于中风痰厥，猝然昏倒，胸痹心痛，胸腹冷痛，惊痫。

**用法用量**　0.3～1g，宜入丸、散服。

**临床应用**　**1.冠状动脉粥样硬化性心脏病、心绞痛**　多用复方制剂如冠心苏合丸、苏冰滴丸等，对解除胸闷、缓解心绞痛，改善心电图有一定疗效。苏冰滴丸在发病时立即含服1～2粒，能迅速缓解症状。**2.变应性鼻炎**　用苏合香丸之芳香开窍、辛温行气作用，治疗变应性鼻炎66例，均获良效。**3.小儿喘息症**　用苏合香丸，每次服1/3丸，每日2次，治疗小儿（8个月龄）因外感致突发喘息、气急憋闷，共服8丸而愈。

**使用注意**　热闭及虚脱之证患者不宜使用。

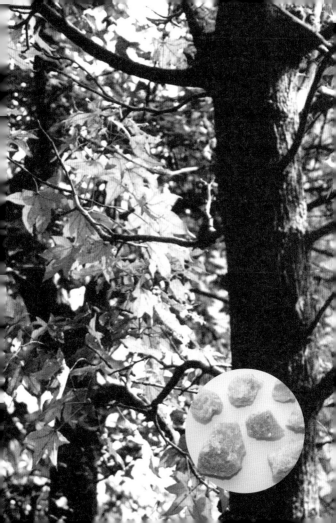

# 苏木

**基　原**　本品为豆科植物苏木 *Caesalpinia sappan* L. 的干燥心材。

**生境分布**　生长于海拔200～1050m的山谷丛林中或栽培。主产台湾、广东、广西、云南等地。

**采收加工**　多于秋季采伐，除去白色边材，干燥。

**性味归经**　甘、咸，平。归心、肝、脾经。

**功效主治**　活血祛瘀，消肿止痛。用于跌打损伤，骨折筋伤，瘀滞肿痛，经闭痛经，产后瘀阻，胸腹刺痛，痈疽肿痛。

**用法用量**　3～9g。

**临床应用**　**1.急、慢性软组织损伤**　苏木、防己各30g，羌活、独活各20g，桃仁、乳香、没药各15g，红花10g。水煎熏洗泡浴患处，每日1～2次。也可用于腱鞘炎，风湿性关节炎等。**2.高血压性脑病**　苏木、丹参各10g，地龙、当归尾各15g，炙穿山甲6g。每日1剂，水煎服。**3.银屑病**　苏木、当归各15g，枳壳12g，生大黄、芒硝各9g，陈皮、厚朴、红花、甘草各10g。每日1剂，水煎，分2～3次口服。

**使用注意**　孕妇慎用。

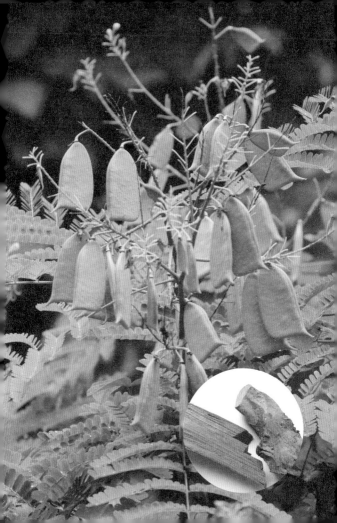

# 酸枣仁

**基　　原**　本品为鼠李科植物酸枣 *Ziziphus jujuba* Mill. var. *spinosa* (Bunge) Hu ex H. F. Chou 的干燥成熟种子。

**生境分布**　生长于向阳或干燥的山坡、山谷、丘陵、平原、路旁及荒地。性耐干旱，常形成灌木丛。分布于华北、西北及辽宁、山东、江苏、安徽、河南、湖北、四川。

**采收加工**　秋末冬初采收成熟果实，除去果肉和核壳，收集种子，晒干。

**性味归经**　甘、酸，平。归肝、胆、心经。

**功效主治**　养心补肝，宁心安神，敛汗，生津。用于虚烦不眠，惊悸多梦，体虚多汗，津伤口渴。

**用法用量**　10～15g。

**临床应用**　**1.围绝经期综合征**　以百合酸枣仁汤配合针灸疗法，治疗围绝经期综合征有效。**2.癔病（对肝阴不足、虚阳上亢，心神不宁之脏躁证，应用滋养肝阴、宁心安神药）**　酸枣仁30g，知母10g，茯苓、麦冬、龙齿各15g，川芎、黄连、龙胆各3g，甘草5g，浮小麦50g。水煎服。**3.胃肠疾病引起的疼痛（治疗胃肠疾病如胃炎、肠炎、胃和十二指肠溃疡、胃肠痉挛等引起的疼痛）**　在辨证论治基础上加酸枣仁、白芍各适量，屡有效验。

**使用注意**　内有实邪郁火及肾虚滑泄梦遗者慎服。

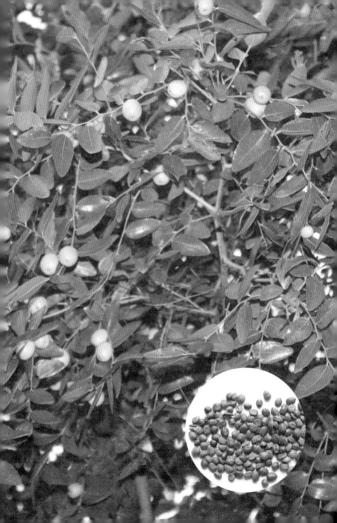

# 锁阳

**基　原**　本品为锁阳科植物锁阳 *Cynomorium songaricum* Rupr. 的干燥肉质茎。

**生境分布**　生长于干燥多沙地带，多寄生于白刺的根上。主产内蒙古、甘肃、青海等地。

**采收加工**　春季采挖，除去花序，切段，晒干。

**性味归经**　甘，温。归肝、肾、大肠经。

**功效主治**　补肾阳，益精血，润肠通便。用于肾阳不足，精血亏虚，腰膝痿软，阳痿滑精，肠燥便秘。

**用法用量**　5～10g。

**临床应用**　**1.脑垂体功能减退**　锁阳10g，人参、制附子、菟丝子、草石斛各15g，黄芪、熟地黄、麦冬、生甘草各20g，伴高血压、疮者加仙茅、淫羊藿各15g；有神经兴奋表现者加山茱萸15g。对14例有分娩大出血史，持续口服泼尼松、甲状腺片的女性患者，每日服复方煎剂1剂，在服煎剂第15～25日激素减半，第25～35日减激素用量至1/3，第35日后激素全部撤下，单用煎剂治疗。12例达到激素全部停用，成功率达85.7%。**2.慢性原发性血小板减少性紫癜**　锁阳、黄芪、肉桂各20g。水煎服，每日1剂，儿童减半。**3.阳痿、早泄**　锁阳15g，党参、山药各12g，覆盆子9g。水煎服。

**使用注意**　阴虚阳旺，脾虚泄泻，实热便秘者忌服。

　锁阳

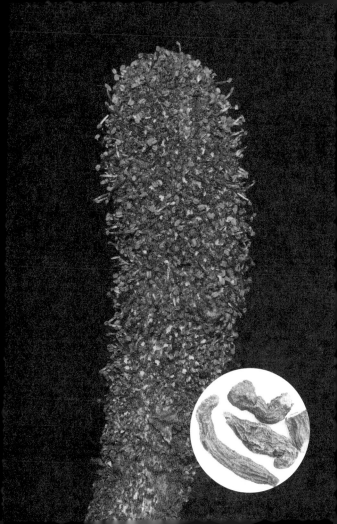

# 太子参

**基　　原**　本品为石竹科植物孩儿参 *Pseudostellaria heterophylla* (Miq.) Pax ex Pax et Hoffm. 的干燥块根。

**生境分布**　生长于林下富腐殖质的深厚土壤中。分布于江苏、安徽、山东等地。

**采收加工**　夏季茎叶大部分枯萎时采挖，洗净，除去须根，置沸水中略烫后晒干或直接晒干。

**性味归经**　甘、微苦，平。归脾、肺经。

**功效主治**　益气健脾，生津润肺。用于脾虚体倦，食欲不振，病后虚弱，气阴不足，自汗口渴，心悸怔忡，肺燥干咳。

**用法用量**　9～30g。

**临床应用**　1.慢性消耗性疾病（对病后体弱、脾虚倦怠、胃阴不足、饮食减少者）　太子参与党参、玉竹、山药各适量配伍。2.糖尿病等（表现有气阴不足、乏力自汗、口渴少津者）　太子参与五味子、黄芪各适量配伍。3.肺结核等（表现有阴虚肺燥、咳嗽痰少者）　太子参与麦冬、沙参各适量配伍。

**使用注意**　邪实之证患者慎用。

**太子参**

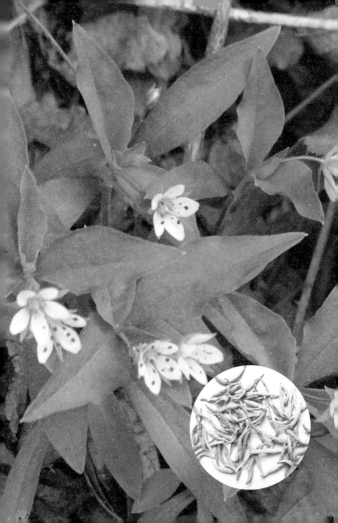

# 檀香

**基　　原**　本品为檀香科植物檀香 *Santalum album* L. 树干的干燥心材。

**生境分布**　野生或栽培。主产广东、云南、台湾。国外分布于印度、印度尼西亚。

**采收加工**　四季可采，夏采最佳。取出心材，切成小段。

**性味归经**　辛，温。归脾、胃、心、肺经。

**功效主治**　行气温中，开胃止痛。用于寒凝气滞，胸膈不舒，胸痹心痛，脘腹疼痛，呕吐食少。

**用法用量**　2～5g。

**临床应用**　**1.胃痛**　用丹参饮（檀香、丹参、砂仁各适量）加味治疗各类胃痛，疗效明显。另据报道：檀香、丹参、砂仁、白芍、炙甘草、延胡索、佛手、玫瑰花、熟大黄等各适量。水煎服，每日1剂。又可制成干燥粉末，装入胶囊使用有良效。**2.心绞痛**　檀香、高良姜各1.6g，细辛0.55g，荜茇3.2g（5粒量），提取挥发油，加冰片0.85g，制成滴丸。对照组为硝酸甘油滴丸。结果：患者161例，显效51例，有效47例，无效63例，总有效率约为60.9%。对照组共治疗113例，显效54例，有效23例，无效36例，总有效率约为68.2%。两组总有效率比较无显著差别（P<0.05）。表明本品对心绞痛有较好疗效。

**使用注意**　阴虚火旺、气热吐衄者慎服。

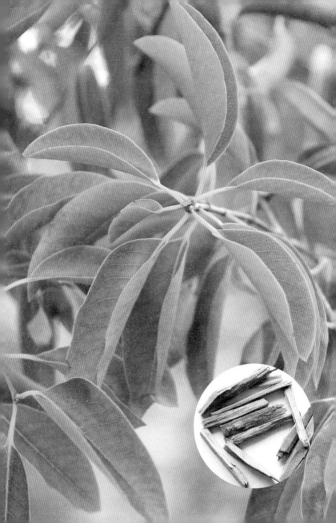

# 桃仁

**基　　原**　本品为蔷薇科植物桃 *Prunus persica* (L.) Batsch 或山桃 *Prunus davidiana* (Carr.) Franch. 的干燥成熟种子。

**生境分布**　全国各地均有栽培。

**采收加工**　果实成熟后采收，除去果肉和核壳，取出种子，晒干。

**性味归经**　苦、甘，平。归心、肝、大肠经。

**功效主治**　活血祛瘀，润肠通便，止咳平喘。用于经闭痛经、癥瘕痞块，肺痈肠痈，跌扑损伤，肠燥便秘，咳嗽气喘。

**用法用量**　5～10g。

**临床应用**　1.血瘀闭经　桃仁与红花、川芎、当归、赤芍等药各适量配用，以活血、祛瘀、止痛。2.血栓闭塞性脉管炎　用桃仁配红花、当归、玄参、金银花、丹参、牛膝、黄芪、蒲公英、甘草各适量。水煎或制成丸剂服。3.肋间神经痛、肋软骨炎　常用桃仁配大黄（酒浸）、穿山甲、红花、柴胡、当归、天花粉、甘草各适量，如《医学发明》复元活血汤。4.软组织挫伤、跌打损伤、瘀血肿痛　亦可用复元活血汤。5.精神病（治疗精神分裂症、反应性精神病、脑器质性疾病等引起的精神障碍）　桃仁12g，大黄（后下）21只，芒硝（冲）15g，甘草6g，桂枝3g。水煎服。

**使用注意**　孕妇慎用。

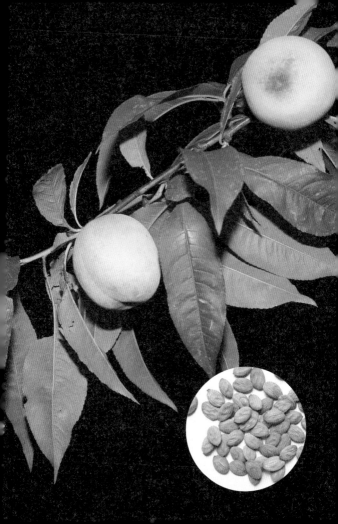

# 天冬

**基　原**　本品为百合科植物天冬 *Asparagus cochinchinensis* (Lour.) Merr. 的干燥块根。

**生境分布**　生长于阴湿的山野林边、山坡草丛或丘陵地带灌木丛中。主产贵州、四川、广西、浙江、云南等地。陕西、甘肃、湖北、安徽、河南、江西也产。

**采收加工**　秋、冬二季采挖，洗净，除去茎基和须根，置沸水中煮或蒸至透心，趁热除去外皮，洗净干燥。

**性味归经**　甘、苦，寒。归肺、肾经。

**功效主治**　养阴润燥，清肺生津。用于肺燥干咳，顿咳痰黏，腰膝酸痛，骨蒸潮热，内热消渴，热病津伤，咽干口渴，肠燥便秘。

**用法用量**　6～12g。

**临床应用**　1.糖尿病　常与其他抗糖尿病药配伍，以滋阴止渴，降血糖。2.热性病恢复期（用于热性病后期，耗伤津液之口渴、咽干、舌燥唇裂，有脱水征象者）　可与其他滋阴生津药配伍。3.支气管炎　天冬与麦冬、川贝母各适量配伍，如《张氏医通》二冬膏。痰中带血者，用天冬15g，生地黄12g，沙参、藕节各9g。水煎服。

**使用注意**　脾胃虚寒，食少便溏者不宜。外感风寒咳嗽、虚寒泄泻者忌用。

**天冬**

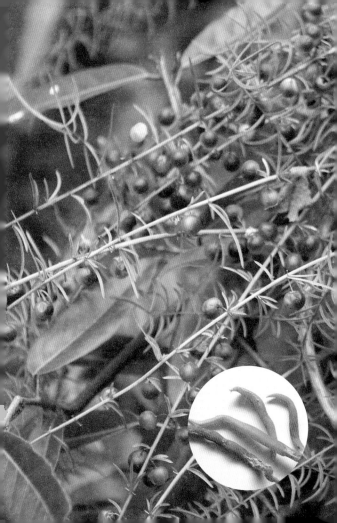

# 天花粉

**基　　原**　本品为葫芦科植物栝楼 *Trichosanthes kirilowii* Maxim. 或双边栝楼 *Trichosanthes rosthornii* Harms 的干燥根。

**生境分布**　生长于向阳山坡、石缝、山脚、田野草丛中。分布于我国南北各地。

**采收加工**　秋、冬二季采挖，洗净，除去外皮，切段或纵剖成瓣，干燥。

**性味归经**　甘、微苦，微寒。归肺、胃经。

**功效主治**　清热泻火，生津止渴，消肿排脓。用于热病烦渴，肺热燥咳，内热消渴，疮疡肿毒。

**用法用量**　10～15g。

**临床应用**　**1.输卵管妊娠**　单用天花粉肌注治疗20例未破裂输卵管妊娠患者，失败2例，有效率为90%，并对其中愿意做输卵管造影者14例，在0.5～1.5年间进行子宫输卵管碘油造影随诊，其中10例双侧输卵管通畅，通畅率约为71.4%。**2.引产**　天花粉组35例，用天花粉蛋白注射液1.2～2.4ml（按妊娠月份×0.48）注射。对照组用依沙吖啶引产。结果：二者相较，天花粉组出血量明显减少，胎盘自娩完整者明显多。但可能出现过敏反应等副作用，应严密观察。

**使用注意**　孕妇慎用；不宜与川乌、制川乌、草乌、制草乌、附子同用。

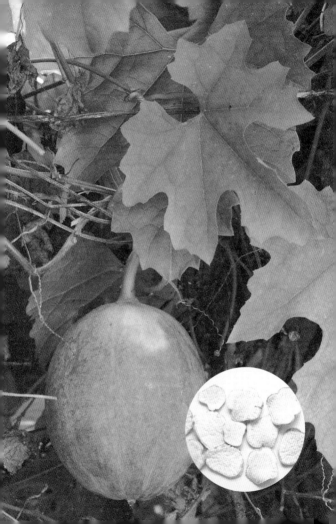

# 天麻

**基　　原**　本品为兰科植物天麻 *Gastrodia elata* Bl. 的干燥块茎。

**生境分布**　生长于腐殖质较多而湿润的林下，向阳灌木丛及草坡也有。分布于四川、云南、贵州等地。

**采收加工**　立冬后至次年清明前采挖，立即洗净，蒸透，敞开低温干燥。

**性味归经**　甘，平。归肝经。

**功效主治**　息风止痉，平抑肝阳，祛风通络。用于小儿惊风，癫痫，破伤风，头痛头晕，眩晕耳鸣，手足不利，肢体麻木，风湿痹痛。

**用法用量**　3～10g。

**临床应用**　**1.癫痫、惊厥（治疗癫痫小发作和小儿高热惊厥属急惊风者）**　天麻与钩藤、羚羊角、全蝎各适量配用。对小儿慢惊风，与人参、白术、僵蚕各适量配用。**2.破伤风（对痉挛抽搐、角弓反张者）**　可配伍制天南星、防风、白芷、羌活、制白附子各适量。共为细末，每次6g，热酒5ml调服，或外敷伤处，亦可水煎服。如玉真散。**3.高血压（对头痛头晕，证属阴虚阳亢者，有一定的改善作用）**　天麻与栀子、黄芩、钩藤、首乌藤、茯神、生石决明、桑寄生、杜仲、益母草各适量配用，如天麻钩藤饮。

**使用注意**　津液衰少，血虚、阴虚者慎用；不可与御风草根同用，否则有令人肠结的危险。

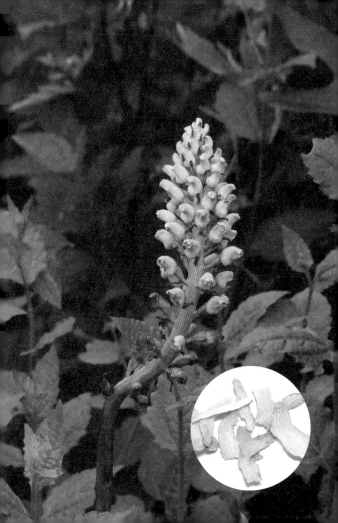

# 天南星

**基　原**　本品为天南星科植物天南星 *Arisaema erubescens* (Wall.) Schott、异叶天南星 *Arisaema heterophyllum* Bl. 或东北天南星 *Arisaema amurense* Maxim. 的干燥块茎。

**生境分布**　生长于丛林之下或山野阴湿处。天南星分布于河南、河北、四川等地；异叶天南星分布于江苏、浙江等地；东北天南星分布于辽宁、吉林等地。

**采收加工**　秋、冬二季茎叶枯萎时采挖，除去须根及皮，干燥。

**性味归经**　苦、辛，温；有毒。归肺、肝、脾经。

**功效主治**　散结消肿。外治痈疮肿毒，蛇虫咬伤。

**用法用量**　外用生品适量，研末以醋或酒调敷患处。

**临床应用**　**1.肿瘤**　采用口服汤剂与阴道局部用药相配合治疗子宫颈癌。汤剂：每日用鲜天南星15g，并逐渐增至45g。煎汤，以汤代茶。局部用药：栓剂（相当于生药5g）或针剂2支（每支2ml 相当于生药10g）注入子宫颈及宫旁组织，每日1次或每2日1次，3～4周为1个疗程。**2.神经性皮炎**　天南星适量。研粉加煤油调成糊状，涂擦患处，每日1次。**3.腮腺炎**　生天南星适量。研粉浸入食醋中，5日后用来外搽治疗腮腺炎，每日3～4次。用药当天退热，平均3～4日肿胀消失，治愈。

**使用注意**　孕妇慎用；生品内服宜慎。

**天南星**

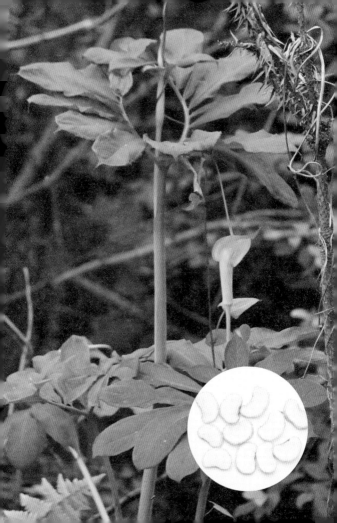

# 天山雪莲

TIAN SHAN
XUE LIAN

**基　原**　本品系维吾尔族习用药材。为菊科植物天山雪莲 *Saussurea involucrata* (Kar.et Kir.) Sch.-Bip. 的干燥地上部分。

**生境分布**　生长于高山石缝、砾石和沙质河滩中。分布于新疆、青海、甘肃。

**采收加工**　夏、秋二季花开时采收，阴干。

**性味归经**　维吾尔医：性质，二级湿热。中医：微苦，温。

**功效主治**　维吾尔医：补肾活血，强筋骨，营养神经，调节异常体液。用于风湿性关节炎，关节疼痛，肺寒咳嗽，肾与小腹冷痛，白带过多等。中医：温肾助阳，祛风胜湿，通经活血。用于风寒湿痹痛、类风湿关节炎，小腹冷痛，月经不调。

**用法用量**　3～6g，水煎或酒浸服。外用：适量。

**临床应用**　1.温肾壮阳（用于肾虚阳痿、腰膝酸软；用于女子月经不调、崩漏、带下）　前者配伍冬虫夏草适量泡酒饮用；后者配伍低参、党参各适量，炖鸡食用。2.温经散寒（用于妇女少腹冷痛、闭经、胎衣不下等证）　雪莲花15g。加白酒或黄酒100ml，浸泡7日，每服10ml，每日2次。3.祛寒化痰（用于肺寒咳嗽、痰多、色白）　雪莲花全草1～1.5g。研末冲服，每日3次。4.祛风除湿（用于风湿痹痛，关节屈伸不利）　雪莲花（切段）50g，白酒500ml。浸泡10日，每次10ml，每日2次。或以雪莲花注射液肌注，每次2～4ml，对风湿性关节炎有一定疗效。

**使用注意**　孕妇忌用。

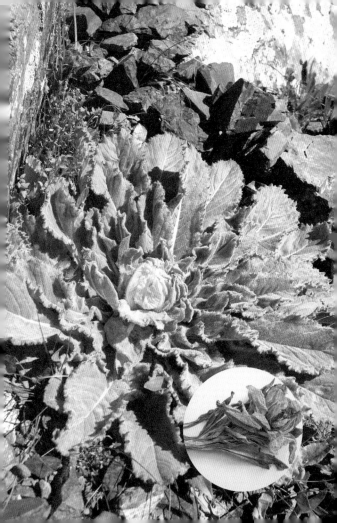

# 天仙子

**基　　原**　本品为茄科植物莨菪 *Hyoscyamus niger* L. 的干燥成熟种子。

**生境分布**　生长在海拔1700～2600m的山坡、林旁和路边。分布于河南、河北、辽宁。

**采收加工**　夏、秋二季果实成熟时采摘，曝晒，打下种子，筛去枝梗、果皮，晒干。

**性味归经**　苦、辛，温；有大毒。归心、胃、肝经。

**功效主治**　解痉止痛，平喘，安神。用于胃脘挛痛，喘咳，癫狂。

**用法用量**　0.06～0.6g。

**临床应用**　**软组织化脓性感染**　器皿中用温开水冲泡天仙子，冷却后天仙子在成脓感染的溃破处或感染处小切口为中心外敷，纱布包扎，胶布固定，每日1次，天仙子用量以感染面积或脓腔大小而定，以覆盖感染区为佳。结果：小面积的成脓期疖、痈、脓肿等外敷天仙子，皮肤呈脱水状，疼痛消失，溃脓2～5日治愈；大面积的成脓期同时在应用抗生素和中药清热排脓时外敷，5～20日治愈。

**使用注意**　本品大毒，内服宜慎重，不能过量或持续服用。心脏病、心动过速、青光眼患者及孕妇禁用。

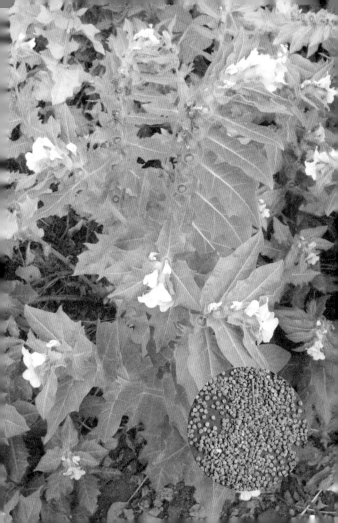

# 葶苈子

**基　原**　本品为十字花科植物播娘蒿 *Descurainia sophia* (L.) Webb. ex Prantl. 或独行菜 *Lepidium apetalum* Willd. 的干燥成熟种子。

**生境分布**　生长于路旁、沟边或山坡、田野。前者习称"北葶苈子"，分布于河北、辽宁、内蒙古、吉林等地；后者习称"南葶苈子"，分布于江苏、山东、安徽、浙江等地。

**采收加工**　夏季果实成熟时采割植株，晒干，搓出种子，除去杂质。

**性味归经**　苦、辛，大寒。归肺、膀胱经。

**功效主治**　泻肺平喘，利水消肿。用于痰涎壅肺，喘咳痰多，胸胁胀满，不得平卧，胸腹水肿，小便不利。

**用法用量**　3～10g，包煎。

**临床应用**　**1.百日咳**　葶苈子、百部、车前子各120g，天茄根2000g。制成糖浆1000ml。1岁儿童每次5ml，4岁每次10ml，8岁每次15ml，其余酌情增减用量，每日服3～4次，7日为1个疗程。
**2.自发性气胸**　葶苈子15～30g，大黄（后下）10～20g，桑白皮10～15g，厚朴10g，枳实12～15g，桔梗15～18g，大枣5～10枚。随证加减，水煎，煮沸10～15分钟，每剂煎2次，每2～4小时服1次，症状缓解后改为每日服2～3次。

**使用注意**　本品性泄利易伤正，故凡肺虚喘促、脾虚肿满、膀胱气虚、小便不利者均忌用。

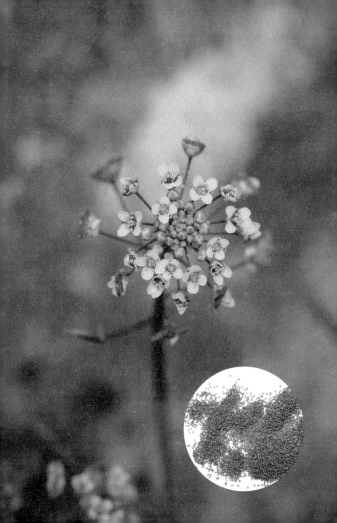

# 通草

**基　原**　本品为五加科植物通脱木 *Tetrapanax papyrifer* (Hook.) K. Koch 的干燥茎髓。

**生境分布**　生长于向阳肥厚的土壤中，或栽培于庭园中。分布于贵州、云南、四川、台湾、广西等地。

**采收加工**　秋季割取茎，截成段，趁鲜时取出髓部，理直，晒干。

**性味归经**　甘、淡，微寒。归肺、胃经。

**功效主治**　清热利湿，通气下乳。用于湿热淋证，水肿尿少，乳汁不下。

**用法用量**　3～5g。

**临床应用**　**1.泌尿系结石**　选用通草琥珀汤治疗55例泌尿系统结石，治愈36例，好转15例，总有效率约为92.79%。方中通草、石韦、冬葵子、滑石各适量，清热利水通淋；蒲公英、王不留行、琥珀、大黄各适量，活血化瘀通络，止血；白芍适量可平肝止痛，养血和阴；木香适量可行气止痛。全方共奏清热利水通淋、行气活血化瘀、止血、止痛之效，使热、石从二便而出，石淋得除。**2.抗感染、利尿**　通草10g，小麦25g。加水500ml，煎煮15分钟，去渣取汁。用该汁冲泡绿茶2g，分3次服。用于前列腺增生所致的小便不利和泌尿系统感染者。

**使用注意**　孕妇慎用。

498 | 499　中国道地药材速认速查小红书　　　　　**通草**

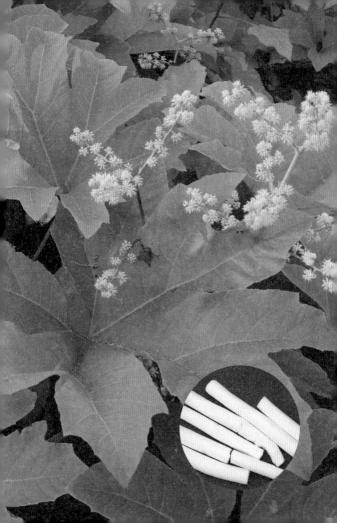

# 土鳖虫

TU BIE CHONG

**基　　原**　本品为鳖蠊科昆虫地鳖 *Eupolyphaga sinensis* Walker 或冀地鳖 *Steleophaga plancyi* (Boleny) 的雌虫干燥体。

**生境分布**　生活于阴暗、潮湿、腐殖质丰富的松土中。全国均有，前者主产浙江、湖北、江苏、河南；后者分布于福建、广东、广西等地。习惯认为江苏产品质优。

**采收加工**　捕捉后，置沸水中烫死，晒干或烘干。

**性味归经**　咸，寒；有小毒。归肝经。

**功效主治**　破血逐瘀，续筋接骨。用于跌打损伤，筋骨折伤，瘀血经闭，产后瘀阻腹痛，癥瘕痞块。

**用法用量**　3～10g。

**临床应用**　**1.跌打损伤有瘀肿或骨折**　地鳖虫有助于消肿止痛。每日内服6～9g，酒送服。也可配自然铜、骨碎补、乳香、没药等各适量，方如跌打散。外用可配其他活血祛瘀药，水煎外洗。
**2.肝大（属慢性病毒性肝炎或早期肝硬化，肝区有闷痛）**　可用土鳖虫配郁金、三七、鸡内金等各适量内服，有活血止痛作用。
**3.子宫外孕（有包块和蓄血）**　可用地鳖虫加四物汤，再配蒲黄、五灵脂、花蕊石等各适量。**4.试用于抗肿瘤（取其有软坚散结作用）**　常与其他抗肿瘤药配伍，如治子宫肌瘤，可用地鳖虫配冰片、铁包金、穿破石、虎乳灵芝等各适量。

**使用注意**　孕妇禁用。

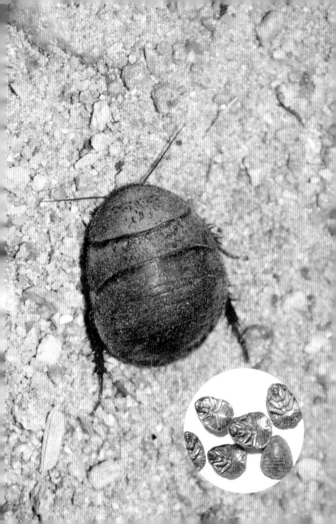

# 土茯苓

**TU FU LING**

**基　原**　本品为百合科植物光叶菝葜 *Smilax glabra* Roxb. 的干燥根茎。

**生境分布**　生长于林下或山坡。长江流域南部各省（区）均有分布。

**采收加工**　夏、秋二季采挖，除去须根，洗净，干燥；或趁鲜切成薄片，干燥。

**性味归经**　甘、淡，平。归肝、胃经。

**功效主治**　解毒，除湿，通利关节。用于梅毒及汞中毒所致的肢体拘挛，筋骨疼痛；湿热淋浊，带下，痈肿，瘰疬，疥癣。

**用法用量**　15～60g。

**临床应用**　**1.急性睾丸炎**　鲜土茯苓120g。去须、洗净、切片，加水500ml，煎沸后小火再煎20分钟。去渣分3次于饭前温服。每日1剂，忌茶及辛热油腻之品。结果：患者17例，痊愈13例，好转4例，治愈时间3～8日。**2.急性肝炎**　土茯苓、白花蛇舌草、田基黄各20g，绵茵陈、夏枯草各15g，生栀子、黄柏各10g，甘草5g。每日1剂，分2次服。**3.急性肾小球肾炎和慢性肾小球肾炎急性发作**　土茯苓、生槐米、生白茅根、益母草、藿香等各适量。各药经提炼制成胶囊，每粒0.3g，每次10粒，于饭前或饭后30分钟温开水送服，1个月为1个疗程。

**使用注意**　服药期间忌饮茶，否则可致脱发。

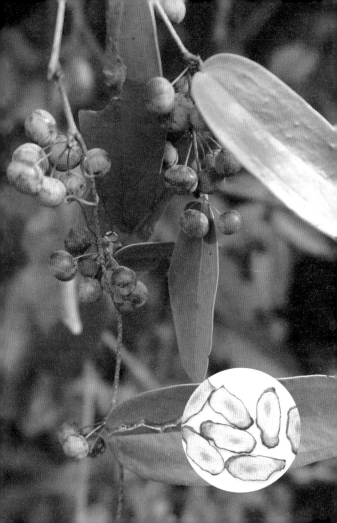

# 菟丝子

**基　　原**　本品为旋花科植物菟丝子*Cuscuta chinensis* Lam. 或南方菟丝子 *Cuscuta australis* R. Br. 的干燥成熟种子。

**生境分布**　生长于田边、荒地及灌木丛中，常寄生于豆科等植物上。分布于东北辽阳、盖平、河南、山东、山西等地。

**采收加工**　秋季果实成熟时采收植株，晒干，打下种子，除去杂质。

**性味归经**　辛、甘、平。归肝、肾、脾经。

**功效主治**　补益肝肾，固精缩尿，安胎，明目，止泻；外用消风祛斑。用于肝肾不足，腰膝酸软，阳痿遗精，遗尿尿频，肾虚胎漏，胎动不安，目昏耳鸣，脾肾虚泻；外治白癜风。

**用法用量**　6～12g。外用：适量。

**临床应用**　**1.性功能低下（用于肾虚阳痿、遗精，及小便频数）**　以菟丝子配伍枸杞子、覆盆子、五味子、车前子各9g。水煎服，如五子衍宗丸。精子异常，成活率不高，久不生育者再加鹿茸、桑螵蛸各适量。**2.肾虚腰痛**　菟丝子、杜仲各适量，用山药末作丸服。**3.视力减退（用于肝肾不足，两目昏花）**　菟丝子与熟地黄、车前子各适量配用，如驻景丸。亦可配伍枸杞子、菊花等各适量，以养肝明目改善视力。

**使用注意**　阴虚火旺、大便燥结、小便短赤者不宜服用。

**菟丝子**

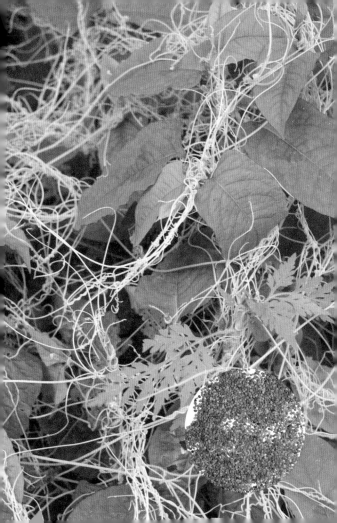

# 瓦楞子

**基　原**　本品为蚶科动物毛蚶 *Arca subcrenata* Lischke、泥蚶 *Arca granosa* Linnaeus 或魁蚶 *Arca inflata* Reeve 的贝壳。

**生境分布**　毛蚶生活于浅海泥沙底，尤其喜在有淡水流入的河口附近；泥蚶生活于浅海软泥滩中；魁蚶生活于潮下带5m至10～30m深的软泥或泥沙质海底。分布于各地沿海地区。

**采收加工**　秋、冬至次年春捕捞，洗净，置沸水中略煮，去肉，干燥。

**性味归经**　咸，平。归肺、胃、肝经。

**功效主治**　消痰化瘀，软坚散结，制酸止痛。用于顽痰胶结，黏稠难咳出，瘿瘤、瘰疬、乳癖、痰核，癥瘕痞块，胃痛泛酸。

**用法用量**　9～15g，先煎。

**临床应用**　**1.胆汁反流性胃炎**　龙胆、柴胡各6g，栀子、黄芩、当归、泽泻各10g，生地黄12g，车前子（包煎）15g，木通3g，甘草5g。加减：酸水过多者加瓦楞子30g；灼热痛甚者加白及、白芍各10g；舌红少津苔光剥者加北沙参、麦冬各15g；腹胀纳少者加玫瑰花10g，炒麦芽15g；大便坚者加生大黄10g。临床症状缓解后用益胃汤加减善后。50例患者经3个月治疗，结果：痊愈14例，好转29例，无效7例。

**使用注意**　无瘀血痰积者勿用。

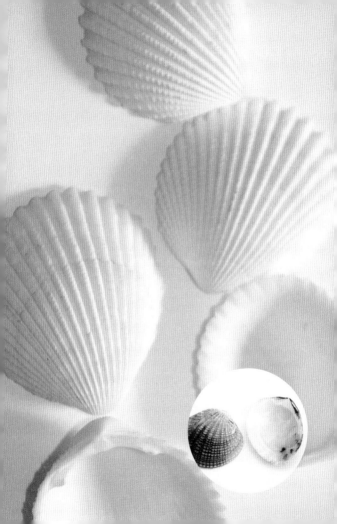

# 王不留行

**基　原**　本品为石竹科植物麦蓝菜 *Vaccaria segetalis* (Neck.) Garcke 的干燥成熟种子。

**生境分布**　生长于山地、路旁及田间。全国各地均产，分布于江苏、河北、山东及东北等地。以河北产量为最大，习惯认为分布于河北邢台者质优。

**采收加工**　夏季果实成熟、果皮尚未开裂时采割植株，晒干，打下种子，除去杂质，再晒干。

**性味归经**　苦，平。归肝、胃经。

**功效主治**　活血通经，下乳消肿，利尿通淋。用于经闭，痛经，乳汁不下，乳痈肿痛，淋证涩痛。

**用法用量**　5～10g。

**临床应用**　**1.乳腺增生**　王不留行、白花蛇舌草各20g，赤芍、土贝母各21g，穿山甲、昆布各30g，木鳖子、莪术各18g，丝瓜络15g。制成乳癖宁膏药外贴治疗乳腺增生70例，结果：痊愈38例，好转28例，无效4例。**2.缺乳症**　王不留行、穿山甲各15g。小火煎，每日1剂，分3次服。辅以清炖猪蹄，每晚临睡前吃肉喝汤。如血虚者，应再加服四物汤养血。治疗无乳证5例，均获不同程度的下乳效果，能供应婴儿每日需乳量。

**使用注意**　孕妇慎用。

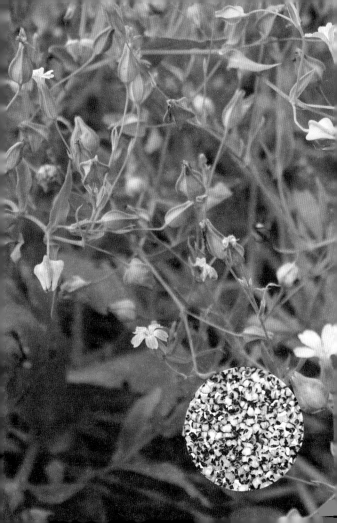

# 威灵仙

**基　　原**　本品为毛茛科植物威灵仙 *Clematis chinensis* Osbeck、棉团铁线莲 *Clematis hexapetala* Pall. 或东北铁线莲 *Clematis manshurica* Rupr. 的干燥根和根茎。

**生境分布**　生长于山谷、山坡或灌木丛中。分布于江苏、浙江、江西、安徽、四川、贵州、福建、广东、广西等地。

**采收加工**　秋季采挖，除去泥沙，晒干。

**性味归经**　辛、咸、温。归膀胱经。

**功效主治**　祛风湿，通经络。用于风湿痹痛，肢体麻木，筋脉拘挛，屈伸不利。

**用法用量**　6～10g。

**临床应用**　**1.风湿性关节炎、腰腿痛**　单用威灵仙适量。研为细末，以黄酒少许冲服。或用鲜根或嫩叶捣烂，外敷关节处使发泡，能消肿止痛。亦可用威灵仙、苍术各9g，制草乌4.5g。水煎分服。或以本品配独活、当归、桑寄生、桂心各9g。水煎服。**2.足跟痛症**　威灵仙5～10g。捣碎，以陈醋调膏，先将患足浸泡热水中5～10分钟，擦干后敷膏于足跟，外用布和绷带包扎，晚上休息时将患足置热水袋上热敷。2日换药1次，以毛茛科铁线莲属之威灵仙疗效较优。

**使用注意**　本品走散力强，能耗散气血，故气血虚弱、胃溃疡者慎用。

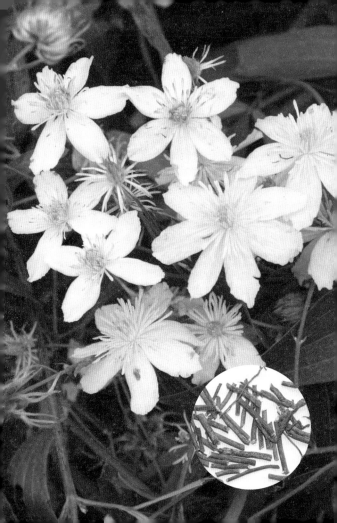

# 乌梅

**基　　原**　本品为蔷薇科植物梅 *Prunus mume* (Sieb.) Sieb. et Zucc. 的干燥近成熟果实。

**生境分布**　喜温暖湿润气候，需阳光充足，花期温度对产量影响极大，全国各地均有栽培。主产浙江、福建、云南等地。

**采收加工**　夏季果实近成熟时采收，低温烘干后闷至色变黑。

**性味归经**　酸、涩，平。归肝、脾、肺、大肠经。

**功效主治**　敛肺涩肠，生津安蛔。用于肺虚久咳，久疟久泻，痢疾，便血，尿血，虚热消渴，蛔厥呕吐腹痛。

**用法用量**　6～12g。

**临床应用**　1.**胆囊炎、胆石症**　乌梅6g，川楝子12g，虎杖20g，金钱草60g，土大黄30g。并随症稍作加减，每日1剂，水煎服，10日为1个疗程，需连续用药2～4个疗程。另方用乌梅5g，片姜黄9g为主，配茵陈、栀子、大黄等药各适量。水煎服，治疗慢性胆囊炎，一般用药2周，炎症可控制，此方对肝胆泥沙样结石患者效果最好。2.**慢性结肠炎**　乌梅15g，糖适量。加水1500ml，煎至1000ml，代茶饮，每日1剂，25日为1个疗程。3.**溃疡性结肠炎**　用乌梅为主的乌梅丸、固肠丸，治疗60例溃疡性结肠炎，均收到满意效果。4.**病毒性肝炎**　用大剂量乌梅40～50g（小儿酌减）。加水500ml，浓煎至250ml，顿服或分2次服，每日1剂，同时口服维生素B、维生素C等。

**使用注意**　表邪、实热积滞者不宜用。

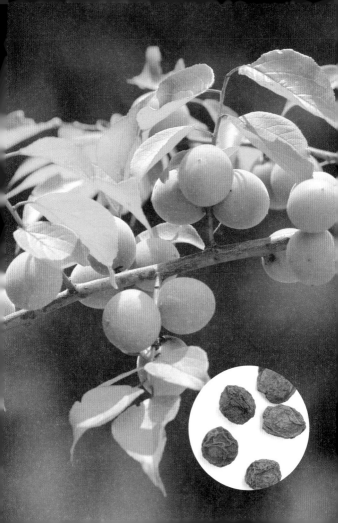

# 乌梢蛇

**基　原**　本品为游蛇科动物乌梢蛇 *Zaocys dhumnades* (Cantor) 的干燥体。

**生境分布**　生活在我国东部、中部、东南部和西南的海拔1600m以下中低山地带平原、丘陵地带或低山地区。全国大部分地区有分布。

**采收加工**　多于夏、秋二季捕捉，剖开蛇腹或先剥去蛇皮留头尾，除去内脏，盘成圆盘状，干燥。

**性味归经**　甘，平。归肝经。

**功效主治**　祛风，通络，止痉。用于风湿顽痹，麻木拘挛，中风口眼㖞斜，半身不遂，癫痫抽搐，手足痉挛，破伤风，麻风，疥癣。

**用法用量**　6~12g。

**临床应用**　**1.骨、关节结核**　乌梢蛇1条。去头、皮、内脏，焙干研粉，过120目筛，装入胶囊备用。第1周早、晚各服2个胶囊；第2周早、中、晚各服2个胶囊；第3周早、晚各服3个胶囊，中午服2个胶囊；第4周早、中、晚各服3个胶囊；第5周早、中、晚各服4个胶囊。**2.破伤风**　乌蛇（项后取）、白花蛇各（项后取，先酒浸，去骨，并酒炙）2寸，蜈蚣（全者）1条。研为细散，每次3~11g，煎酒小沸调服。

**使用注意**　乌梢蛇虽甘平无毒，但如属阴亏血虚或内热生风患者，仍应慎用。

**乌梢蛇**

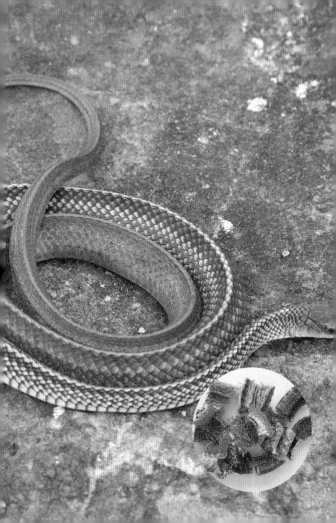

# 乌药

**基　原**　本品为樟科植物乌药 *Lindera aggregata* (Sims) Kosterm. 的干燥块根。

**生境分布**　生长于向阳山谷、坡地或疏林灌木丛中。分布于浙江、安徽、江西、陕西等地。以浙江天台产者质量最佳。

**采收加工**　全年均可采挖，除去细根，洗净，趁鲜切片，晒干；或直接晒干。

**性味归经**　辛，温。归肺、脾、肾、膀胱经。

**功效主治**　行气止痛，温肾散寒。用于寒凝气滞，胸腹胀痛，气逆喘急，膀胱虚冷，遗尿尿频，疝气疼痛，经寒腹痛。

**用法用量**　6～10g。

**临床应用**　**1.小儿夜啼**　以乌药蝉蜕散（乌药、僵蚕各10g，蝉蜕5g，琥珀3g，青木香6g，雄黄5g）。共研细末，取药末10g，用热米汤调成糊状，涂在敷料上敷脐，每晚换1次，7日为1个疗程。**2.原发性脾曲综合征**　以加味乌药汤（乌药、木香、延胡索、香附、陈皮、制厚朴各10g，砂仁6g，郁金、甘草各5g），每日1剂，水煎服，15日为1个疗程。结果：患者60例，显效54例，有效4例，总有效率约为96.7%。**3.小儿遗尿**　以缩泉丸（乌药、益智、山药各适量）加桑螵蛸加减，结果：患者167例，痊愈83例，好转43例，无效41例。

**使用注意**　气血虚而有内热者不宜服用。

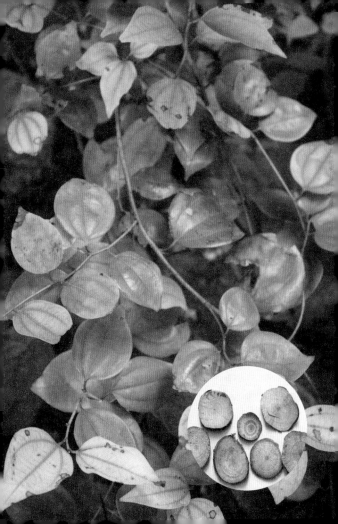

# 吴茱萸

**基　　原**　本品为芸香科植物吴茱萸 *Euodia rutaecarpa* (Juss.) Benth.、石虎 *Euodia rutaecarpa* (Juss.) Benth. var. *officinalis* (Dode) Huang 或疏毛吴茱萸 *Euodia rutaecarpa* (Juss.) Benth. var. *bodinieri* (Dode) Huang 的干燥近成熟果实。

**生境分布**　生长于温暖地带路旁、山地或疏林下。多为栽培。分布于贵州、广西、湖南、云南、四川、陕西南部及浙江等地。以贵州、广西产量较大，湖南常德产者质量佳。

**采收加工**　8～11月果实尚未开裂时，剪下果枝，晒干或低温干燥，除去枝、叶、果梗等杂质。

**性味归经**　辛、苦，热；有小毒。归肝、脾、胃、肾经。

**功效主治**　散寒止痛，降逆止呕，助阳止泻。用于厥阴头痛，寒疝腹痛，寒湿脚气，经行腹痛，脘腹胀痛，呕吐吞酸，五更泄泻。

**用法用量**　2～5g。外用：适量。

**临床应用**　胃肠炎　以吴茱萸配伍不同中药治疗肝胃郁热、浊气上逆的头痛，肝寒犯胃、胃气上冲之顽固性逆嗝、疝气等疗效满意，均体现了吴茱萸苦辛温通的良好作用特点；用单味吴茱萸治疗泻泄获得满意疗效。

**使用注意**　辛热燥烈之品，易损气动火，不宜多用久服，阴虚有热者忌用。吴茱萸、黄连、生姜均有止呕之功，然吴茱萸治肝火犯胃之呕酸；黄连治胃中实热之呕苦；生姜治胃寒上逆之呕水，三者各有不同。

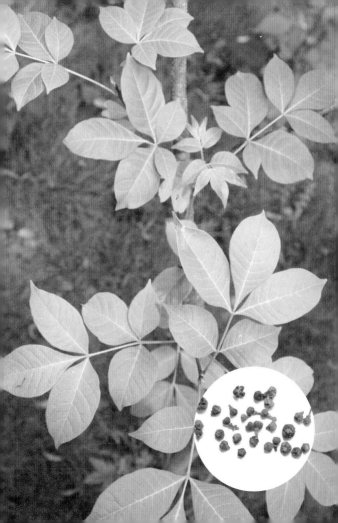

# 蜈蚣

**基　　原**　本品为蜈蚣科动物少棘巨蜈蚣 *Scolopendra subspinipes mutilans* L. Koch 的干燥体。

**生境分布**　生长于山坡、田野、路边或杂草丛生的地方，或栖息在井沿、柴堆及砖瓦缝隙间，特别喜欢阴湿、陈旧的地面。分布于江苏、浙江、湖北、湖南、河南、陕西等地。

**采收加工**　春、夏二季捕捉，用竹片插入头尾，绷直，干燥。

**性味归经**　辛，温；有毒。归肝经。

**功效主治**　息风镇痉，通络止痛，攻毒散结。用于肝风内动，痉挛抽搐，小儿惊风，中风口㖞，半身不遂，破伤风，风湿顽痹，偏正头痛，疮疡，瘰疬，蛇虫咬伤。

**用法用量**　3～5g。

**临床应用**　**1.周围性面神经麻痹**　每日取蜈蚣2条。研为细末，晚饭后用防风30g煎汤送服，药后避风寒，小儿用量酌减，10日为1个疗程。病程长加当归、川芎各适量。共治疗26例，结果：痊愈16例，显效6例，好转3例，无效1例。**2.复发性口腔溃疡**　蜈蚣适量。制成冲剂，每日早、晚各6g，开水冲服，1周为1个疗程。**3.肾衰竭、尿毒症**　蜈蚣、全蝎、赤芍、益母草各适量。水煎服。治本病20例，总有效率为70%。

**使用注意**　本品有毒，用量不宜过大。孕妇忌用。

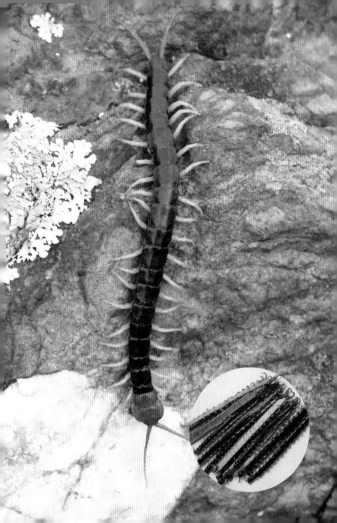

# 五倍子

**基　　原**　本品为漆树科植物盐肤木 *Rhus chinensis* Mill.、青麸杨 *Rhus potaninii* Maxim. 或红麸杨 *Rhus punjabensis* Stew. var. *sinica* (Diels)Rehd. et Wils. 叶上寄生的虫瘿。主要由五倍蚜寄生而成。

**生境分布**　生长于向阳的山坡。分布除东北、西北外，大部分地区均有，主要分布于四川。

**采收加工**　秋季采摘，置沸水中略煮或蒸至表面呈灰色，杀死蚜虫，取出，干燥。按外形不同，分为"肚倍"和"脚倍"。

**性味归经**　酸、涩，寒。归肺、大肠、肾经。

**功效主治**　敛肺降火，涩肠止泻，敛汗，止血，收湿敛疮。用于肺虚久咳，肺热痰嗽，久泻久痢，自汗盗汗，消渴，便血痔血，脱肛，遗精，白浊，外伤出血，痈肿疮毒，皮肤湿烂。

**用法用量**　3～6g。外用：适量。

**临床应用**　**1.胃下垂**　五倍子5g，蓖麻仁10粒。共捣如泥，空腹敷贴百会穴，胶布固定，每次7分钟，每日3次，7日为1个疗程。结果：胃下垂13例，1个疗程治愈者7例，2个疗程治愈者5例，无效1例。总有效率约为92.3%。**2.盗汗**　五倍子适量。研成细末，每晚睡前取3～9g用冷开水调成糊状，敷于脐窝，纱布覆盖，胶布固定。重症可每晚敷2次。一般1～3次可生效。

**使用注意**　湿热泻痢者忌用。

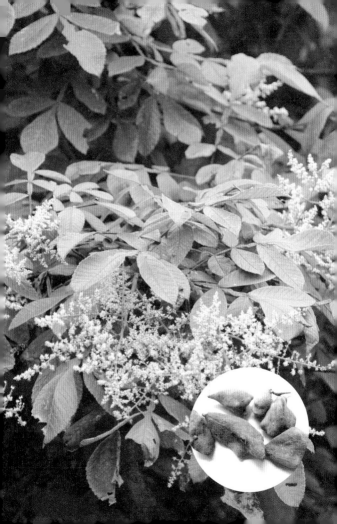

# 五加皮

**基　　原**　本品为五加科植物细柱五加 *Acanthopanax gracilistylus* W. W. Smith的干燥根皮。

**生境分布**　生长于路旁、林缘或灌木丛中。主要分布于湖北、河南、辽宁、安徽等地。

**采收加工**　夏、秋二季采挖根部，洗净，剥取根皮，晒干。

**性味归经**　辛、苦，温。归肝、肾经。

**功效主治**　祛风除湿，补益肝肾，强筋壮骨，利水消肿。用于风湿痹病，筋骨痿软，小儿行迟，体虚乏力，水肿，脚气。

**用法用量**　5～10g。

**临床应用**　**1.风湿性关节炎、肌炎**　可单用南五加皮。浸酒常服；或以本品配用松节、木瓜各适量，如五加皮散。亦可用五加皮配灵仙、独活、桑枝各9g。水煎服。能改善症状，缓解疼痛。**2.小儿麻痹后遗症、肌营养不良（对行迟、齿迟、腰膝痛、步履乏力等症）**　可同虎骨、龟甲等各适量配用。**3.急性脑梗死**　用刺五加全草注射液加入10％葡萄糖注射液中静注，效果良好。**4.冠心病**　用刺五加全草注射液静滴；或口服刺五加片。每次1.5g，每日3次，可改善心电图及一般症状。**5.白细胞减少症**　口服刺五加片，有一定的疗效。**6.急性高原反应**　口服刺五加片，预防急性高原反应，有良好效果。

**使用注意**　阴虚火旺者慎用。

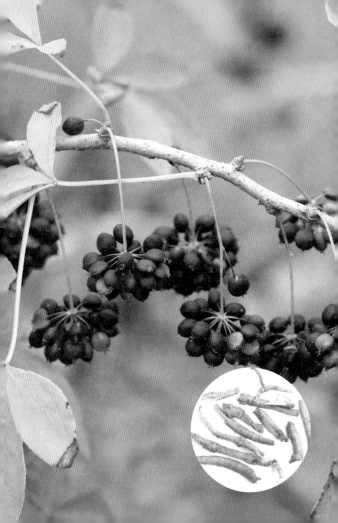

# 五味子

WU WEI ZI

**基　　原**　本品为木兰科植物五味子 *Schisandra chinensis* (Turcz.) Baill. 的干燥成熟果实。

**生境分布**　生长于半阴湿的山沟、灌木丛中。北五味子为传统使用的正品。分布于东北、内蒙古、河北、山西等地。南五味子多分布于长江流域以南及西南地区。

**采收加工**　秋季果实成熟时采摘，晒干或蒸后晒干，除去果梗和杂质。

**性味归经**　酸、甘，温。归肺、心、肾经。

**功效主治**　收敛固涩，益气生津，补肾宁心。用于久嗽虚喘，久泻不止，梦遗滑精，遗尿尿频，自汗盗汗，津伤口渴，内热消渴，胸中烦热，心悸失眠。

**用法用量**　2~6g。

**临床应用**　**1.精神病**　用五味子制剂对幻觉类偏狂型和紧张型精神病患者有良好疗效。同时，五味子与抗精神病西药同用，能防治抗精神病西药引起的谷丙转氨酶升高。**2.梅尼埃综合征**　五味子、酸枣仁、当归、龙眼肉各适量。水煎服，每日1剂，连服4~5剂。**3.急性脑血管疾病痉挛性瘫痪，小脑共济失调，帕金森病**　五味子、太子参、酸枣仁等各适量配伍。水煎服。

**使用注意**　本品酸涩收敛，凡新病、实邪者不宜用。

**五味子**

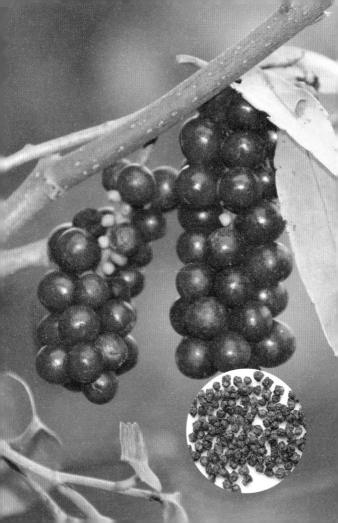

# 西红花

**基　　原**　本品为鸢尾科植物番红花 *Crocus sativus* L. 的干燥柱头。

**生境分布**　主要分布在欧洲、地中海及中亚等地。北京、上海、浙江、江苏等地有引种栽培。

**采收加工**　10～11月下旬，晴天早晨日出时采花，再摘取柱头，随即晒干，或在55～60 ℃下烘干。

**性味归经**　甘，平。归心、肝经。

**功效主治**　活血化瘀，凉血解毒，解郁安神。用于经闭癥瘕，产后瘀阻，温毒发斑，忧郁痞闷，惊悸发狂。

**用法用量**　1～3g，煎服或沸水泡服。

**临床应用**　**1.高脂血症**　用西红花的提取物西红花苷治疗高脂血症31例，并与多种调脂药相比，西红花苷调脂效果更好，且没有消化道反应及肝功能损害等副作用。**2.肾小球肾炎**　西红花3g，人参5g。每日1剂，水煎服。治疗62例，与30例对照组作比较，发现尿蛋白减少，阴转不变或增多，A组分别为41.9%、40%、18%，B组分别为13.3%、0.86%，差异显著。

**使用注意**　孕妇慎用。

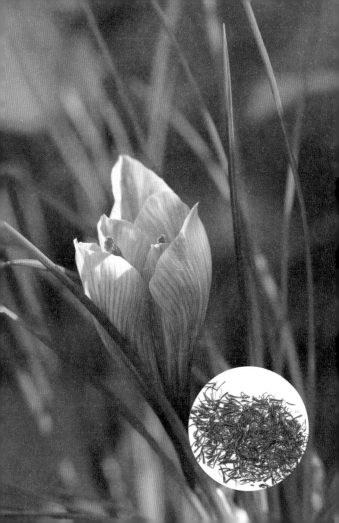

# 西洋参

**基　　原**　本品为五加科植物西洋参 *Panax quinquefolium* L. 的干燥根。

**生境分布**　均系栽培品，生长于土质疏松、土层较厚、肥沃、富含腐殖质的森林沙质壤土上。分布于美国、加拿大及法国，我国也有栽培。

**采收加工**　秋季采挖，洗净，晒干或低温干燥。

**性味归经**　甘、微苦，凉。归心、肺、肾经。

**功效主治**　补气养阴，清热生津。用于气虚阴亏，虚热烦倦，咳喘痰血，内热消渴，口燥咽干。

**用法用量**　3～6g，另煎兑服。

**临床应用**　**1.胃术后排空延迟症**　用西洋参陈皮汤煮粥治疗胃术后排空延迟症11例，结果全部治愈，平均治愈时间3.5日。**2.小儿尿频**　西洋参适量。磨汁当茶喝，小儿尿频症状消除。**3.增强性功能**　西洋参中的人参皂苷可明显增加男性老年患者血浆睾酮的含量。**4.慢性胃炎**　38例慢性胃炎患者加服西洋参1周后，临床主要症状缓解率为78.9%，治愈率为89.5%。

**使用注意**　中阳虚衰、寒湿中阻及气郁化火等一切实证、火郁之证患者均应忌服。反藜芦，忌铁器及火炒炮制本品。

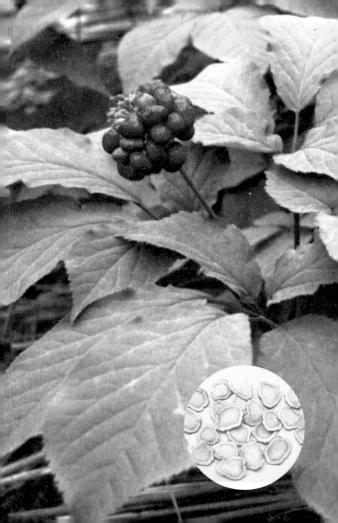

# 细辛

**基　　原**　本品为马兜铃科植物北细辛 *Asarum heterotropoides* Fr. Schmidt var.*mandshuricum* (Maxim.) Kitag.、汉城细辛 *Asarum sieboldii* Miq. var. *seoulense* Nakai 或华细辛 *Asarum sieboldii* Miq. 的干燥根和根茎。

**生境分布**　生长于林下腐殖层深厚稍阴湿处，常见于针阔叶混交林及阔叶林下、密集的灌木丛中、山沟底稍湿润处、林缘或山坡疏林下的湿地。前2种分布于辽宁、吉林、黑龙江等省，习称"辽细辛"；后一种分布于陕西等众多省（区）。

**采收加工**　夏季果熟期或初秋采挖，除净地上部分和泥沙，阴干。

**性味归经**　辛，温。归心、肺、肾经。

**功效主治**　解表散寒，祛风止痛，通窍，温肺化饮。用于风寒感冒，头痛，牙痛，鼻塞流涕，鼻衄，鼻渊，风湿痹痛，痰饮喘咳。

**用法用量**　1~3g，散剂，每次服0.5~1g。外用：适量。

**临床应用**　**1.外感风寒，头痛咳嗽**　细辛1~3g。水煎服，治疗外感风寒、头痛咳嗽有良效，治疗外感风寒，头痛咳嗽具有较好疗效。**2.牙痛，牙龈红肿**　成药"牙痛水"中含细辛、荜茇、高良姜、冰片等。用药棉蘸药液少许搽患处，治疗牙痛、牙龈红肿临床疗效较好，可立刻止痛，很快消肿。

**使用注意**　不宜与藜芦同用。

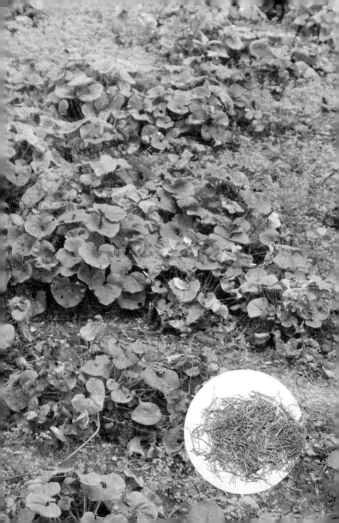

# 仙茅

**基　　原**　本品为石蒜科植物仙茅 *Curculigo orchioides* Gaertn. 的干燥根茎。

**生境分布**　生长于平原荒草地阳处或混生在山坡茅草及芒萁谷丛中。主要分布于四川、云南、贵州，广东、广西、湖南、湖北也产。

**采收加工**　秋、冬二季采挖，除去根头和须根，洗净，干燥。

**性味归经**　辛，热；有毒。归肾、肝、脾经。

**功效主治**　补肾阳，强筋骨，祛寒湿。用于阳痿精冷，筋骨痿软，腰膝冷痛，阳虚冷泻。

**用法用量**　3～10g。

**临床应用**　**1.阳痿**　仙茅、山茱萸各9g，淫羊藿、蛇床子各10g，熟地黄、枸杞子各12g，山药、黄芪各15g，茯苓12g。水煎服，每日1剂。结果：患者130例，其中痊愈74例，显效35例，有效13例，无效8例。**2.老年性尿道综合征**　仙茅、淫羊藿、益智等配成的方剂治疗老年性尿道综合征。结果：患者39例，痊愈30例，有效7例，无效2例。本方温补肾阳，益气补虚，疗效满意。**3.再生障碍性贫血**　仙茅、淫羊藿、巴戟天、黄连、人参、当归、赤豆、陈皮、甘草组成二仙温肾汤。结果：患者56例，基本痊愈16例，缓解2例，明显进步32例，无效6例。

**使用注意**　本品有毒，不宜久服。燥热性强，阴虚火旺者当忌服。

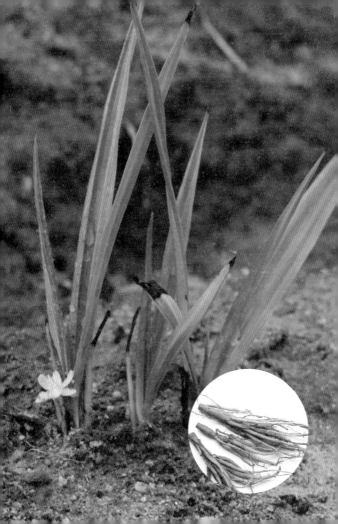

# 香附

**基　　原**　本品为莎草科植物莎草 *Cyperus rotundus* L. 的干燥根茎。

**生境分布**　生长于路旁、荒地、沟边或田间向阳处。分布于广东、河南、四川、浙江、山东等地。

**采收加工**　秋季采挖，燎去毛须，置沸水中略煮或蒸透后晒干，或燎后直接晒干。

**性味归经**　辛、微苦、微甘，平。归肝、脾、三焦经。

**功效主治**　疏肝解郁，理气宽中，调经止痛。用于肝郁气滞，胸胁胀痛，疝气疼痛，乳房胀痛，脾胃气滞，脘腹痞闷，胀满疼痛，月经不调，经闭痛经。

**用法用量**　6～10g。

**临床应用**　**1.痛经**　以香笑散（香附、失笑散、乌药、延胡索、细辛等各等份研末）调为膏状，取蚕豆大小置于4cm×4cm胶布中心，分别贴于神阙和关元穴，于月经前6日开始贴，3日更换1次，连续3次，2个月经周期为1个疗程。**2.妊娠呕吐**　以香茹苏连饮（香附10g，黄连6g，竹茹、紫苏叶、半夏各6～10g，生姜3g）煎2次，混合煎液，先以小量频服，后分2次于饭前服用，少者1剂即止，多者5剂见效。

**使用注意**　血虚气弱者不宜单用，阴虚血热者慎服。

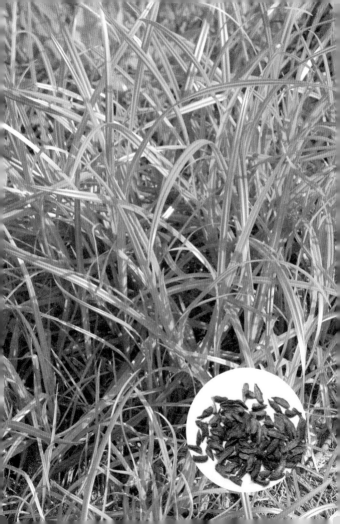

# 香薷

**基　　原**　本品为唇形科植物石香薷 *Mosla chinensis* Maxim. 或江香薷 *Mosla chinensis* 'Jiangxiangru' 的干燥地上部分。前者习称"青香薷"，后者习称"江香薷"。

**生境分布**　生长于山野。分布于江西、河南、河北、安徽等地。

**采收加工**　夏季茎叶茂盛、花盛开时择晴天采割，除去杂质，阴干。

**性味归经**　辛，微温。归肺、胃经。

**功效主治**　发汗解表，化湿和中。用于暑湿感冒，恶寒发热，头痛无汗，腹痛吐泻，水肿，小便不利。

**用法用量**　3~10g。

**临床应用**　**小儿暑邪感冒**　香薷、金银花、连翘各30g，厚朴、白扁豆各20g。加减：发热者加薄荷10g，身上出现皮疹瘙痒者加白鲜皮、土茯苓各30g。每日1剂，水煎加适量温水外洗，早、晚各1次。治疗45例，男26例，女19例，年龄6个月至8岁，病程1.3日。经治疗3日后，45例中38例治愈（汗出热退，精神好，食欲佳），7例无效（临床症状无明显改善）。

**使用注意**　表虚有汗及阳暑患者忌用。

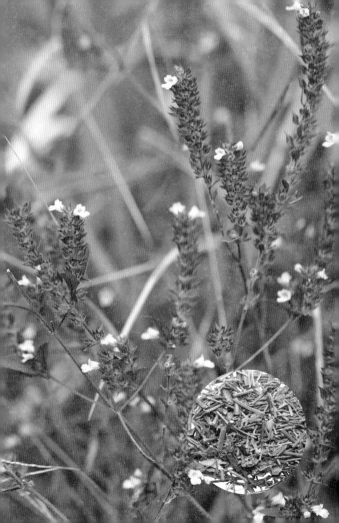

# 香橼

**基　原**　本品为芸香科植物枸橼 *Citrus medica* L. 或香圆 *Citrus wilsonii* Tanaka 的干燥成熟果实。

**生境分布**　生长于较湿润的沙壤土中。分布于浙江、江苏、广东、广西等地。

**采收加工**　秋季果实成熟时采收，趁鲜切片，晒干或低温干燥。香圆也可整个或对剖2瓣后，晒干或低温干燥。

**性味归经**　辛、苦、酸，温。归肝、脾、胃、肺经。

**功效主治**　疏肝解郁，宽中，化痰。用于肝胃气滞，胸胁胀痛，脘腹痞满，呕吐噫气，痰多咳嗽。

**用法用量**　3～10g。

**临床应用**　**1.胃脘胀痛**　香橼、香附各适量，理气解郁，健胃止痛，用于治疗胃脘胀痛，饮食不佳，具有较好作用。**2.恶心呕吐**　香橼、豆蔻各适量，理气、宽中、降逆，用于治疗寒气阻胃，恶心呕吐，临床疗效好。**3.咳嗽**　香橼适量。制成粗粉，水煮烂熟，以炼蜜拌匀成膏，睡中嗽起，每次服2匙，具有较好效果。

**使用注意**　阴虚血燥及孕妇气虚者慎服。

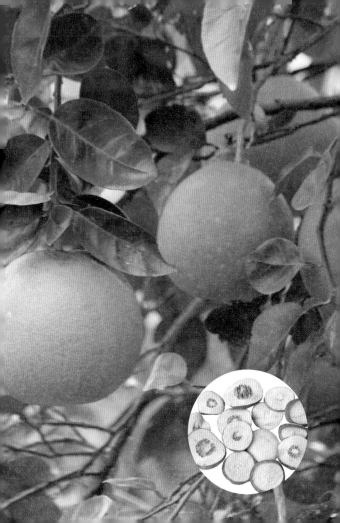

# 小茴香

**基　　原**　本品为伞形科植物茴香 *Foeniculum vulgare* Mill. 的干燥成熟果实。

**生境分布**　全国各地均有栽培。

**采收加工**　秋季果实初熟时采割植株，晒干，打下果实，除去杂质。

**性味归经**　辛，温。归肝、肾、脾、胃经。

**功效主治**　散寒止痛，理气和胃。用于寒疝腹痛，睾丸偏坠，少腹冷痛，脘腹胀痛，痛经，食少吐泻。盐小茴香暖肾散寒止痛。用于寒疝腹痛，睾丸偏坠，经寒腹痛。

**用法用量**　煎服，3～6g。

**临床应用**　术后腹胀　小茴香250g。炒热，用布袋包裹，温度以使患者局部无灼痛感为度。将药袋放在患者上腹中脘（位于脐上4寸）、神田（位于肚脐中）、天枢（位于脐旁2寸）等穴位进行热敷。药袋紧贴皮肤使患者有舒适感，每次30分钟，每日2次。治疗妇产科手术后腹胀患者40例，在实施小茴香上腹穴位热敷后30分钟至2小时内患者有舒松感、肠鸣音、肠蠕动感，热敷2～4次后患者的腹胀明显减轻，肛门排气，能安静入睡，总有效率为90%。

**使用注意**　阴虚火旺者禁服。

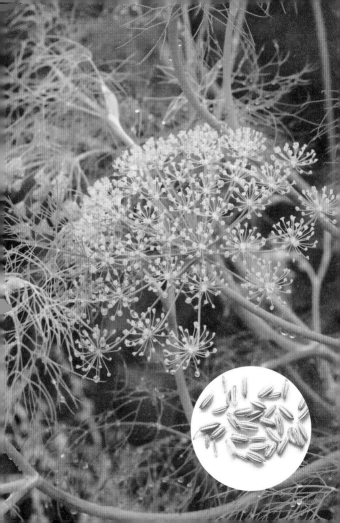

# 小叶莲

**基　原**　本品系藏族习用药材。为小檗科植物桃儿七 *Sinopodophyllum hexandrum* (Royle) Ying 的干燥成熟果实。

**生境分布**　生长于山坡、林下等阴湿处。分布长江流域各省。

**采收加工**　秋季果实成熟时采摘，除去杂质，干燥。

**性味归经**　甘，平；有小毒。

**功效主治**　调经活血。用于血瘀经闭，难产，死胎及胎盘不下。

**用法用量**　3～9g，多入丸、散服。

**临床应用**　**1.风湿腰腿痛，筋骨痛**　小叶莲、独活、苍术各9g，细辛6g，伸筋草、木通各3g。水煎服，酒为引。**2.各种心胃痛**　小叶莲、长春七各3g，太白米4.5g，石耳子、枇杷叶6g，朱砂七、香樟木9g，木香2.4g。水煎服，早、晚分服。**3.劳伤咳嗽，风寒咳嗽**　小叶莲、太羌活、太白贝母、沙参各6g。水煎服。**4.慢性气管炎**　小叶莲3g。水煎服。或将小叶莲常含口中。**5.癔病**　小叶莲6g。水煎服，每日1剂。

**使用注意**　有小毒。

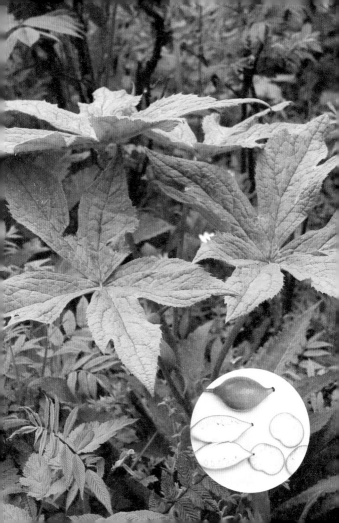

# 薤白

**基　原**　本品为百合科植物薤 *Allium chinensis* G. Don 或小根蒜 *Allium macrostemon* Bge. 的干燥鳞茎。

**生境分布**　小根蒜生长于耕地杂草中及山地较干燥处。薤生长于山地阴湿处。全国各地均有分布。主产江苏、浙江等地。

**采收加工**　夏、秋二季采挖，洗净，除去须根，蒸透或置沸水中烫透，晒干。

**性味归经**　辛、苦，温。归心、肺、胃、大肠经。

**功效主治**　通阳散结，行气导滞。用于胸痹心痛，脘腹痞满胀痛，泻痢后重。

**用法用量**　5～10g。

**临床应用**　**1.痢疾**　以苦参薤白汤（苦参、薤白、山楂各15g，当归、木香、甘草各10g，白芍30g）加减，结果：患者78例，治愈72例，显效2例，无效4例。**2.非化脓性肋软骨炎**　以瓜蒌薤白半夏汤随症加减，结果：患者23例，痊愈20例，显效2例，好转1例。**3.高血压**　将19例慢性阻塞性肺疾病（COPD）患者合并肺动脉高压患者服用薤莶合剂及接受常规治疗。结果：患者右心收缩间期各类指标及mPAP均较治疗前有显著改善，表明薤莶合剂对改善COPD患者的右心收缩功能、降低肺动脉压有一定的作用。

**使用注意**　气虚者慎服。

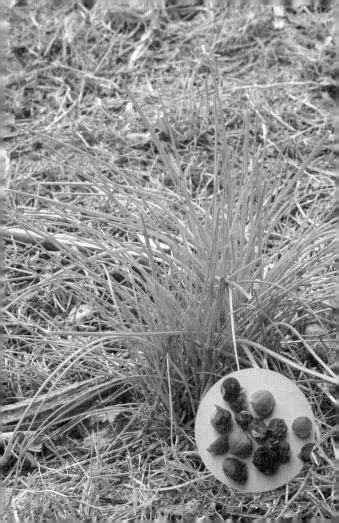

# 辛夷

**基　原**　本品为木兰科植物玉兰 *Magnolia denudata* Desr.、望春花 *Magnolia biondii* Pamp.或武当玉兰 *Magnolia sprengeri* Pamp. 的干燥花蕾。

**生境分布**　生长于较温暖地区，野生较少。分布于河南、四川、安徽、浙江、陕西、湖北等省。

**采收加工**　冬末春初花未开放时采收，除去枝梗，阴干。

**性味归经**　辛，温。归肺、胃经。

**功效主治**　散风寒，通鼻窍。用于风寒头痛，鼻塞流涕，鼻鼽，鼻渊。

**用法用量**　3～10g，包煎。外用：适量。

**临床应用**　**1.鼻炎及鼻窦炎**　辛夷花3g。偏风寒犯肺者加藿香10g；偏风热壅盛者加槐花10g。放入杯中，用开水冲、闷5分钟左右，频饮，每日1～2剂。治疗变应性鼻炎120例，结果：痊愈67例，显效29例，好转18例，无效6例。**2.支气管哮喘**　在常规治疗的情况下，采用辛夷气雾剂（辛夷气雾剂是由辛夷、细辛、黄芩、甘草等7味药组成的复方制剂）。每次2～7ml，每日1次，加生理盐水5ml。每次雾化20分钟，5～7日为1个疗程。共治疗15例，结果：显效9例，有效5例，无效1例。

**使用注意**　阴虚火旺者忌服。

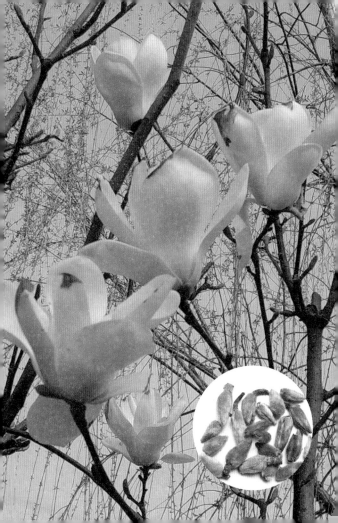

# 雄黄

**基　　原**　本品为硫化物类矿物雄黄族雄黄，主含二硫化二砷（$As_2S_2$）。

**生境分布**　分布于湖南、贵州、云南、四川等地。

**采收加工**　采挖后，除去杂质。

**性味归经**　辛，温；有毒。归肝、大肠经。

**功效主治**　解毒杀虫，燥湿祛痰，截疟。用于痈肿疔疮，蛇虫咬伤，虫积腹痛，惊痫，疟疾。

**用法用量**　0.05～0.1g，入丸、散用。外用：适量，熏涂患处。

**临床应用**　**1.颈性头痛眩晕**　雄黄、地龙泥各等份。研细末过滤，装瓶备用。用时将上药末置玻璃瓶中，用老陈醋适量倒入调成糊状，以毛刷蘸取药糊，均匀地涂在颈椎上，待稍干后再涂1次，30分钟后用布蘸少许水将药擦去。每日1次，7～10日为1个疗程，若冬季用本药可于涂完药后，用100W灯泡照射局部加温。用此法治疗颈性头痛眩晕35例，结果：显效12例，好转16例，无效7例。**2.带状疱疹**　用雄黄油（柿油100ml，雄黄5～8g，调匀即成）搽在疱疹局部，第1日5～10次，第2日涂搽次数可酌减，一般用药4～7日。共治216例，均痊愈。一般涂药30分钟，病灶区烧灼痛停止，1～3日疱疹消退，5～7日皮屑脱落，皮损消失而恢复正常，不留瘢痕，治愈时间平均为5.6日。

**使用注意**　内服宜慎；不可久用；孕妇禁用。

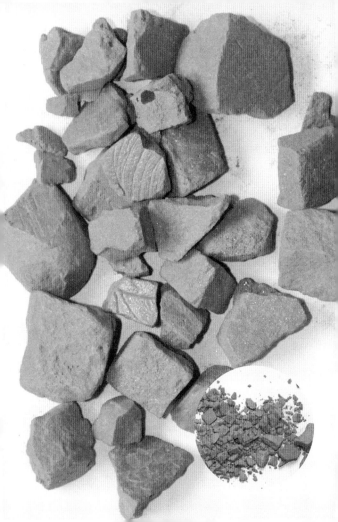

# 徐长卿

**基　原**　本品为萝藦科植物徐长卿 *Cynanchum paniculatum* (Bge.) Kitag. 的干燥根和根茎。

**生境分布**　野生于山坡或路旁。全国大部分地区均产，以江苏、安徽、河北、湖南等地较多。

**采收加工**　秋季采挖，除去杂质，阴干。

**性味归经**　辛，温。归肝、胃经。

**功效主治**　祛风，化湿，止痛，止痒。用于风湿痹痛，胃痛胀满，牙痛，腰痛，跌扑伤痛，风疹、湿疹。

**用法用量**　3～12g，后下。

**临床应用**　**神经衰弱**　用徐长卿全草分别制成散剂、丸剂（蜜丸）和胶囊。散剂每次10～15g，每日2次；丸剂（每丸含生药5g），每次2丸，每日2次；胶囊，每个0.5g，每次服10个，每日2次，约20日为1个疗程。结果：患者300例，经2～3个疗程治疗后，头痛（274例）有效率约为91.3%，失眠（290例）有效率约为96.7%，焦虑（251例）有效率约为83.7%，健忘（243例）有效率约为81%，心悸（232例）有效率约为77.3%。

**使用注意**　本品气味芳香，入汤剂不宜久煎。

**徐长卿**

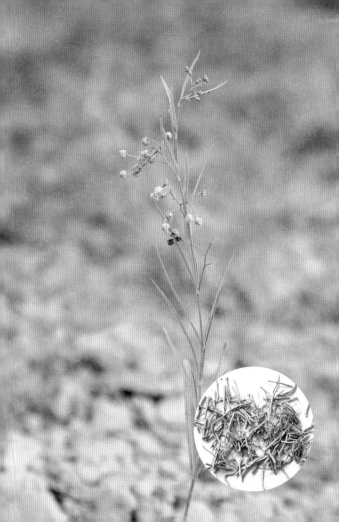

# 续断

**基　原**　本品为川续断科植物川续断 *Dipsacus asper* Wall. ex Henry 的干燥根。

**生境分布**　生长于土壤肥沃、潮湿的山坡、草地，野生栽培均有。主要分布于湖北长阳、宜都、鹤峰、巴东，尤以鹤峰产者最优。重庆涪陵，湖南石门、慈利，广西金县、灌阳，广东，云南，贵州等地也产。

**采收加工**　秋季采挖，除去根头和须根，用微火烘至半干，堆置"发汗"至内部变绿色时，再烘干。

**性味归经**　苦、辛，微温。归肝、肾经。

**功效主治**　补肝肾，强筋骨，续折伤，止崩漏。用于肝肾不足，腰膝酸软，风湿痹痛，跌扑损伤，筋伤骨折，崩漏，胎漏。酒续断多用于风湿痹痛，跌扑损伤，筋伤骨折。盐续断多用于腰膝酸软。

**用法用量**　9～15g。

**临床应用**　**1.先兆流产**　川续断、菟丝子、孩儿参、白芍各15g，桑寄生、阿胶、山药各10g，炙甘草3g。每日1剂，水煎服，结果：患者44例，43例有效。**2.软组织损伤**　续断、红花等各适量外敷治疗软组织损伤，效果显著。

**使用注意**　恶雷丸，初痢患者勿用，怒气郁者禁用。

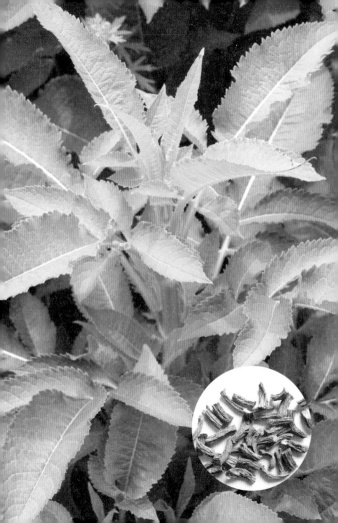

**玄参** XUAN SHEN

**基　　原**　本品为玄参科植物玄参 *Scrophularia ningpoensis* Hemsl. 的干燥根。

**生境分布**　生长于溪边、山坡林下及草丛中。分布于我国长江流域及陕西、福建等地，野生、家种均有。

**采收加工**　冬季茎叶枯萎时采挖，除去根茎、幼芽、须根及泥沙，晒或烘至半干。堆放3～6日，反复数次至干燥。

**性味归经**　甘、苦、咸，微寒。归肺、胃、肾经。

**功效主治**　清热凉血，滋阴降火，解毒散结。用于温邪入营，内陷心包，温毒发斑，热病伤阴，舌绛烦渴，津伤便秘，骨蒸劳嗽，目赤，咽痛，白喉，瘰疬，痈肿疮毒。

**用法用量**　9～15g。

**临床应用**　**1.隐性糖尿病**　玄参、黄芪、桑寄生各15g，人参茎叶10g。浓煎，每日1剂，2次分服。**2.接触性皮炎（急性荨麻疹、药疹、急性湿疹、过敏性紫癜、神经性皮炎、结节性痒疹、皮肤瘙痒症、红皮症、干性脂溢性皮炎、毛发红糠疹）**　玄参、石膏、生地黄、知母、麦冬、甘草各适量。随症加减，水煎服。**3.病毒性心肌炎**　玄参、沙参、麦冬、生地黄、炙甘草、黄芩、大青叶、蒲公英各适量组成，治疗总有效率为95%。

**使用注意**　不宜与藜芦同用。

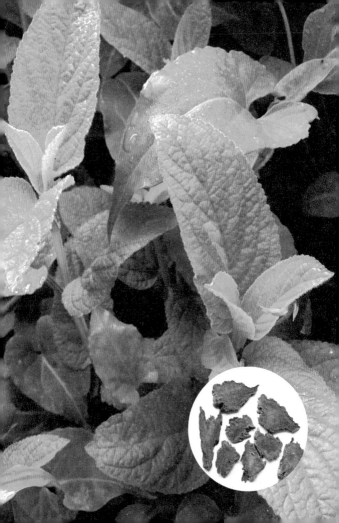

# 旋覆花

**基　原**　本品为菊科植物旋覆花 *Inula japonica* Thunb. 或欧亚旋覆花 *Inula britannica* L. 的干燥头状花序。

**生境分布**　生长于海拔150～2400m的山坡、路旁、湿润草地、河岸和田埂上。广布于东北、华北、华东、华中及广西等地。

**采收加工**　夏、秋二季花开放时采收，除去杂质，阴干或晒干。

**性味归经**　苦、辛、咸，微温。归肺、脾、胃、大肠经。

**功效主治**　降气消痰，行水止呕。用于风寒咳嗽，痰饮蓄结，胸膈痞闷，喘咳痰多，呕吐噫气，心下痞硬。

**用法用量**　3～9g，包煎。

**临床应用**　1.感冒咳嗽（用于外感风寒，恶寒发热，头痛鼻塞，咳嗽痰多气急，舌苔白腻，脉浮者）　常与生姜、细辛、半夏等各适量配用。2.急性支气管炎，支气管肺炎（对痰热咳喘者）　常与桔梗、桑白皮、大黄等各适量配用。对寒痰咳喘者，亦可与生姜、细辛、半夏等各适量配用。3.呕吐、嗳气（用于神经性反胃、胃神经症、慢性胃炎、胃下垂、溃疡病、幽门不完全性梗阻等，症见胃脘胀满、嗳气呃逆、恶心呕吐，属脾胃虚弱，痰湿上逆者）　常与赭石、半夏、生姜、人参、大枣、炙甘草各适量配伍，如旋覆代赭汤。

**使用注意**　阴虚燥咳、大便泄泻者不宜用。

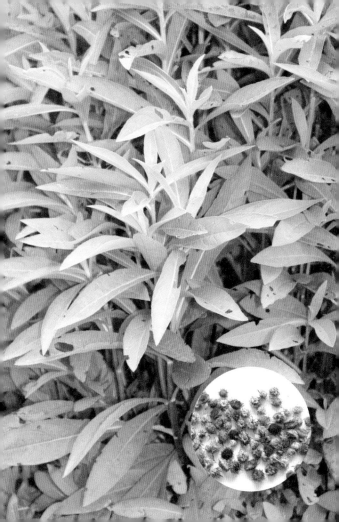

# 血竭

**基　原**　本品为棕榈科植物麒麟竭 *Daemonorops draco* Bl. 果实渗出的树脂经加工制成。

**生境分布**　多为栽培，分布于马来西亚、印度尼西亚、伊朗等地，我国广东、台湾等地也有栽培。

**采收加工**　采收成熟果实捣烂，置布袋中，榨取树脂，然后煎熬至胶状，冷却凝固成块状物；或取果实，置笼内蒸，使树脂渗出；也有将树干砍破或钻以若干个小孔，使树脂自然渗出，凝固而成。

**性味归经**　甘、咸，平。归心、肝经。

**功效主治**　活血定痛，化瘀止血，生肌敛疮。用于跌打损伤，心腹瘀痛，外伤出血，疮疡不敛。

**用法用量**　研末，1～2g，或入丸剂。外用：研末撒或入膏药用。

**临床应用**　**1.骨折**　口服血竭0.6～1.2g。每日3次，10～15日为1个疗程，一般应用2～3个疗程。显效占55.6%，有效占44.4%，表明血竭在治疗四肢骨折中促进骨折愈合及减轻软组织肿胀的作用。**2.冠心病**　利用血竭的活血、祛瘀作用治疗3例患者，每次口服血竭粉3g，每日3次，结果患者冠心病的临床症状获得解除。

**使用注意**　无瘀血者不宜用。

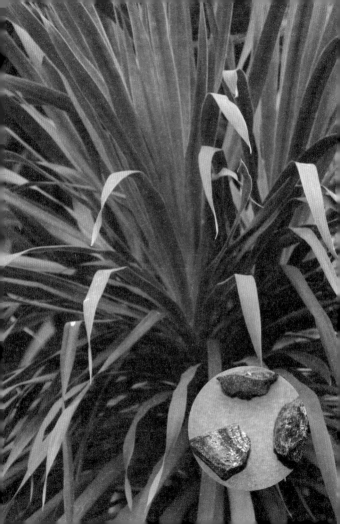

# 鸦胆子

**基　　原**　本品为苦木科植物鸦胆子 *Brucea javanica* (L.) Merr 的干燥成熟果实。

**生境分布**　生长于灌木丛、草地及路旁向阳处。分布于福建、广西、云南、台湾、广东等地。

**采收加工**　秋季果实成熟时采收，除去杂质，晒干。

**性味归经**　苦，寒；有小毒。归大肠、肝经。

**功效主治**　清热解毒，截疟，止痢；外用腐蚀赘疣。用于痢疾，疟疾；外治赘疣，鸡眼。

**用法用量**　0.5～2g，用龙眼肉包裹或装入胶囊吞服。外用：适量。

**临床应用**　**1.疟疾（治疗间日疟和三日疟）**　将鸦胆子仁装胶囊中，或用龙眼肉包裹。饭后服，每次服鸦胆子仁5～15粒，每日3次。儿童剂量：每岁1粒，不超过10～15粒。5～7日为1个疗程，可控制症状，抗疟原虫，使疟原虫转为阴性。**2.急、慢性阿米巴痢疾**　一般可单用鸦胆子10～15粒。去壳后装入胶囊，或用龙眼肉包裹，或用去油仁粉剂，1次吞服，每日3次，连服7日为1个疗程；病情重者，并用鸦胆子仁水浸液灌肠。对急性患者疗效优于白头翁，若与白头翁汤合用，更能提高疗效。

**使用注意**　对胃肠及肝肾均有损害，不宜多用久服。

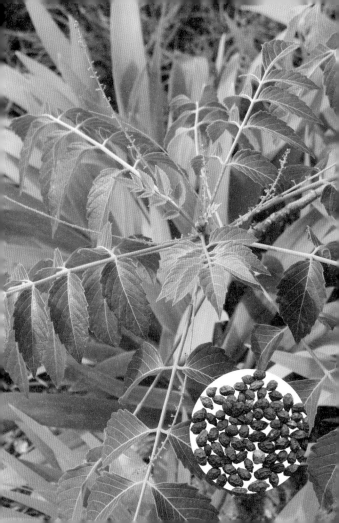

# 延胡索

**基　原**　本品为罂粟科植物延胡索 *Corydalis yanhusuo* W. T. Wang 的干燥块茎。

**生境分布**　生长于稀疏林、山地、树林边缘的草丛中。分布于浙江、江苏、湖北、湖南、安徽、江西等地大面积有栽培。本品为浙江特产，尤以金华地区产品最佳。

**采收加工**　夏初茎叶枯萎时采挖，除去须根，洗净，置沸水中煮至无白心时，取出，晒干。

**性味归经**　辛、苦，温。归肝、脾经。

**功效主治**　活血，行气，止痛。用于胸胁、脘腹疼痛，胸痹心痛，经闭痛经，产后瘀阻，跌扑肿痛。

**用法用量**　3～10g。研末吞服，每次1.5～3g。

**临床应用**　**1.镇咳**　左旋四氢帕马丁能抑制脑干网状结构上行激活系统，并有较好地抑制咳嗽中枢作用和一定的中枢镇静作用。一般口服后30分钟左右就发挥效应，且药效可维持2～5小时。**2.胃溃疡**　用延胡索制剂"Coryloid"，每日口服90～120mg（相当于生药5～10g）。经治疗461例胃溃疡、十二指肠溃疡、慢性胃炎患者，有效率为76.1%。**3.局部麻醉**　用0.3%延胡索全碱注射液局部浸润麻醉作门诊手术，效果满意。

**使用注意**　孕妇慎服。

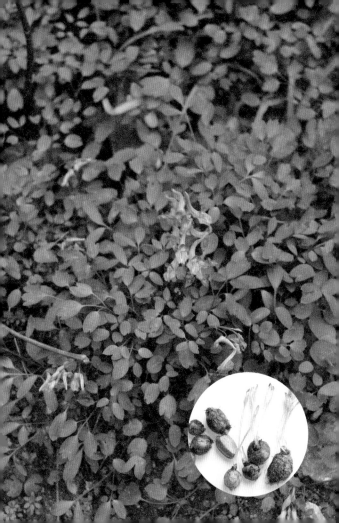

# 益母草

**基　　原**　本品为唇形科植物益母草 *Leonurus japonicus* Houtt. 的新鲜或干燥地上部分。

**生境分布**　生长于山野荒地、田埂、草地等。全国大部分地区均有分布。

**采收加工**　鲜品春季幼苗期至初夏花前期采割；干品夏季茎叶茂盛、花未开或初开时采割，晒干，或切段晒干。

**性味归经**　苦、辛，微寒。归肝、心包、膀胱经。

**功效主治**　活血调经，利尿消肿，清热解毒。用于月经不调，痛经经闭，恶露不尽，水肿尿少，疮疡肿毒。

**用法用量**　9～30g；鲜品12～40g。

**临床应用**　**冠心病、心肌缺血**　益母草注射液疗52例冠心病，结果显示心电图有效率明显优于低分子右旋糖酐对照组，治疗前后比较血脂、血液流变学、微循环定量指标均有明显改善，经统计学处理有显著性差异。用益母草注射液治疗冠心病频发室性早搏40例，显效25例，有效10例，无效5例，总有效率为87.5%。说明益母草注射液对冠心病合并室性早搏有效。用益母草注射液治疗30例无症状性心肌缺血患者，观察动态心电图、血液流变学及血脂等变化，治疗后动态心电图显示心肌缺血明显好转，血液流变学及血脂均明显改善。

**使用注意**　孕妇慎用。

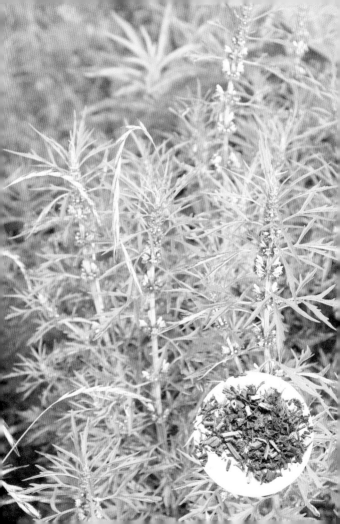

# 益智

**基　原**　本品为姜科植物益智 *Alpinia oxyphylla* Miq. 的干燥成熟果实。

**生境分布**　生长于林下阴湿处或栽培。分布于广东、雷州半岛、海南岛山区、广西、云南、福建等地。

**采收加工**　夏、秋间果实由绿转红时采收，晒干或低温干燥。

**性味归经**　辛，温。归肾、脾经。

**功效主治**　温肾固精缩尿，温脾止泻摄涎。用于肾虚遗尿，小便频数，遗精白浊，脾寒泄泻，腹中冷痛，口多唾涎。

**用法用量**　3～10g。

**临床应用**　**1.小便频数、小儿遗尿症**　益智15g，补骨脂（盐水炒）30g，金毛狗脊12g，肉桂（研兑）、甘草各6g。煎服或为散剂冲服，又多配伍山药、乌药各适量，如缩泉丸。亦可与黄芪、五味子等各适量配用。《本草纲目》治尿滑及白浊，用本品配伍白术、茯苓各适量。**2.肾虚遗精、滑精、早泄**　多与金樱子、龙骨、山茱萸等药各适量配用。**3.小儿流涎症**　益智、半夏各25g，陈皮、茯苓、甘草各20g。共研细末，每次服3～4.5g，每日2次。服时加适量红糖拌和冲用，效果满意。对口涎自流，亦可将本品配入六君子汤或理中汤用之。

**使用注意**　阴虚火旺者忌服。因热而致遗尿、尿频、崩漏者忌用。

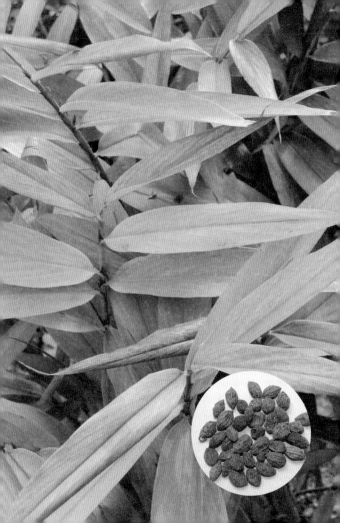

# 薏苡仁

**基　原**　本品为禾本科植物薏苡 *Coix lacryma-jobi.* L. var.mayuen（Roman.）Stapf 的干燥成熟种仁。

**生境分布**　生长于河边、溪潭边或阴湿山谷中。我国各地均有栽培；长江以南各地有野生。

**采收加工**　秋季果实成熟时割取全株，晒干，打下果实，除去外壳、黄褐色外皮和杂质，收集种仁。

**性味归经**　甘、淡，凉。归脾、胃、肺经。

**功效主治**　利水渗湿，健脾止泻，除痹，排脓，解毒散结。用于水肿，脚气，小便不利，脾虚泄泻，湿痹拘挛，肺痈，肠痈，赘疣，癌肿。

**用法用量**　9～30g。

**临床应用**　1.肾炎、肾盂肾炎（对于水肿、小便不利，属湿热内蕴者）　常与滑石、茯苓、冬瓜皮等各适量配用。2.婴幼儿消化不良　薏苡仁、山药各15g。共研细末，炒成微黄色，煮成稀糊状，再加白糖调味，每日1剂，分2次服，一般3～7日可愈。3.慢性肠炎（对于脾虚有湿泄泻者）　每次以炒薏苡仁与白术、山药等各适量配用。4.肥胖症　本品熬水饮用可利尿、消除脂肪，用于肥胖症之减肥。

**使用注意**　孕妇慎用。

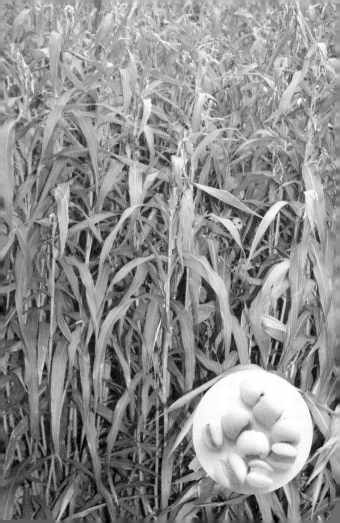

# 茵陈

**基　　原**　本品为菊科植物茵陈蒿 *Artemisia capillaris* Thunb. 或滨蒿 *Artemisia scoparia* Waldst. et Kit. 的干燥地上部分。

**生境分布**　生长于路旁或山坡。分布于陕西、山西、安徽等地。

**采收加工**　春季幼苗高6～10cm时采收或秋季花蕾长成至花初开时采割，除去杂质及老茎，晒干。春季采收的习称"绵茵陈"，秋季采割的称"花茵陈"。

**性味归经**　苦、辛，微寒。归脾、胃、肝、胆经。

**功效主治**　清利湿热，利胆退黄。用于黄疸尿少，湿温暑湿，湿疮瘙痒。

**用法用量**　6～15g。外用：适量，煎汤熏洗。

**临床应用**　**湿热型黄疸**　单用茵陈大剂量煎剂内服（含生药量1∶1，儿童、老人酌情减量服用）效果良好。多用于阳黄，如急性肝炎、黄疸型、传染性肝炎。若热重于湿，有发热，小便不利，大便秘结，可配栀子、大黄各适量。方如茵陈蒿汤，能降低黄疸指数；如果湿重于热，大便并不秘结，而小便不利较明显，可配五苓散，方如茵陈五苓散。治寒湿型黄疸，茵陈配温里药，如附子、桂皮、干姜及白术等各适量，用于阴黄，如慢性黄疸型传染性肝炎、肝硬化及慢性胆囊炎等。

**使用注意**　蓄血发黄及血虚萎黄者慎用。

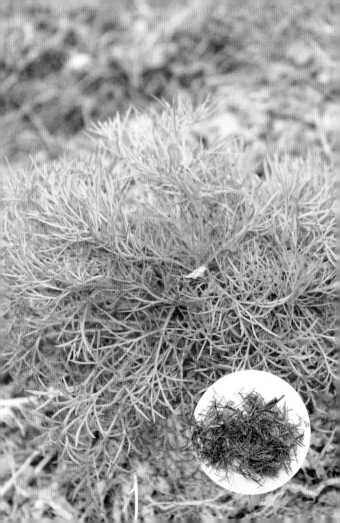

# 淫羊藿

YIN YANG HUO

**基　原**　本品为小檗科植物淫羊藿 *Epimedium brevicornu* Maxim.、箭叶淫羊藿 *Epimedium sagittatum*（Sieb. et Zucc.）Maxim.、柔毛淫羊藿 *Epimedium pubescens* Maxim. 或朝鲜淫羊藿 *Epimedium koreanum* Nakai 的干燥叶。

**生境分布**　生长于山坡阴湿处或山谷林下或沟岸。分布于陕西、四川、湖北、山西、广西等地。

**采收加工**　夏、秋季茎叶茂盛时采收，晒干或阴干。

**性味归经**　辛、甘，温。归肝、肾经。

**功效主治**　补肾阳，强筋骨，祛风湿。用于肾阳虚衰，阳痿遗精，筋骨痿软，风湿痹痛，麻木拘挛。

**用法用量**　6～10g。

**临床应用**　**1.不育症、性功能衰弱**　可单用泡酒饮服，如《食医心镜》淫羊藿酒。亦可以其20%酊剂饮服；或用3%淫羊藿煎剂进行离子透入，均颇有效。一般常与仙茅、巴戟天、肉苁蓉等配伍。**2.遗尿症（治疗阳虚型成人遗尿症）**　淫羊藿120g，仙茅、炒山药各90g，五倍子15g。共研细末，每次服6g，每日早、晚各1次，温开水送服，如遗尿散。**3.小儿麻痹症（对于筋骨痿软，下肢瘫痪等证）**　用本品配伍桑寄生煎服；或制成肌肉注射剂用之；亦可与杜仲、巴戟天、桑寄生同煎服。

**使用注意**　阴虚火旺者不宜服。

　　　　**淫羊藿**

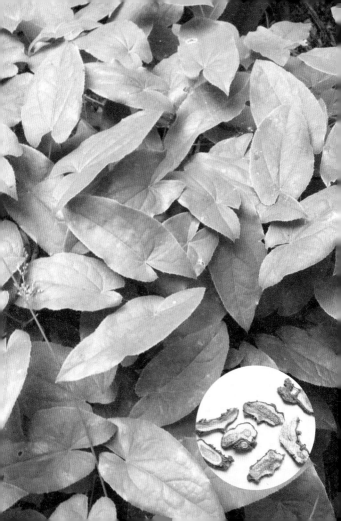

# 银柴胡

**基　　原**　本品为石竹科植物银柴胡 *Stellaria dichotoma* L. var. *lanceolata* Bge.的干燥根。

**生境分布**　生长于干燥的草原、悬岩的石缝或碎石中。分布于我国西北部及内蒙古等地。

**采收加工**　春、夏间植株萌发或秋后茎叶枯萎时采挖；栽培品于种植后第3年9月中旬或第4年4月中旬采挖，除去残茎、须根及泥沙，晒干。

**性味归经**　甘，微寒。归肝、胃经。

**功效主治**　退虚热，除疳热。用于阴虚发热，骨蒸劳热，小儿疳热。

**用法用量**　3～10g。

**临床应用**　1.结核病午后潮热　银柴胡5g，胡黄连、秦艽、鳖甲、地骨皮、青蒿、知母各3g，甘草1.5g。水煎服。(《证治准绳》清骨散)2.肿瘤发热，身体枯瘦，皮肤甲错不润泽　银柴胡6g，鳖甲9g。研为散，水煎服。3.动脉粥样硬化　银柴胡3～5g。水煎服。4.用于阴虚血热之咯血、衄血、尿血及子宫出血等　常配茜草、白茅根、生地黄等各适量同用。

**使用注意**　外感风寒，血虚无热者忌用。

**银柴胡**

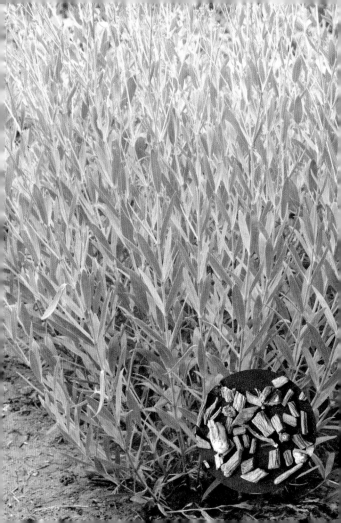

# 余甘子

**基　　原**　本品系藏族习用药材。为大戟科植物余甘子 *Phyllanthus emblica* L. 的干燥成熟果实。

**生境分布**　一般在年均温20 ℃左右生长良好，0 ℃左右即有受冻现象。我国野生分布在云南、广西、福建、海南、台湾、海南、四川、贵州等地，江西、湖南、浙江等地部分地区也有分布。

**采收加工**　冬季至次春果实成熟时采收，除去杂质，干燥。

**性味归经**　甘、酸、涩，凉。归肺、胃经。

**功效主治**　清热凉血，消食健胃，生津止咳。用于血热血瘀，消化不良，腹胀，咳嗽，喉痛，口干。

**用法用量**　3～9g，多入丸、散服。

**临床应用**　**乙型病毒性肝炎**　余甘冲剂是余甘果经加工提纯的结晶冲剂。每包15g，每次1～2包，每日3次，饭后服，30日为1个疗程，1个月复查肝功能1次。治疗30例，其中黄疸型乙型病毒性肝炎18例，迁延型乙型病毒性肝炎8例，慢性乙型病毒性肝炎4例，HbsAg为阳性。按中医辨证分型，肝肾阴亏型21例，脾虚湿阻型3例，经治后分别治愈12例、0例，好转9例、1例，无效0例、2例。本品对原发性高血压及慢性咽炎亦有治疗作用。

**使用注意**　脾胃虚寒者慎服。

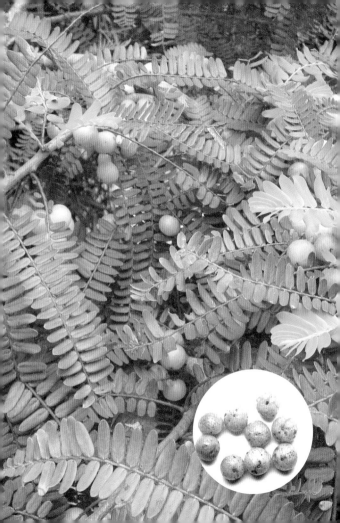

# 鱼腥草

**基　　原**　本品为三白草科植物蕺菜 *Houttuynia cordata* Thunb. 的新鲜全草或干燥地上部分。

**生境分布**　生长于沟边、溪边及潮湿的疏林下。分布于长江流域以南各省（区）。全国其他地区也产。

**采收加工**　鲜品全年均可采割，除去杂质，晒干。

**性味归经**　辛，微寒。归肺经。

**功效主治**　清热解毒，消痈排脓，利尿通淋。用于肺痈吐脓，痰热喘咳，热痢，热淋，痈肿疮毒。

**用法用量**　15～25g，不宜久煎；鲜品用量加倍，水煎或捣汁服。外用：适量，捣敷或煎汤熏洗患处。

**临床应用**　**1.喘息型肺炎**　34例喘息型肺炎病例，使用抗感染，供给热量及传统治疗方法，同时加用鱼腥草超声雾化吸入。结果临床症状消失时间平均天数较对照组明显缩短（P<0.05），差异显著。**2.病毒性心肌炎病**　毒性心肌炎患者45例，予以鱼腥草注射液100ml，溶于5%葡萄糖溶液150ml中，每日1次静滴，同时应用极化液、肌苷治疗，重症者予以激素治疗及对症治疗。结果：显效14例，有效22例，无效9例。理想疗效率（即显效有效例数占全组例数的百分比）为80%。

**使用注意**　本品含挥发油，不宜久煎。

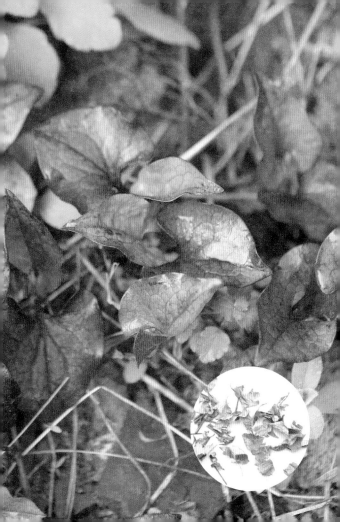

# 郁金

**基　原**　本品为姜科植物姜黄 *Curcuma longa* L.、温郁金 *Curcuma wenyujin* Y. H. Chen et C. Ling、广西莪术 *Curcuma kwangsiensis* S. G. Lee et C. F. Liang 或蓬莪术 *Curcuma phaeocaulis* Val. 的干燥块根。前两者分别习称"温郁金"和"黄丝郁金"，其余按性状不同习称"桂郁金"或"绿丝郁金"。

**生境分布**　生长于林下或栽培。分布于浙江、四川、江苏、福建、广西、广东、云南等地。

**采收加工**　冬季茎叶枯萎后采挖，除去泥沙和细根，蒸或煮至透心，干燥。

**性味归经**　辛、苦，寒。归肝、胆、心、肺经。

**功效主治**　活血止痛，行气解郁，清心凉血，利胆退黄。用于胸胁刺痛，胸痹心痛，经闭痛经，乳房胀痛，热病神昏，癫痫发狂，血热吐衄，黄疸尿赤。

**用法用量**　3～10g。

**临床应用**　**1.期前收缩**　川郁金适量。研粉或制成片剂，初服每次5～10g，每日3次；无不适反应每次加量至10～15g，每日3次。3个月为1个疗程。共治疗期前收缩56例，总有效率为65％。**2.尿路结石**　采用郁金排石汤治疗泌尿系结石病25例，结果：治愈14例，有效7例，无效4例。排石时间最短2日，最长2月。

**使用注意**　不宜与丁香、母丁香同用。

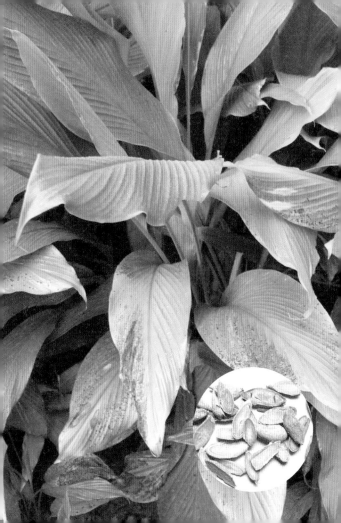

# 远志

**基　　原**　本品为远志科植物远志 *Polygala tenuifolia* Willd. 或卵叶远志 *Polygala sibirica* L. 的干燥根。

**生境分布**　生长于海拔400～1000m的山坡草地或路旁。分布于山西、陕西等地。

**采收加工**　春、秋二季采挖，除去须根和泥沙，晒干。

**性味归经**　苦、辛，温。归心、肾、肺经。

**功效主治**　安神益智，交通心肾，祛痰，消肿。用于心肾不交引起的失眠多梦、健忘惊悸、神志恍惚，咳痰不爽，疮疡肿毒，乳房肿痛。

**用法用量**　3～10g，煎服。

**临床应用**　**1.老年痴呆**　采用由黄精、熟地黄、丹参、远志等各适量组成的脑力康制剂治疗老年痴呆36例，结果在量表积分和中医临床观察指标的变化上，治疗前后都有所改善，其差异有高度统计学意义（P<0.05或P<0.01）。脑力康对Akzheimer病和血管性痴呆均有效，总有效率分别为40.0%和85.7%。**2.阳痿（用助阳散治疗阳痿，疗效显著）**　方药由海马、蛤蚧、蜈蚣、细辛、远志各适量组成。临床以助阳化为主，结合中药及针灸，结果：患者150例，总有效率约为95.33%，显效率约为84%，治愈率约为66.66%。

**使用注意**　阴虚火旺、脾胃虚弱者慎服。用量不宜过大，以免引起恶心呕吐。

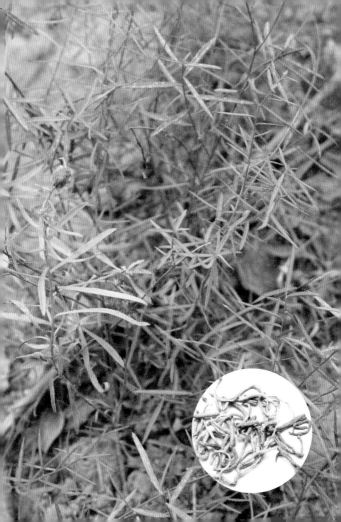

# 芫花

**基　原**　本品为瑞香科植物芫花 *Daphne genkwa* Sieb. et Zucc. 的干燥花蕾。

**生境分布**　生长于路旁及山坡林间。分布于长江流域以南及山东、河南、陕西。

**采收加工**　春季花未开放时采收，除去杂质，干燥。

**性味归经**　苦、辛，温；有毒。归肺、脾、肾经。

**功效主治**　泻水逐饮；外用杀虫疗疮。用于水肿胀满，胸腹积水，痰饮积聚，气逆咳喘，二便不利；外治疥癣秃疮，痈肿，冻疮。

**用法用量**　1.5～3g。醋芫花研末吞服，每次0.6～0.9g，每日1次。外用：适量。

**临床应用**　1.渗出性胸膜炎、肝硬化腹水（对于胸腔积液、腹水、水肿之胀满、呼吸困难、胸胁胀痛等）　芫花、大戟、甘遂各等份。共研细末，每次服0.6g，用大枣10枚煎汤空腹冲服，每日1剂，连服3日，如十枣汤。2.肾炎、水肿、小便不利　用本品或配利尿药等。3.狂躁型精神病　芫花及叶2.5g，逐渐增量3g、6g、9g。研末1次冲服，隔日1剂，连服3～5剂，必要时可连服10余剂。4.慢性气管炎（用于喘息、咳嗽、咳痰）　芫花与大枣同煎，单吃大枣，有良好效果（《肘后方》）。

**使用注意**　孕妇禁用；不宜与甘草同用。

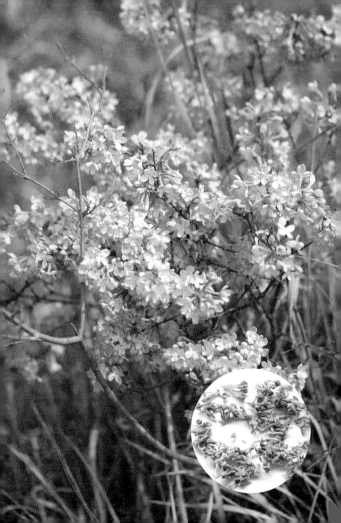

# 泽泻

ZE XIE

**基　原**　本品为泽泻科植物泽泻 *Alisma orientale* (Sam.) Juzep. 的干燥块茎。

**生境分布**　生长于沼泽边缘，幼苗喜荫蔽，成株喜阳光，怕寒，在海拔800m以下地区，一般都可栽培。分布于福建、四川、江西等地。

**采收加工**　冬季茎叶开始枯萎时采挖，洗净，干燥，除去须根及粗皮。

**性味归经**　甘、淡，寒。归肾、膀胱经。

**功效主治**　利水渗湿，泄热，化浊降脂。用于小便不利，水肿胀满，泄泻尿少，痰饮眩晕，热淋涩痛，高脂血症。

**用法用量**　6～10g。

**临床应用**　**1.高脂血症**　泽泻浸膏片（每片相当于生药3g，每日9片，分3次服）对Ⅱa、Ⅱb、Ⅳ和Ⅴ型高脂蛋白血症均有一定疗效。**2.梅尼埃病**　泽泻汤（泽泻30g，白术20g。加味，每日1剂，早、晚2次分服，3日为1个疗程）治疗梅尼埃病，治疗3个疗程后，总有效率为97.6%。

**使用注意**　肾虚精滑者慎用。

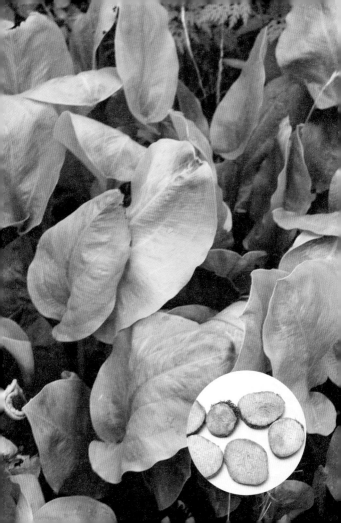

# 浙贝母

**基　　原**　本品为百合科植物浙贝母 *Fritillaria thunbergii* Miq. 的干燥鳞茎。

**生境分布**　生长于湿润的山脊、山坡、沟边及村边草丛中。原分布于浙江象山，故称象贝。现主产地浙江鄞州区樟树，均为人工栽培。江苏、安徽、湖南、江西等地也产。以浙江产品质优，奉为道地药材。

**采收加工**　初夏植株枯萎时采挖，洗净。按大小分开，大者摘去心芽，习称"大贝"；小者不去心芽，习称"珠贝"。分别撞擦，除去外皮，拌以煅过的贝壳粉，吸去擦出的浆汁，干燥；或取鳞茎，大小分开，洗净，除去心芽，趁鲜切成厚片，洗净，干燥，习称"浙贝片"。

**性味归经**　苦，寒。归肺、心经。

**功效主治**　清热化痰止咳，解毒散结消痈。用于风热咳嗽，痰火咳嗽，肺痈，乳痈，瘰疬，疮毒。

**用法用量**　5～10g。

**临床应用**　**消化性溃疡、慢性胃炎**　有临床报道称，用浙贝母分别与海螵蛸、珍珠粉各适量配伍组成的"胃可宁Ⅰ号""Ⅱ号片"，治疗消化性溃疡、慢性胃炎等病患者，均获得满意的疗效。

**使用注意**　不宜与川乌、制川乌、草乌、制草乌、附子同用。

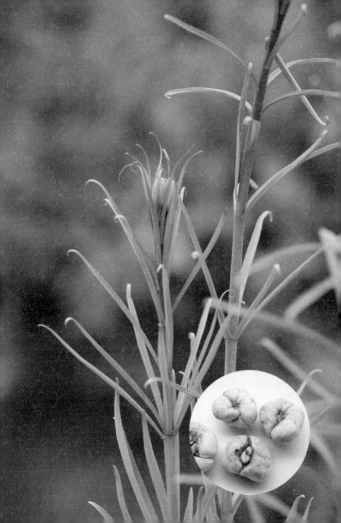

# 珍珠

**基　　原**　本品为珍珠贝科动物马氏珍珠贝 *Pteria martensii* (Dunker)、蚌科动物三角帆蚌 *Hyriopsis cumingii* (Lea) 或褶纹冠蚌 *Cristaria plicata* (Leach) 等双壳类动物受刺激形成的珍珠。

**生境分布**　分布于西沙群岛、海南、广西及广东沿海。

**采收加工**　自动物体内取出，洗净，干燥。

**性味归经**　甘、咸，寒。归心、肝经。

**功效主治**　安神定睛，明目消翳，解毒生肌，润肤祛斑。用于惊悸失眠，惊风癫痫，目赤翳障，疮疡不敛，皮肤色斑。

**用法用量**　0.1～0.3g，多入丸、散用。外用：适量。

**临床应用**　**1.表浅伤口不愈合**　常规消毒伤口周围皮肤后，将珍珠粉均匀撒在伤口上，注意勿过多，以尚能看到伤口内组织为宜。结果：患者29例，5例于1周内愈合，18例于2周内愈合，另6例于3周后愈合。2周愈合率约为79.3%。**2.内伤头痛**　应用珍珠安神胶囊治疗内伤头痛36例，结果总有效率为97.2%。**3.消化性溃疡**　用珍珠胃安丸对28例消化性溃疡（十二指肠球部溃疡、胃溃疡、复合性溃疡）患者进行治疗。疗程4周，总有效率约为96.4%。

**使用注意**　病不属火热者勿用。疮毒若内毒未净，勿以珍珠收口。

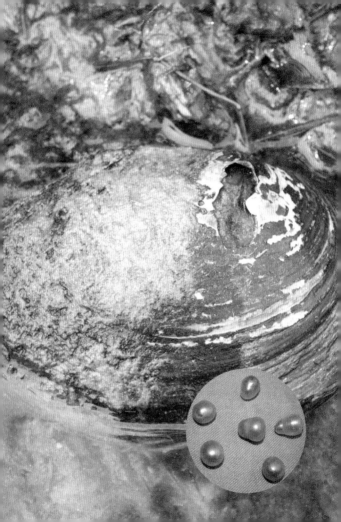

# 知母

**基　原**　本品为百合科植物知母 *Anemarrhena asphodeloides* Bge. 的干燥根茎。

**生境分布**　生长于山地、干燥丘陵或草原地带。分布于河北、山西及东北等地，以河北历县产者最佳。

**采收加工**　春、秋二季采挖，除去须根和泥沙，晒干，习称"毛知母"；或除去外皮，晒干。

**性味归经**　苦、甘、寒。归肺、胃、肾经。

**功效主治**　清热泻火，滋阴润燥。用于外感热病，高热烦渴，肺热燥咳，骨蒸潮热，内热消渴，肠燥便秘。

**用法用量**　6～12g。

**临床应用**　1.流行性出血热　用白虎汤，以退热止血，改善全身中毒症状。2.糖尿病（对口渴、饮多、尿多者）　知母、石膏各15g，人参3g，粳米10g，甘草6g；或用知母、天花粉、麦冬各12g，黄连4.5g。水煎服。又常与山药、五味子各适量配伍，如《医学衷中参西录》玉液汤。3.肺结核（对于干咳、潮热、盗汗，证属阴虚火旺者）　可单用知母6～15g。水煎服。4.失眠　与酸枣仁等药配用，以降低大脑皮质的过度兴奋。5.慢性肾小球肾炎（对于口干渴、尿短赤、下肢浮肿者）　知母、黄柏各30g，肉桂4.5g。做成蜜丸，每次服9g。

**使用注意**　本品性寒质润，有滑肠之弊，故脾虚便溏者不宜用。

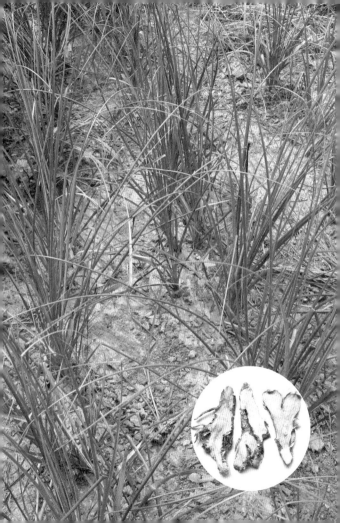

# 栀子

**基　原**　本品为茜草科植物栀子 *Gardenia jasminoides* Ellis 的干燥成熟果实。

**生境分布**　生长于山坡、路旁，南方各地有野生。主产浙江、江西、湖南、福建等长江以南各省（区）。以江西产者为道地产品。

**采收加工**　9～11月果实成熟呈红黄色时采收，除去果梗及杂质，蒸至上汽或置沸水中略烫，取出，干燥。

**性味归经**　苦，寒。归心、肺、三焦经。

**功效主治**　泻火除烦，清热利湿，凉血解毒；外用消肿止痛。用于热病心烦，湿热黄疸，淋证涩痛，血热吐衄，目赤肿痛，火毒疮疡；外治扭挫伤痛。

**用法用量**　6～10g。外用：生品适量，研末调敷。

**临床应用**　**1.急性黄疸型肝炎**　用栀子制成10%及50%两种煎剂。每日3次，饭后服用，10%煎剂，每次10ml，以后逐渐递增到50ml；50%煎剂，每次10～15ml。**2.止血**　栀子粉适量。将栀子粉消毒后，可用于上消化道出血及局部出血。每次服3～6g，每日3次。**3.急性卡他性结膜炎**　用栀子泡水代茶饮治疗急性卡他性结膜炎，有较好疗效。

**使用注意**　脾虚便溏、食少者忌用。

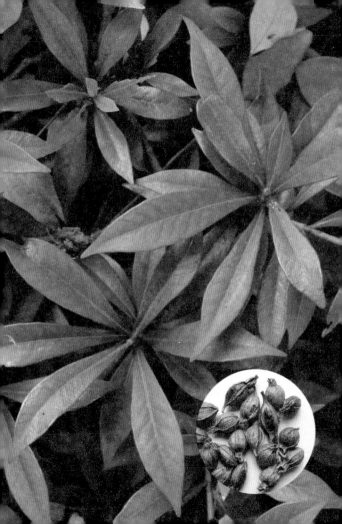

# 枳壳

**基　　原**　本品为芸香科植物酸橙 *Citrus aurantium* L. 及其栽培变种的干燥未成熟果实。

**生境分布**　我国长江流域及其以南各省区均有栽培。常见的栽培品种有：朱栾（小红橙）、枸头橙、江津酸橙等。主要分布在江苏、浙江、江西、福建、台湾、湖北、湖南、广东、广西、四川、贵州、云南等地。

**采收加工**　7月果皮尚绿时采收，自中部横切为两半，晒干或低温干燥。

**性味归经**　苦、辛、酸，微寒。归脾、胃经。

**功效主治**　理气宽中，行滞消胀。用于胸胁气滞，胀满疼痛，食积不化，痰饮内停，脏器下垂。

**用法用量**　3～10g。

**临床应用**　**慢性胃炎**　炒枳壳、干姜、陈皮、半夏各10g，党参、白术各12g，黄连、生姜、麦冬、炙甘草各6g。每日1剂，水煎取汁400ml，早、晚2次饭前温服，30日为1个疗程，连用3个疗程，治疗期间停用任何西药。结果：显效17例，有效25例，无效9例。

**使用注意**　脾胃虚弱者及孕妇慎用。

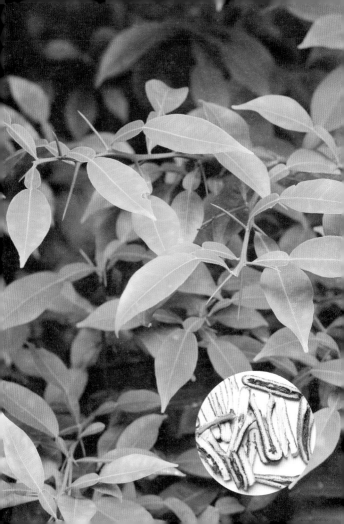

# 猪苓

**基　原**　本品为多孔菌科真菌猪苓 *Polyporus umbellatus* (Pers.) Fries 的干燥菌核。

**生境分布**　生长于向阳山地、林下富含腐殖质的土壤中。分布于陕西、云南等地；河南、甘肃、山西、吉林、四川等地也产。

**采收加工**　春、秋二季采挖，去泥沙，晒干。

**性味归经**　甘、淡，平。归肾、膀胱经。

**功效主治**　利水渗湿。用于小便不利，水肿，泄泻，淋浊，带下。

**用法用量**　6～12g。

**临床应用**　**1.肾炎（对于水肿、小便不利、尿血者）**　可单用猪苓15g。水煎服；亦可用本品配茯苓皮、泽泻各9g，车前子、滑石粉各12g。水煎服。兼有阴虚而热者，可与阿胶、茯苓、滑石等各适量配伍。**2.泌尿系感染（对尿急、尿频、尿痛者）**　猪苓、萹蓄、车前子各9g，木通6g。水煎服。**3.乳糜尿**　猪苓、茯苓、泽泻、滑石各12g，阿胶9g。水煎服，有一定疗效，如《明医指掌》四苓散。**4.肝硬化、腹水**　猪苓、茯苓、白术、泽泻、桂枝各适量（如五苓散）和冬瓜皮、陈皮、生姜皮、大腹皮、茯苓皮各适量（如五皮散）。水煎服，有一定疗效。

**使用注意**　利水渗湿力强，易于伤阴，无水湿者忌服。

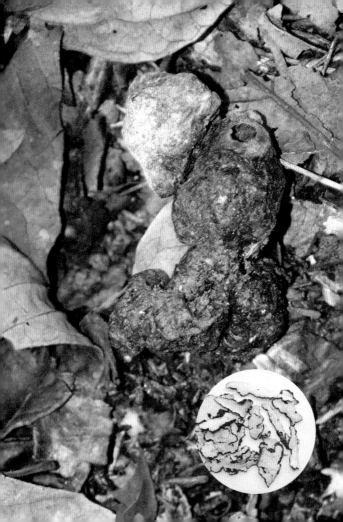

# 紫草

**基　　原**　本品为紫草科植物新疆紫草 *Arnebia euchroma* (Royle) Johnst.或内蒙紫草 *Arnebia guttata* Bunge 的干燥根。

**生境分布**　生长于路旁、荒山、田野及干燥多石山坡的灌木丛中。分布于辽宁、湖南、湖北、新疆等地。

**采收加工**　春、秋二季采挖，除去泥沙，干燥。

**性味归经**　甘、咸，寒。归心、肝经。

**功效主治**　清热凉血，活血解毒，透疹消斑。用于血热毒盛，斑疹紫黑，麻疹不透，疮疡，湿疹，水火烫伤。

**用法用量**　5～10g。外用：适量，熬膏或用植物油浸泡涂擦。

**临床应用**　**1.麻疹（预防麻疹）**　紫草10g，甘草3g。水煎服，隔日1次，共服3次，能减少发病率或减轻麻疹症状。治疗麻疹，也可用紫草、牡丹皮、赤芍各9g，生地黄15g。对于血热毒盛，斑疹紫黑，隐隐不出者，常与赤芍、蝉蜕、木通、甘草各适量配伍，如紫草祛斑汤。对兼有咽喉肿痛者，可与牛蒡子、连翘、山豆根、荆芥、甘草各适量配用，如紫草消毒饮。**2.玫瑰糠疹**　紫草15～30g，甘草15g。每日1剂，水煎分2次服；小儿剂量为6～15g。一般10日为1个疗程。痒者外搽炉甘石洗剂，痒剧者加服异丙嗪或氯苯那敏等药。服药期间忌用热水肥皂浴，可用温水淋浴。可有纳差、眼睑浮肿等副作用，停药后可消失。

**使用注意**　本品性寒滑，有通便作用，脾虚便溏者忌服。

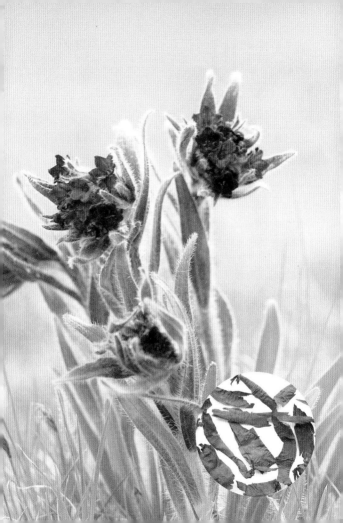

# 紫苏叶

**基　　原**　本品为唇形科植物紫苏 *Perilla frutescens*（L.）Britt.的干燥叶（或带嫩枝）。

**生境分布**　多为栽培。分布于湖北、江苏、河南、山东、江西、浙江、四川等地。

**采收加工**　夏季枝叶茂盛时采收，除去杂质，晒干。

**性味归经**　辛，温。归肺、脾经。

**功效主治**　解表散寒，行气和胃。用于风寒感冒，咳嗽呕恶，妊娠呕吐，鱼蟹中毒。

**用法用量**　5～10g。

**临床应用**　**1.寻常疣**　鲜紫苏叶适量。外擦患处，每日1剂，每次10～15分钟，连用3～6次。观察20例，均效果良好。**2.子宫出血**　紫苏水提取液（生药2g/ml）制成止血纸（1g纸浸5ml药液）或止血棉球或止血纱布，再以烤箱烘干备用。用时取本止血剂贴敷出血处即可。用上方治疗子宫出血108例，结果：止血时间≤15分钟者58例，≤30分钟者22例，≤45分钟者6例，无效22例。**3.慢性支气管炎**　干紫苏叶与干姜（10∶1）制成25％药液，每日早、晚各服10ml，10日为1个疗程。用此方治疗慢性支气管炎552例，4个疗程后，结果：治愈62例，显效150例，好转213例，无效127例。

**使用注意**　温病及气弱者忌服。

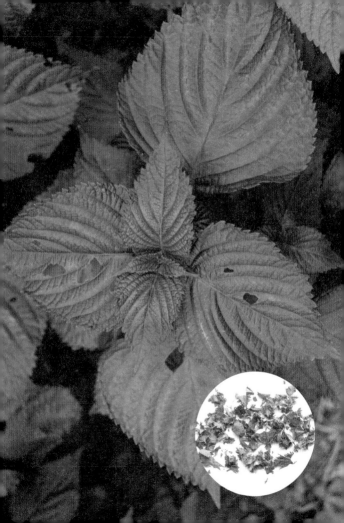

# 紫苏子

**基　原**　本品为唇形科植物紫苏 *Perilla frutescens* (L.) Britt. 的干燥成熟果实。

**生境分布**　见"紫苏叶"项下。

**采收加工**　秋季果实成熟时采收，除去杂质，晒干。

**性味归经**　辛，温。归肺经。

**功效主治**　降气化痰，止咳平喘，润肠通便。用于痰壅气逆，咳嗽气喘，肠燥便秘。

**用法用量**　3～10g。

**临床应用**　顽固性咳嗽　紫苏子、白芥子、莱菔子各适量。按比例组合，洗净，微炒，击碎，装袋，加水适量湿润2小时，取出加4～5倍水，大火煎1小时，第2、3次加水2～3倍，小火煎0.5小时，合并煎液，浓缩滤过，放冷加2%熟蜜与适量防腐剂，搅匀，调整体积分装于10ml安瓿，熔封，100 ℃流通蒸气灭菌30分钟。每日上、下午各服10ml，7日为1个疗程。共观察40例，结果：显效25例，有效15例。服药后气喘减轻，止咳效果快，痰易咳出，有怪味（服药后吃1只橘子，怪味消除），无其他不良反应。

**使用注意**　气虚久嗽、阴虚喘逆、脾虚便滑者皆不可用。

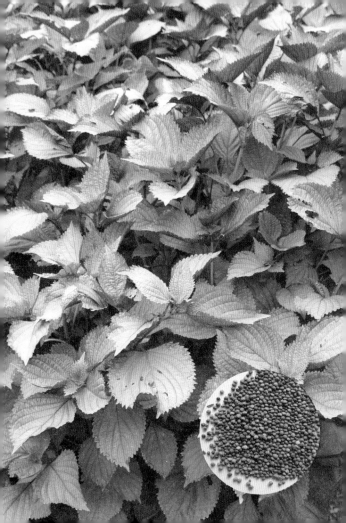

# 紫菀

**基　原**　本品为菊科植物紫菀 *Aster tataricus* L. f. 的干燥根和根茎。

**生境分布**　生长于山地或河边草地。分布于河北、安徽及东北、华北、西北等地，以河北、安徽产品质优。

**采收加工**　春、秋二季采挖，除去有节的根茎（习称"母根"）和泥沙，编成瓣状晒干，或直接晒干。

**性味归经**　辛、苦，温。归肺经。

**功效主治**　润肺下气，消痰止咳。用于痰多喘咳，新久咳嗽，劳嗽咳血。

**用法用量**　5～10g。

**临床应用**　1.慢性咳嗽（尤其寒咳，有痰道壅塞，咳吐不爽，或痰中带血，如慢性气管炎、肺结核病之咳嗽）　紫菀、百部、桔梗、荆芥等各适量配用，方如止嗽散。如慢性咳嗽而偏于劳热，咳吐脓血，则需配养阴清热药如天冬、黄芩、桑白皮叶适量，方如紫菀汤。2.肺伤咳嗽　紫菀花1.5g。加水1碗，煎至七成，温服，每日3次。3.吐血咳嗽　紫菀、五味子各适量。炒后共研为末，加蜜做成丸子，如芡子大，每次含化1丸。4.产后下血　紫菀研末适量。水冲服。5.缠喉风痹　紫菀根1条。洗净，放入喉部，有涎出，病即渐愈。

**使用注意**　有实热者忌服。

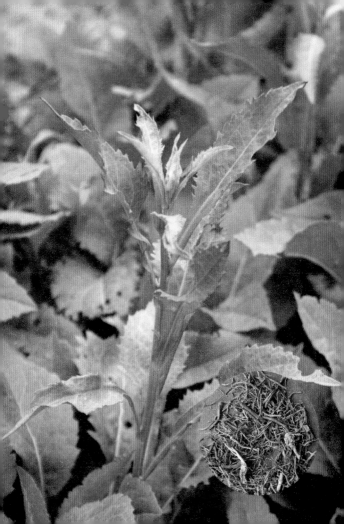

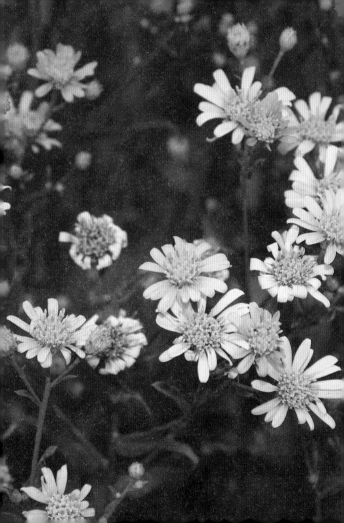

# 拼音顺序索引

# 笔画顺序索引

四画

| | |
|---|---|
| 王不留行 | 508 |
| 天山雪莲 | 492 |
| 天仙子 | 494 |
| 天冬 | 484 |
| 天花粉 | 486 |
| 天南星 | 490 |
| 天麻 | 488 |
| 木瓜 | 362 |
| 木香 | 368 |
| 木通 | 366 |
| 木蝴蝶 | 364 |
| 木鳖子 | 360 |
| 五加皮 | 524 |
| 五味子 | 526 |
| 五倍子 | 522 |
| 太子参 | 478 |
| 车前子 | 084 |
| 瓦楞子 | 506 |
| 水蛭 | 468 |
| 牛膝 | 372 |
| 毛诃子 | 346 |

| | |
|---|---|
| 升麻 | 450 |
| 化橘红 | 246 |
| 丹参 | 120 |
| 乌药 | 516 |
| 乌梢蛇 | 514 |
| 乌梅 | 512 |
| 火麻仁 | 260 |
| 巴豆 | 010 |
| 巴戟天 | 012 |

五画

| | |
|---|---|
| 功劳木 | 196 |
| 甘松 | 184 |
| 甘草 | 182 |
| 甘遂 | 186 |
| 艾叶 | 004 |
| 石韦 | 464 |
| 石决明 | 460 |
| 石菖蒲 | 454 |
| 石斛 | 458 |
| 石膏 | 456 |
| 龙胆 | 318 |
| 龙眼肉 | 320 |

## 七画

| | |
|---|---|
| 麦冬 | 340 |
| 远志 | 584 |
| 赤芍 | 090 |
| 芫花 | 586 |
| 花椒 | 242 |
| 芥子 | 276 |
| 苍术 | 066 |
| 苍耳子 | 064 |
| 芡实 | 388 |
| 芦荟 | 324 |
| 苏木 | 472 |
| 苏合香 | 470 |
| 杜仲 | 152 |
| 豆蔻 | 146 |
| 两面针 | 314 |
| 连钱草 | 308 |
| 连翘 | 310 |
| 吴茱萸 | 518 |
| 牡丹皮 | 354 |
| 牡荆叶 | 356 |
| 牡蛎 | 358 |

| | |
|---|---|
| 何首乌 | 228 |
| 佛手 | 170 |
| 余甘子 | 578 |
| 龟甲 | 214 |
| 辛夷 | 548 |
| 羌活 | 390 |
| 沙苑子 | 426 |
| 沙棘 | 424 |
| 沉香 | 086 |
| 诃子 | 226 |
| 补骨脂 | 060 |
| 灵芝 | 316 |
| 阿胶 | 154 |
| 阿魏 | 002 |
| 陈皮 | 088 |
| 附子 | 174 |
| 鸡血藤 | 262 |

## 八画

| | |
|---|---|
| 青皮 | 400 |
| 青果 | 398 |
| 青黛 | 396 |
| 苦杏仁 | 300 |

| 黄连 | 254 | 葶苈子 | 496 |
| 黄柏 | 250 | 雄黄 | 550 |
| 黄精 | 252 | 紫苏子 | 606 |
| 菟丝子 | 504 | 紫苏叶 | 604 |
| 菊花 | 294 | 紫草 | 602 |
| 常山 | 082 | 紫菀 | 608 |
| 蛇床子 | 444 | 蛤蚧 | 194 |
| 银柴胡 | 576 | 锁阳 | 476 |
| 猪苓 | 600 | 番泻叶 | 160 |
| 猫爪草 | 344 | 滑石 | 244 |
| 麻黄 | 334 | **十三画** | |
| 鹿茸 | 328 | 蒺藜 | 266 |
| 商陆 | 442 | 蒲黄 | 378 |
| 旋覆花 | 558 | 槐花 | 248 |
| 淫羊藿 | 574 | 雷丸 | 304 |
| 淡竹叶 | 122 | 蜈蚣 | 520 |
| 密蒙花 | 348 | **十四画及以上** | |
| 续断 | 554 | 蔓荆子 | 342 |
| **十二画** | | 榧子 | 166 |
| 斑蝥 | 042 | 槟榔 | 056 |
| 款冬花 | 302 | 酸枣仁 | 474 |
| 葛根 | 192 | 蝉蜕 | 078 |

| | |
|---|---|
| 漏芦 | 322 |
| 蕲蛇 | 380 |
| 墨旱莲 | 352 |
| 僵蚕 | 270 |
| 薤白 | 546 |
| 薏苡仁 | 570 |
| 薄荷 | 058 |
| 藁本 | 190 |
| 檀香 | 480 |
| 覆盆子 | 178 |
| 蟾酥 | 080 |
| 鳖甲 | 054 |
| 麝香 | 448 |